汉竹编著·健康爱家系列

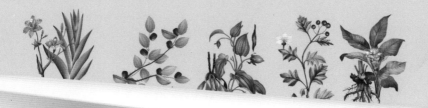

野外中草药速认图谱

朱强 / 主编

江苏凤凰科学技术出版社·南京

图书在版编目（CIP）数据

野外中草药速认图谱 / 朱强主编 . — 南京：江苏凤凰
科学技术出版社 , 2023.10
ISBN 978-7-5713-3624-0

Ⅰ . ①野… Ⅱ . ①朱… Ⅲ . ①中药鉴定学 – 图集Ⅳ .
① R282.5–64

中国国家版本馆 CIP 数据核字 (2023) 第 113869 号

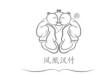

中国健康生活图书实力品牌

野外中草药速认图谱

主　　　编	朱　强
全 书 设 计	汉　竹
责 任 编 辑	刘玉锋　黄翠香
特 邀 编 辑	张　瑜　郭　博　宋　芮
责 任 校 对	仲　敏
责 任 监 制	刘文洋

出 版 发 行	江苏凤凰科学技术出版社
出版社地址	南京市湖南路 1 号 A 楼，邮编：210009
出版社网址	http ://www.pspress.cn
印　　　刷	南京新世纪联盟印务有限公司

开　　　本	720 mm×1 000 mm　1/16
印　　　张	21
字　　　数	400 000
版　　　次	2023 年 10 月第 1 版
印　　　次	2023 年 10 月第 1 次印刷

标 准 书 号	ISBN 978-7-5713-3624-0
定　　　价	59.80 元

图书如有印装质量问题，可向我社印务部调换。

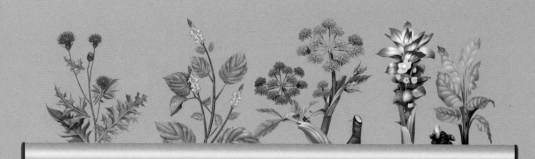

导读

　　大自然是慷慨的，很多花草可入药。其实，我们身边就有很多中草药。它们都有神奇的药用功效。

　　为了让读者更清晰、更透彻地了解中草药知识和文化，本书参考《本草纲目》等多部权威药典，对生活中常见的中草药进行了详细地整理和汇总，语言通俗易懂，内容简单实用，便于读者查阅和应用。

　　书中收录几百种中草药，根据各种中草药的药性功效，分为补虚药、解表药、清热药、泻下药、安神药等18大类，详细介绍了中草药的生长环境、植物形态、采集方法、入药部位、饮片性状、性味归经、功效主治、配伍药方等知识；更有600多张高清草本植物、饮片成品的实物图及手绘彩图，多角度诠释中草药的独特魅力。

目录

第一章 补虚药

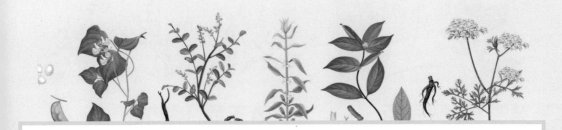

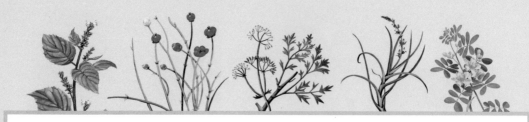

第二章 解表药

第三章 清热药

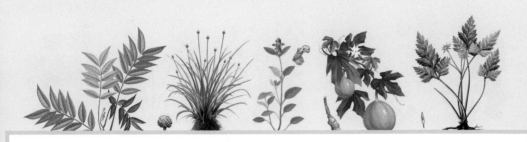

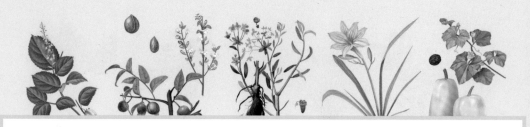

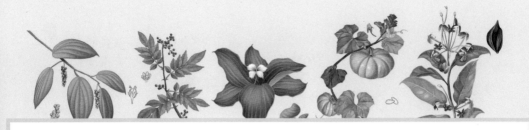

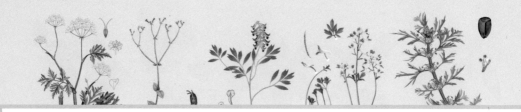

第十三章 活血化瘀药

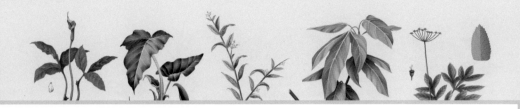

第十四章 化痰止咳平喘药

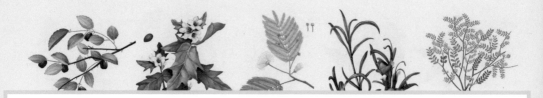

第十五章 安神药

第十六章 平肝息风药

第十七章 收涩药

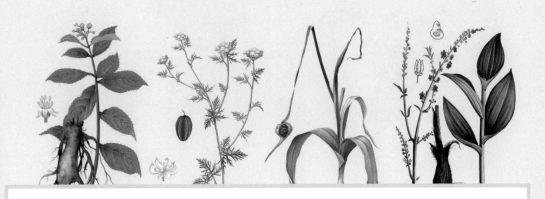

第十八章 其他类药物

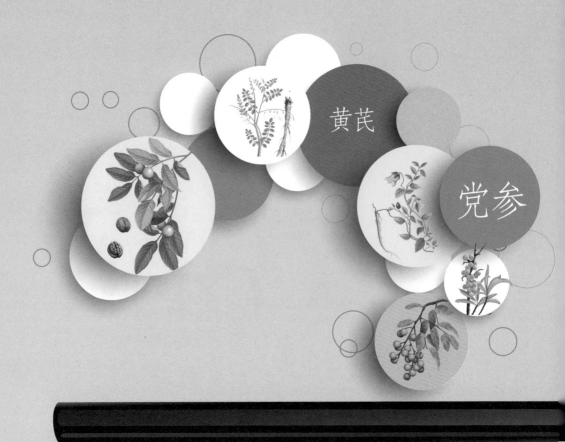

黄芪

党参

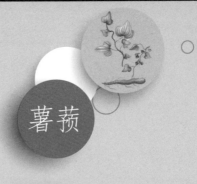

薯蓣

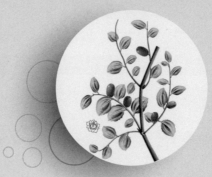

第一章
补虚药

补虚药又称为补益药，顾名思义就是用来补充人体气血、调和阴阳不足、增强体质、改善脏腑功能的药物。根据人体不足之症，补益药又可以分为补气药、补血药、补阳药、补阴药。使用补虚药时，常将两类或两类以上的补虚药配伍使用，要防止为补而补，避免不分体质、不分气血阴阳、不分寒热属性地盲目用药。另外，补虚药做汤剂时，一般要久煎，以便让有效成分充分析出。

补气药

人参小百科

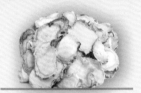

- 根部入药。
- 性微温，味甘、微苦。
- 归脾经、肺经、心经、肾经。

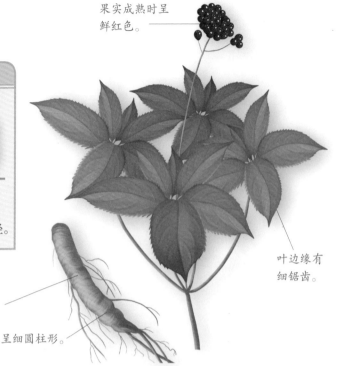

果实成熟时呈鲜红色。

叶边缘有细锯齿。

根肉质，秋季采挖。

呈细圆柱形。

辨识人参

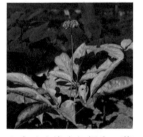

人参叶边缘有细锯齿。浆果扁圆形，成对状，熟时呈鲜红色。

Panax ginseng

人参

外形：草本。根肉质，细圆柱形，有时呈分歧状。掌状五复叶，通常3~6枝，轮生于茎端；叶柄长5~7厘米；小叶3~5片，膜质，先端突尖，边缘具细锯齿。伞形花序，花多数，花瓣6片。花期6~7月。浆果扁圆形，成对状，熟时呈鲜红色。

功效主治：补脾益肺、安神益智。主治劳伤虚损、食少、倦怠、尿频、消渴等。

经验名方：治脾虚、食欲不振：炙甘草6克[①]，人参、白术、茯苓各9克，研为细末，每次取15克，水煎服。（参考《太平惠民和剂局方》四君子汤[②]）

①本书已将古方中的剂量（如钱、两）换算成现代通用的剂量单位（如克），或直接替换成符合现代人体质的剂量。

②本书所列验方及食疗方仅供读者参考，请读者咨询医生后再服用。特殊人群（如孕产妇、月经期女性、哺乳期女性、婴幼儿、少年儿童、敏感体质人群以及有基础病的人群等）更不能擅自用药。

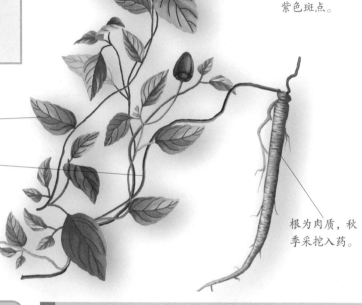

花像小吊钟。

花瓣上有淡紫色斑点。

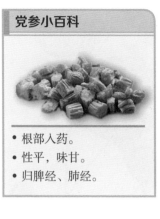

- 根部入药。
- 性平，味甘。
- 归脾经、肺经。

叶片有茸毛。

缠绕茎，有较多分枝。

根为肉质，秋季采挖入药。

辨识党参

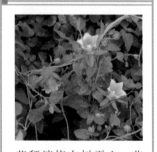

茎秆缠绕在树干上；花呈小吊钟形，黄绿色或黄白色，上面有淡紫色的斑点，先端有 5 裂。

Codonopsis pilosula

党参

外形：草本。根肉质，圆柱形，有时呈分歧状，长约 25 厘米。茎缠绕，长 1~2 米；侧枝长 15~50 厘米；小枝长 1~5 厘米，具叶，不育或先端着花。花黄绿色或黄白色。蒴果下部半球状，上部短圆锥状。种子多数，卵形。花果期 7~10 月。

功效主治：健脾益肺、生津养血。主治脾胃虚弱、气血两虚、体倦无力等。

白扁豆小百科

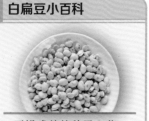

- 干燥成熟的种子入药。
- 性微温，味甘。
- 归脾经、胃经。

秋、冬两季采收种子入药。

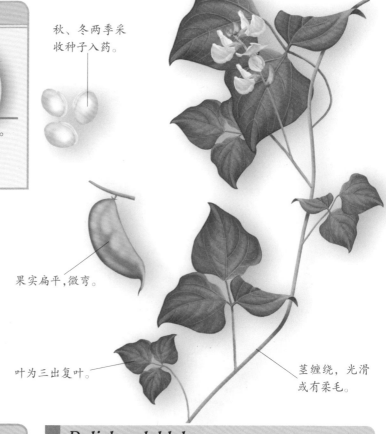

果实扁平，微弯。

叶为三出复叶。

茎缠绕，光滑或有柔毛。

辨识白扁豆

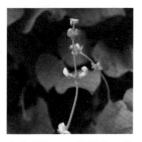

白扁豆在6~8月开花，花冠为蝶形，呈白色或紫色（白花亦可入药）。

Dolichos lablab

白扁豆

外形：缠绕藤本，长4~6米。茎常呈淡紫色。三出复叶；顶生小叶呈宽三角状，卵形，长5~10厘米。总状花序腋生，柄长15~25厘米，直立；花冠白色或紫色。花期6~8月[1]。荚果镰形或倒卵状长椭圆形，扁平。

功效主治：补脾和中、化湿消暑。主治脾虚所致少气懒言、疲乏、白带过多等。

经验名方：治夏月乘凉饮冷，感寒伤湿：白扁豆、厚朴各250克，香薷500克。上为粗末，每次取11克，水煎服。连吃两副，随病不时服。（参考《太平惠民和剂局方》香薷散）

[1]本书所有植物的花期、果期仅供参考。因我国地域辽阔，各地气候不同，植物的花期、果期亦不同。

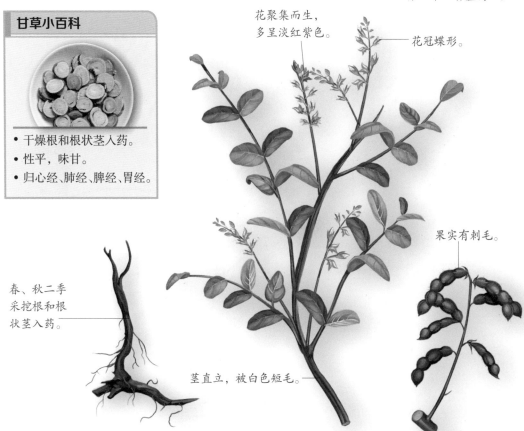

花聚集而生，多呈淡红紫色。

花冠蝶形。

果实有刺毛。

春、秋二季采挖根和根状茎入药。

茎直立，被白色短毛。

辨识甘草

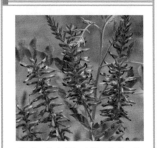

甘草对生长环境要求不高。花多呈淡红紫色。

Glycyrrhiza uralensis

甘草

外形：草本，高30~100厘米。根呈圆柱形；茎直立，被白色短毛和刺毛状腺体。羽状复叶互生，叶柄长约6厘米；小叶7~17片，卵状椭圆形。总状花序，花密集；蝶形花冠，多呈淡红紫色。花期6~8月。荚果条状长圆形，密被棕色刺毛状腺体。果期7~10月。

功效主治：润肺解毒、调和诸药。可用于咳嗽痰多、脾胃虚弱等。

经验名方：治肺痿：炙甘草12克，干姜6克，水煎服。（参考《金匮要略》甘草干姜汤）

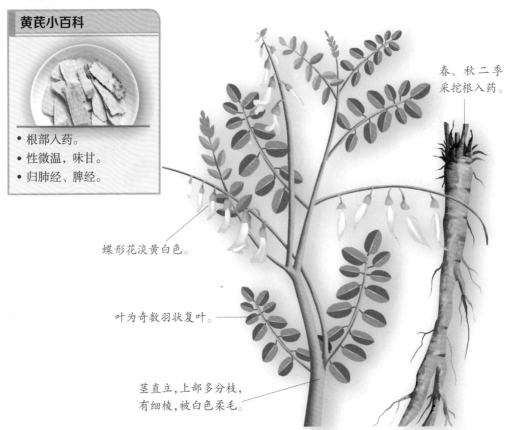

黄芪小百科

- 根部入药。
- 性微温，味甘。
- 归肺经、脾经。

蝶形花淡黄白色。

叶为奇数羽状复叶。

茎直立,上部多分枝,有细棱,被白色柔毛。

春、秋二季采挖根入药。

辨识黄芪

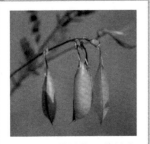

黄芪为豆科植物，其果实包裹在豆荚当中。

Astragalus membranaceus

黄芪

外形：草本，高 50~100 厘米。奇数羽状复叶；小叶 6~13 对，先端钝圆或微凹，基部圆形，全缘。总状花序腋生，具花 5~20 朵；花冠蝶形，淡黄白色。花期 6~8 月。荚果膜质，半椭圆形，长约 2 厘米，表面有短柔毛。果期 7~9 月。

功效主治：补气固表、利水退肿、排脓生肌。主治自汗、疮疡不溃或溃久不敛等。

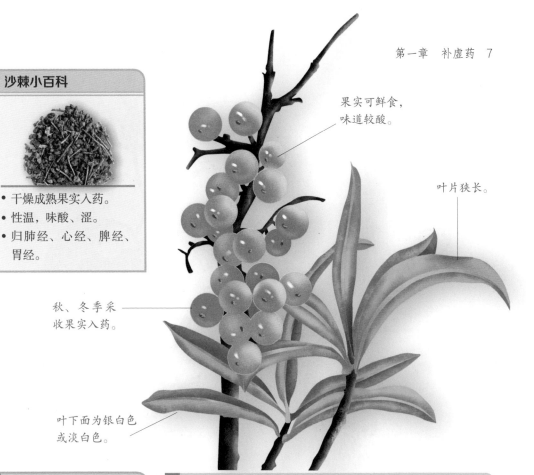

果实可鲜食，味道较酸。

叶片狭长。

秋、冬季采收果实入药。

叶下面为银白色或淡白色。

沙棘小百科

- 干燥成熟果实入药。
- 性温，味酸、涩。
- 归肺经、心经、脾经、胃经。

辨识沙棘

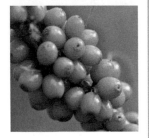

果实如黄豆般大小，味酸，能鲜食。

Hippophae rhamnoides

沙棘

外形：落叶灌木或乔木。单叶近对生，多狭披针形，长 3~4 厘米。单性花，淡黄色，先叶开放，雌雄异株；雌株花序轴发育成小枝或棘刺，雄株花序轴花后脱落；雄花先开放，雌花单生于叶腋。花期 4~5 月。果实球形，为肉质化的萼管包围，核果状，直径 4~6 毫米，橙黄色或橘红色。果期 9~10 月。

功效主治：止咳祛痰、消食化滞、活血散瘀。主治咳嗽痰多、消化不良、食积腹痛、瘀血经闭、跌扑瘀肿等病症。

家用养生：沙棘果汁：将果实清洗干净后，用榨汁机榨汁饮用，对提高人体免疫力有一定的益处。最好不要大量饮用，可能会给肠胃造成刺激。

白术小百科

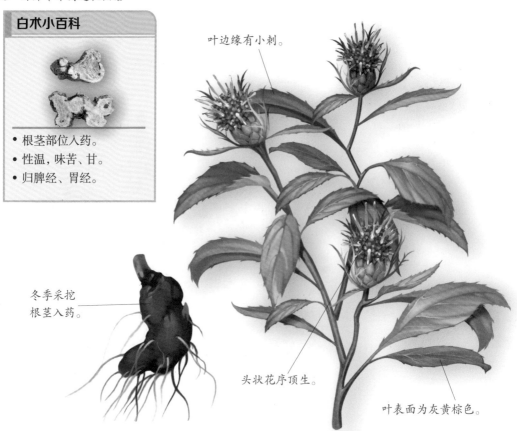

叶边缘有小刺。

- 根茎部位入药。
- 性温，味苦、甘。
- 归脾经、胃经。

冬季采挖
根茎入药。

头状花序顶生。

叶表面为灰黄棕色。

辨识白术

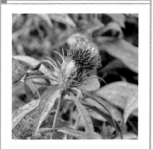

白术的花呈淡黄色或紫红色，为管状花，外部生有针刺形的绿色苞叶。

Atractylodes macrocephala

白术

外形：草本，高 30~80 厘米。单叶互生。头状花序顶生，直径 2~4 厘米；花多数，着生于平坦的花托上；花冠管状，下部细，淡黄色或紫红色。果实多为长圆状椭圆形瘦果，微扁，被黄白色茸毛。果期 8~10 月。

功效主治：补脾益胃、燥湿和中。主治脾胃虚弱、不思饮食、泄泻、水肿、小便不利等。

经验名方：治呕吐酸水：白术、茯苓、厚朴（炙）各60 克，荜茇、吴茱萸各 30 克，陈皮、人参各 45 克，槟榔、大黄各 75 克。上 9 味，捣筛为散。每次 3 克，空腹时以生姜、大枣汤送下，每日 2 次。（参考《外台秘要》白术散）

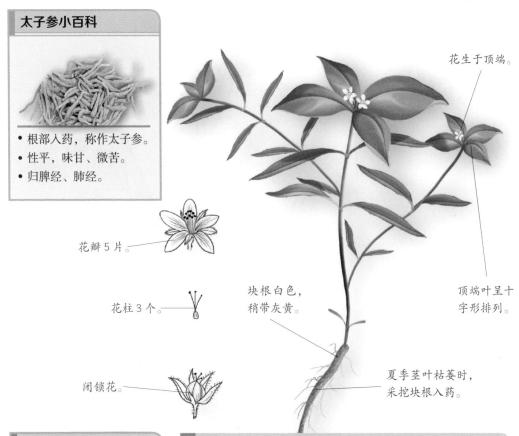

花生于顶端。

太子参小百科

- 根部入药，称作太子参。
- 性平，味甘、微苦。
- 归脾经、肺经。

花瓣 5 片。

花柱 3 个。

闭锁花。

块根白色，
稍带灰黄。

顶端叶呈十
字形排列。

夏季茎叶枯萎时，
采挖块根入药。

辨识孩儿参

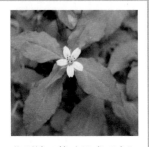

茎顶端 4 枚叶组成 "十"
字形，花瓣与叶片相互映
衬，赏心悦目。

Pseudostellaria heterophylla

孩儿参

外形：草本，高 15~20 厘米。茎叶对生，下部叶
多匙形，上部叶多卵状披针形，茎端的叶常 4 枚呈十
字形排列。普通花 1~3 朵顶生，白色或紫色；花瓣 5 片，
顶端 2 齿裂。花期 4~7 月。蒴果近球形。果期 7~8 月。

功效主治：益气健脾、生津润肺。主治肺虚咳嗽、
脾虚食少、心悸自汗、精神疲乏等。

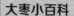

大枣小百科

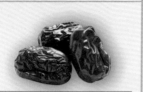

- 果实入药。
- 性温，味甘。
- 归脾经、胃经、心经。

秋季采收果实入药。

枝条有刺。

叶边缘有细锯齿。

花小型，呈短聚伞花序。

辨识大枣

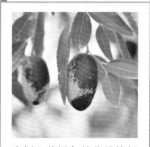

枣树上黄绿色的花虽然很小，非常不起眼，但是秋季成熟的大枣又多又红。

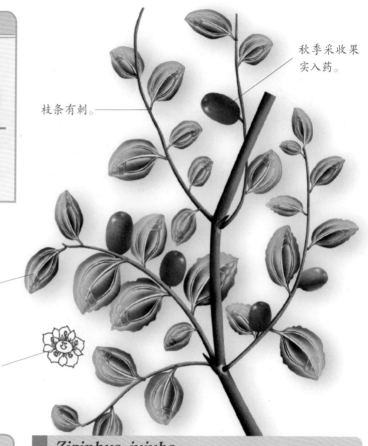

Ziziphus jujuba

大枣

外形： 落叶灌木或小乔木，高可达 10 米。单叶互生，卵圆形至卵状披针形，长 2~6 厘米，先端短尖而钝，基部歪斜，边缘具细锯齿，3 条主脉自基部发出，侧脉明显。花小型，呈短聚伞花序，丛生于叶腋，黄绿色。果实为核果，卵形至长圆形，熟时深红色，果肉味甜，核两端锐尖。果期 8~9 月。

功效主治： 补中益气、养血安神。主治脾胃虚弱所致的气短懒言、神疲体倦、饮食减少、脘腹胀满等。

经验名方： 治脏躁、心烦不安、失眠：甘草 9 克，小麦 15 克，大枣 10 枚。将以上 3 味中药洗净，水煎，去渣，分 3 次温服。（参考《金匮要略》甘麦大枣汤）

山药小百科

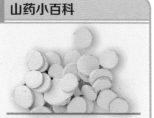

- 薯蓣根茎入药，称作山药。
- 性平，味甘。
- 归脾经、肺经、肾经。

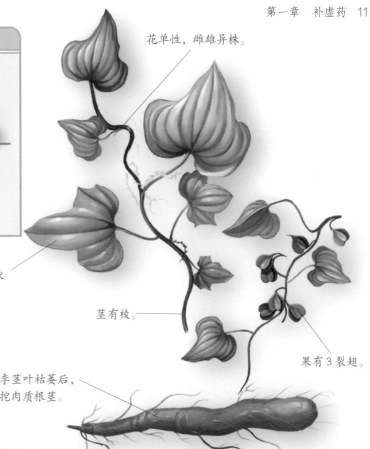

花单性，雌雄异株。

叶为掌状或心形。

茎有棱。

果有 3 裂翅。

冬季茎叶枯萎后，采挖肉质根茎。

辨识薯蓣

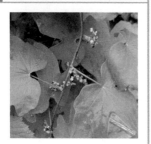

薯蓣的叶片常为心形或掌状，叶腋间生有珠芽。

Dioscorea opposita

薯蓣

外形： 缠绕草质藤本。叶互生，掌状或心形，变化较大，边缘有不等大的三角状分裂。花单性异株，穗状花序腋生；雄花无柄，花被 6 裂；雌花常单生，花被 6 裂。果实为蒴果，多呈倒卵状椭圆形，有 3 裂宽翅。种子每室 2 枚，有时仅 1 室发育，着生于中轴基部，四周有不等宽的薄膜状翅。果期 7~11 月。

功效主治： 补脾养胃、生津益肺、补肾涩精。主治虚劳气虚、阴阳失调、骨节疼痛、微有寒热等。

刺五加 *Acanthopanax senticosus*

刺五加的重要特点之一就是茎部布满细长的倒刺。叶片边缘有重锯齿。到了秋天，很多小核果组成球形，果实成熟后变成紫黑色。

刺五加小百科

入药部位：
根茎部位入药；或干燥根皮入药（称作五加皮）。

性味归经：
性温。
味辛、微苦。
归脾经、肾经、心经。

采收：
根据各地气候不同，一般于9月下旬或者10月中下旬大地封冻之前采收。去掉泥土，切成3~4厘米长的小段，晒干入药。或夏、秋二季采挖根部，洗净，剥取根皮，晒干入药。嫩叶多于春季采摘。

刺五加的用途

功效主治：
益气安神、补肾健脾。主治失眠多梦、食欲不振、脾虚、肺虚、肾虚等。

经验名方：
1. 治风湿性关节炎：穿山龙、白鲜皮、五加皮各15克，白酒泡24小时，每次口服10毫升。（参考《陕甘宁青中草药选》）

2. 利水，生津：泽泻5克、葛根3克、刺五加3克、花茶3克。用300毫升开水冲泡后饮用，冲饮至味淡。（参考《茶饮保健》）

3. 治小儿筋骨痿软，行走较迟：五加皮9克，茜草、木瓜、牛膝各6克，水煎服。（参考《宁夏中草药手册》）

家用养生：
1. 刺五加香薷饮：刺五加、香薷各10~15克。煎服，每日2次，连用10天，能降血脂。

2. 刺五加清汤：刺五加嫩叶和鸡蛋可以煮成一道清汤。需要清口清胃的时候，可以尝试一下。刺五加嫩叶味道有点苦，还有点酸，加到荤菜中可以去腥味。

3. 刺五加茶：刺五加9克，五味子6克。将刺五加、五味子同放茶杯内，冲入开水，盖好盖闷15分钟即可。当茶服用，随冲随饮。可改善阴虚火旺型失眠。

到了秋天，很多小核果组成球形。

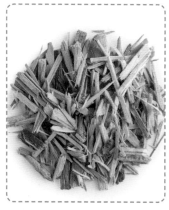

辨识刺五加饮片：表面灰褐
色或黑褐色，粗糙，皮薄。
断面黄白色，呈纤维性。有
特异香气，味辛、微苦。

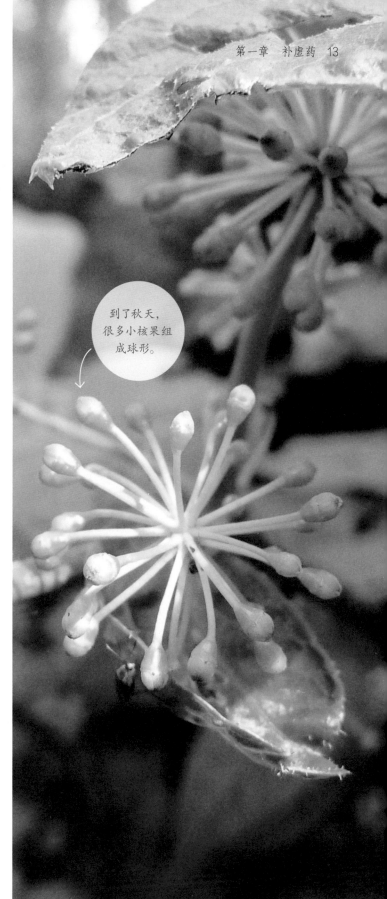

红景天 *Rhodiola crenulata*

红景天开花的时节很容易在高原上找到它。叶为椭圆状、长圆形或近圆形，全缘波状或具圆齿。花雌雄异株，伞状花序，花多而密集。

❦ 红景天小百科

入药部位：
干燥的根茎部位入药。

性味归经：
性平。
味甘、苦。
归肺经、心经。

采收：
在秋季地上部分枯萎后，先除去地上部分枯萎茎叶，将地下部分挖出，洗净、加工后入药。（野生红景天已经被列入《国家重点保护植物名录》，不可采摘。）

❦ 红景天的用途

功效主治：
益气活血、通脉平喘、清肺止咳。主治气虚血淤、肺炎咳嗽、妇女白带异常；外用对跌打损伤、火烫伤等有一定作用。

经验名方：
治痢疾：红景天、朱砂、蝎子七、索骨丹、石榴皮各6克，水煎服。（参考《中医药大辞典》下册）

家用养生：
1. 红景天茶：红景天适量放茶杯内，冲入开水，盖好盖闷10分钟，可加红糖或蜂蜜。能健脾益气。

2. 红景天粥：红景天6克，大米50克。红景天水煎取汁，再加大米煮粥，食用前加适量白糖调味。此粥养生、抗老防衰，可作保健食物常服。

3. 红景天芪枣炖瘦肉：红景天9克，黄芪15克，莲子肉10克，大枣5枚，猪瘦肉300克。猪瘦肉洗净切块，与洗净的红景天、黄芪、莲子肉、大枣一同放入砂锅，加适量清水，大火煮沸，小火熬煮1小时。

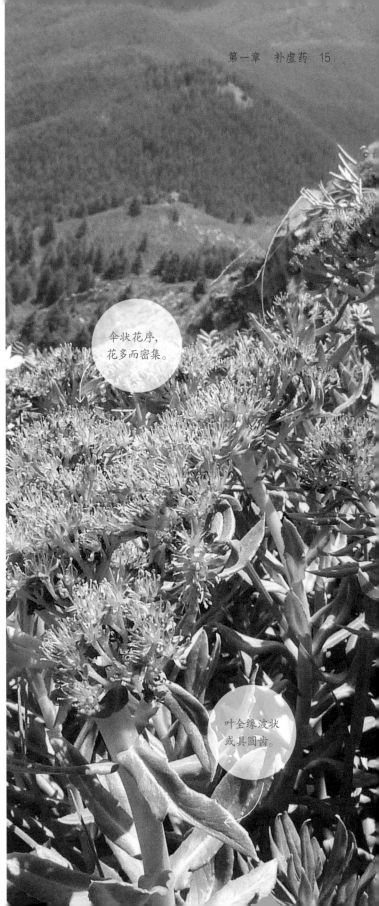

红景天适用于气虚、血淤体质者。孕妇及发热、咳嗽患者禁用。

伞状花序，花多而密集。

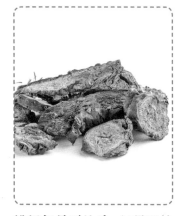

辨识红景天饮片： 红景天饮片断面橙红色或紫红色，有时具裂隙。气芳香，味初微苦涩，后味甜。

叶全缘波状或具圆齿。

补血药

当归 *Angelica sinensis*

当归植株长得和芹菜很像，闻起来也有特殊的香气。大量的小白花聚生，组成伞的形状。茎略带紫色，上面有明显的竖槽纹。小叶每3片聚生，而且总叶柄基部膨大呈管状。

🌱 当归小百科

入药部位：
根部入药。

性味归经：
性温。
味甘、辛。
归肝经、心经、脾经。

采收：
秋季采挖，除去须根及泥沙，加工后入药。

🌱 当归的用途

功效主治：

补血活血、调经止痛、润肠通便。主治月经不调、经闭腹痛、头昏头晕、血虚目眩、肠燥便秘、跌打损伤等。

经验名方：

1. 治血虚阳浮发热证： 黄芪30克，当归6克，水煎服。（参考《内外伤辨惑论》当归补血汤）

2. 治产后自汗、盗汗： 当归、黄芪各30克，麻黄根60克。以上3味中药研末，每服9克，水煎服。（参考《济阴纲目》当归二黄汤）

3. 治脱骨疽： 玄参、金银花各90克，当归60克，甘草30克，水煎服，连服10剂。（参考《验方新编》四妙勇安汤[①]）

家用养生：

1. 当归大枣粥： 当归6克，大米50克，大枣5枚。水煎当归取汁，与大米和大枣一起煮粥。每日早晚空腹温热食，10天为一个疗程，能活血调经。

2. 当归黄芪猪肝汤： 当归6克，黄芪20克，猪肝500克。将猪肝洗净切片，放入当归、黄芪，加水适量，炖煮约1小时至熟，加盐、料酒调味，食肝喝汤，能益气补血。

---

①原方无名，《中医杂志》1958年为其命名。

小贴士

腹胀、腹泻者忌用当归。体内虚火所致出血者忌用当归。

大量的小白花聚生，组成伞的形状。

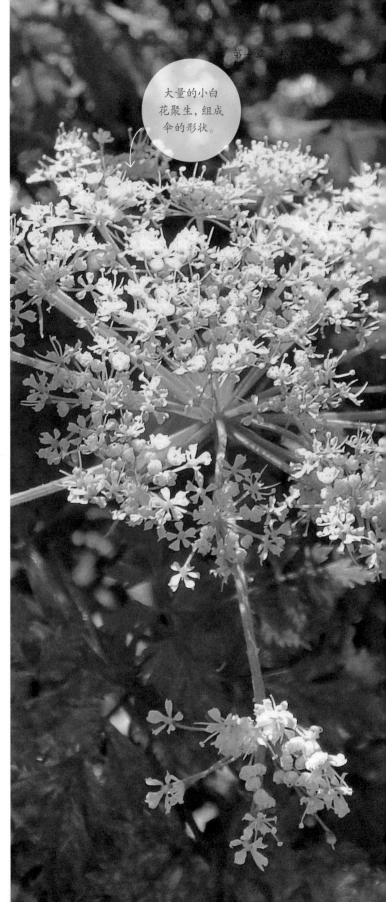

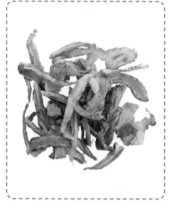

辨识当归饮片：外表皮黄棕色至棕褐色。切面黄白色或淡棕黄色，平整，有裂隙，中间有浅棕色层环。香气浓郁。

龙眼肉小百科

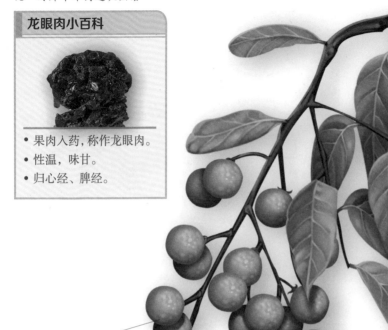

- 果肉入药，称作龙眼肉。
- 性温，味甘。
- 归心经、脾经。

外果皮稍粗糙。

夏、秋季采收果
实入药。

叶片质地厚。

辨识龙眼

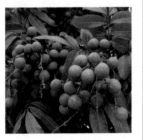

果实成熟时外壳呈黄褐
色，新鲜的龙眼肉质嫩，
汁多甜蜜，美味可口。

Dimocarpus longan

龙眼

外形：常绿乔木，高达 10 米以上。偶数羽状复叶互生，长 15~20 厘米；小叶 2~5 对，通常互生，革质，椭圆形至卵状披针形。顶生或腋生的圆锥花序；花小，黄白色，直径 4~5 毫米，被锈色星状小柔毛；花 5 瓣，匙形，内面有毛。花期 3~4 月。果实为核果，球形，直径 1.5~2 厘米，外皮黄褐色，稍粗糙；假种皮肉质，可食。果期 7~9 月。

功效主治：补益心脾、养血安神。主治心脾两虚所致面色萎黄，劳伤心脾导致的心悸、失眠、健忘等。

经验名方：治脾虚泄泻：龙眼肉 5 克，生姜 3 克，红茶 3 克。用龙眼肉和生姜一起水煎取液，泡红茶饮用。（参考《泉州本草》）

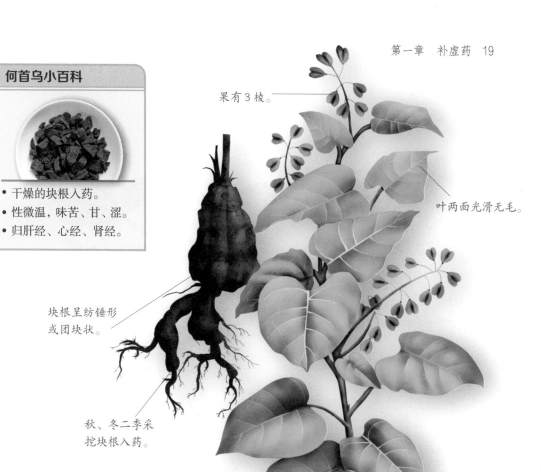

果有3棱。

叶两面光滑无毛。

块根呈纺锤形
或团块状。

秋、冬二季采
挖块根入药。

何首乌小百科

- 干燥的块根入药。
- 性微温，味苦、甘、涩。
- 归肝经、心经、肾经。

辨识何首乌

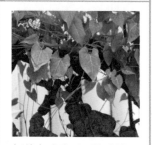

何首乌叶片两面均光滑无
毛，具长柄，边缘无齿。

Polygonum multiflorum

何首乌

外形： 缠绕草本。叶卵形或长卵形。圆锥花序，花小，绿白色，有5瓣，大小不等，外面3片的背部有翅。花期8~9月。瘦果椭圆形，有3棱，黑色光亮。果期9~10月。

功效主治： 生何首乌消痈、润肠。可用于疮痈、风疹、便秘等。

经验名方： 治遍身疮肿痒痛：防风、苦参、何首乌、薄荷各等分。以上4味中药研成粗末，每用16克，水、白酒各1600毫升，煎10沸，热洗，于避风处睡一觉。（参考《外科精要》何首乌散）

续断小百科

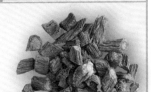

- 根部入药，称作续断。
- 性微温，味苦、辛。
- 归肝经、肾经。

花小，聚成球形头状花序。

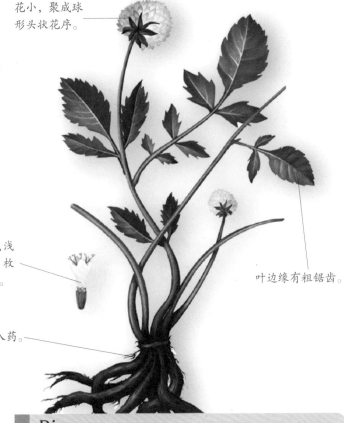

花冠白色或浅黄色，具 4 枚较深的裂片。

叶边缘有粗锯齿。

秋季采挖根入药。

辨识川续断

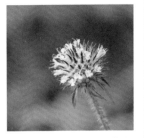

川续断未开花时，头状花序远远看上去像个小球。茎上具棱和浅槽，被白色细毛。

Dipsacus asper

川续断

外形：草本。叶对生，基生叶有长柄，叶片羽状深裂，边缘有粗锯齿；茎生叶多为 3 裂，边缘有粗锯齿；茎梢的叶 3 裂或全缘。花小，多数，成球形头状花序；花冠白色或浅黄色，具 4 枚较深的裂片；花冠管基部渐狭，外侧密被向下的长柔毛。花期 7~9 月。瘦果椭圆楔形，淡褐色。果期 9~11 月。

功效主治：补肝益肾、强筋健骨。可用于崩漏、腰膝酸软、跌打损伤等。

葡萄小百科

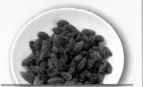

- 成熟的果实入药，鲜用或干用。
- 性平，味甘、酸。
- 归肺经、脾经、肾经。

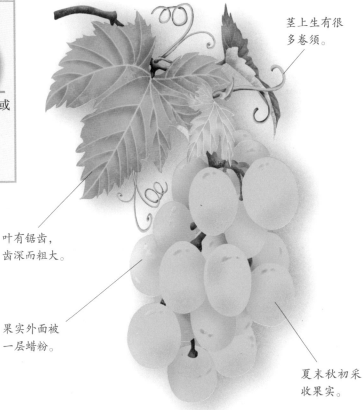

茎上生有很多卷须。

叶有锯齿，齿深而粗大。

果实外面被一层蜡粉。

夏末秋初采收果实。

辨识葡萄

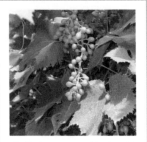

葡萄在 9~10 月结果，果实成熟时呈紫黑色，或红色略带青色。

Vitis Vinifera

葡萄

外形: 藤本植物。茎上生有很多卷须。叶片基部心形，边缘有粗而稍尖锐的齿缺，下面常密被蛛丝状绵毛，摸起来像粗糙的纸。圆锥花序密集或疏散，多花，与叶对生，基部分枝发达。秋天果实成熟，酸甜可口。

功效主治: 补气血、强筋骨、利小便。主治气血虚弱、肺虚咳嗽、浮肿等。

白芍 *Paeonia lactiflora*

白芍在初夏开花，野生白芍花瓣6~9片，栽培品种多为重瓣，花色多为白色，花大而美丽。叶片交互生长，有长柄，小叶边缘有软骨质小齿。秋天结果，果实卵形，顶端外弯成钩状。

🌱 白芍小百科

入药部位：

根部入药。

性味归经：

性微寒。

味苦、酸。

归肝经、脾经。

采收：

夏、秋季采挖根部，去头尾、细根和皮，煮后，晒干。

🌱 白芍的用途

功效主治：

养血敛阴、平抑肝阳、柔肝止痛。主治血虚所致面色苍白或萎黄，口唇、指甲淡白等；筋脉失养导致的手足挛急作痛；肝阳上亢导致的头痛头胀、眩晕耳鸣、情绪急躁等。

经验名方：

1. 治肠胃燥热之便秘证： 麻子仁320克，白芍125克，枳实125克，大黄250克，厚朴250克，杏仁160克。将以上中药研细末，炼蜜为丸，如梧桐子大。温开水送服，每次10丸，每日3次。逐渐加量。（参考《伤寒论》麻子仁丸）

2. 治产后血气攻心腹痛： 白芍60克，肉桂、甘草各30克。以上3味中药，粗捣筛。每服9克，以水一盏，煎至七分，去滓温服，不拘时候。（参考《普济方》芍药汤）

家用养生：

1. 白芍灵芝安神饮： 白芍、茯苓各10克，灵芝6克，酸枣仁15克，远志9克。水煎取汁，加入适量蜂蜜拌匀后服用。每日1剂，可连服7天。有补心血、安心神的功效。

2. 白芍阿胶蛋： 白芍、阿胶各10克，鸡蛋2个。水煎白芍取汁，加入阿胶，去蛋清取蛋黄，加入药汁中，烧开喝汤。长期食用，能养阴泻火。

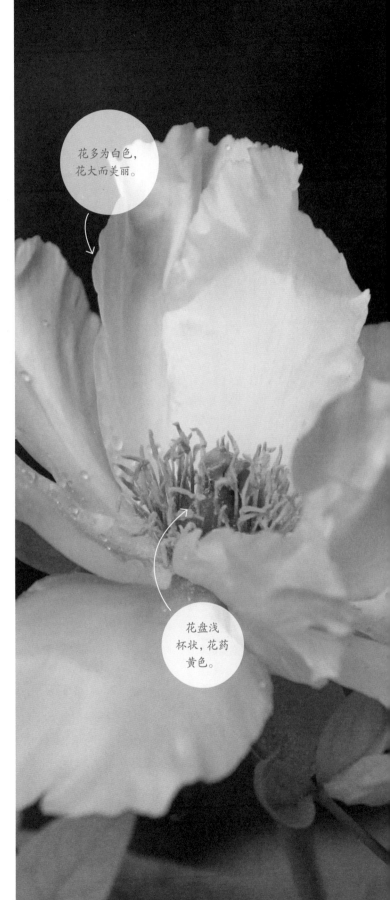

🌱 小贴士

虚寒证、泄泻患
者要慎用白芍。
另外，白芍不能
跟藜芦在一起
使用。

花多为白色，
花大而美丽。

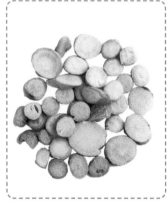

辨识白芍饮片：木质部放射
线呈菊花心状，断面灰白色
或微带棕红色。

花盘浅
杯状，花药
黄色。

补阳药

韭菜子小百科

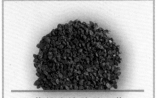

- 韭菜的成熟种子入药。
- 性温，味辛、甘。
- 归肝经、肾经。

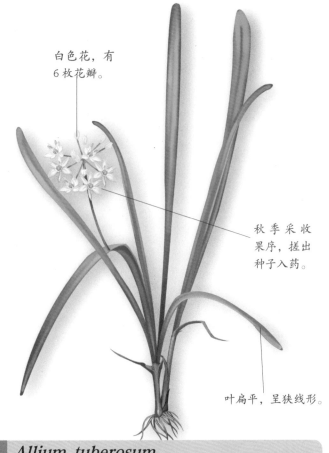

白色花，有6枚花瓣。

秋季采收果序，搓出种子入药。

叶扁平，呈狭线形。

辨识韭菜

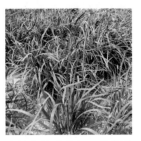

全株有特殊香气，是我国人民经常食用的蔬菜之一。叶扁平，呈狭线形。

Allium tuberosum

韭菜

外形：草本，全草有特殊味道。叶基生，扁平，狭线形，长 15~30 厘米，宽 1.5~6 毫米。花茎长 30~50 厘米，顶生伞形花序，具 20~40 朵花；总苞片膜状，宿存；花梗长为花被的 2~4 倍；花被裂 6 片，白色，长圆状披针形，长 5~7 毫米；雄蕊 6 枚；子房三棱形。花期 7~8 月。蒴果倒卵形，有 3 棱。种子 6 粒，黑色。果期 8~9 月。

功效主治：韭菜子具有温补肝肾、壮阳固精、暖腰膝的功效。主治阳痿梦遗、小便频数、遗尿、腰膝痿软等。

经验名方：治呃逆：韭菜子 100 克炒熟，研成细末，每日 3 克，分 3 次服用。（参考《中华临床中药学》）

胡芦巴小百科

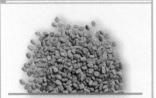

- 成熟种子入药。
- 性温，味苦。
- 归肾经。

蝶形花冠，白色。

荚果细长。

叶为三出复叶。

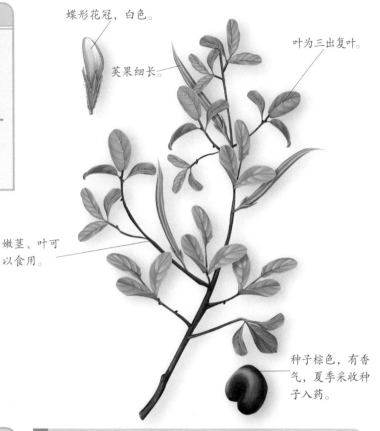

嫩茎、叶可以食用。

种子棕色，有香气，夏季采收种子入药。

辨识胡芦巴

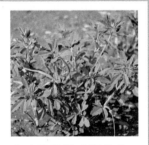

小叶长卵形或卵状披针形。

Trigonella foenum-graecum

胡芦巴

外形：草本，高 20~80 厘米。三出复叶互生；长 1~3.5 厘米，宽 0.5~1.5 厘米。花无梗，1~2 朵腋生；花萼筒状；花冠蝶形，白色，后渐变为淡黄色，基部微带紫色。荚果细长，扁圆筒状，略弯曲；具网脉及柔毛，先端有长喙；棕色，有香气。果期 7~8 月。

功效主治：温肾助阳、散寒止痛。主治寒疝、腹胁胀满、寒湿脚气、肾虚腰酸、阳痿等。

经验名方：治肾虚精冷自遗：胡芦巴 120 克，枸杞子 90 克，配六味地黄丸。每早服 15 克，淡盐汤下。(参考《本草汇言》)

补骨脂小百科

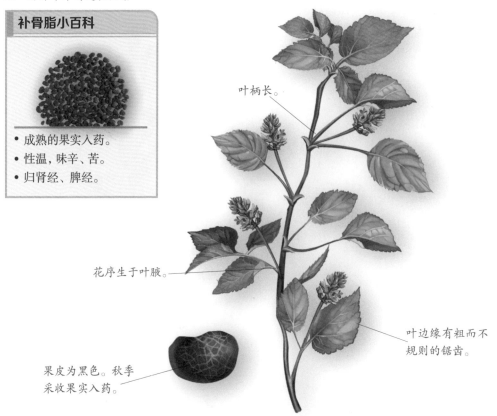

- 成熟的果实入药。
- 性温，味辛、苦。
- 归肾经、脾经。

叶柄长。

花序生于叶腋。

叶边缘有粗而不
规则的锯齿。

果皮为黑色。秋季
采收果实入药。

辨识补骨脂

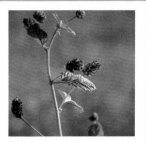

夏季开花，花数量较多，
蝶形，密集成穗。

Psoralea corylifolia

补骨脂

外形： 草本，全株被黄白色毛及黑褐色腺点。叶互生，枝端常侧生小叶 1 片；叶阔卵形或三角状卵形，边缘有粗阔齿，叶两面均有显著的黑色腺点。花多数，密集成穗状的总状花序；花冠蝶形，淡紫色或黄色，旗瓣倒阔卵形，翼瓣阔线形，龙骨瓣长圆形，先端钝，稍内弯。花期 7~8 月。荚果椭圆形，有宿存花萼，果皮黑色，与种子粘连；种子 1 枚，气香而腥。果期 9~10 月。

功效主治： 补肾助阳。内服可治肾虚冷泻、滑精、尿频、阳痿、腰膝冷痛、虚寒咳嗽等。外用可治白癜风。

经验名方： 治肾虚导致的牙痛日久：补骨脂 60 克，大青盐 15 克，炒研搽之。（参考《御药院方》）

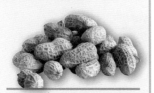

- 落花生（又称花生）的种子入药。
- 性平，味甘。
- 归脾经、肺经。

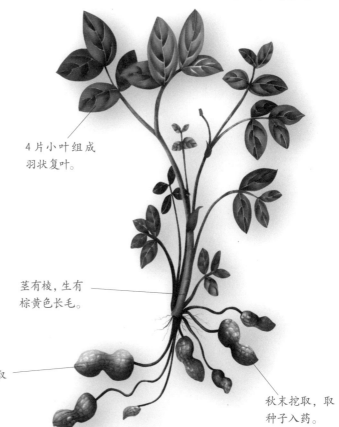

4 片小叶组成羽状复叶。

茎有棱，生有棕黄色长毛。

果仁可榨取食用油。

秋末挖取，取种子入药。

辨识落花生

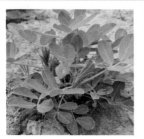

叶互生，每枚叶有 4 片小叶，小叶分为 2 对，长圆形至倒卵圆形。

Arachis hypogaea

落花生

外形： 草本。偶数羽状复叶互生，小叶 4 片，全缘；叶柄长 2~5 厘米，被棕色长毛。花黄色，单生或簇生于叶腋；花冠蝶形，旗瓣近圆形，宽大，翼瓣与龙骨瓣分离，雄蕊 9 枚，合生，1 枚退化；胚珠受精后，子房柄伸长至地下，发育为荚果。花期 6~7 月。荚果长椭圆形，种子间常隘缩，果皮厚，革质，具突起网脉。果期 9~10 月。

功效主治： 醒脾和胃、润肺化痰、滋养调气、清咽止咳。主治营养不良、产妇乳少及大便燥结等。

杜仲小百科

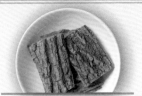

- 干燥树皮入药。
- 性温，味甘。
- 归肝经、肾经。

叶边缘有锯齿。

叶薄革质。

4~6月剥取
树皮入药。

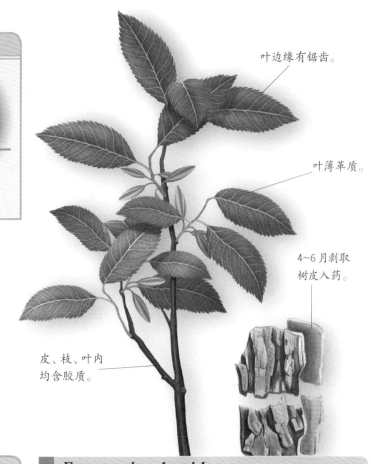

皮、枝、叶内
均含胶质。

辨识杜仲

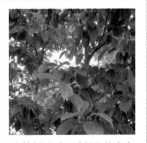

杜仲树叶多呈椭圆形或卵
形，边缘有锯齿。

Eucommia ulmoides

杜仲

外形: 落叶乔木,高达20米。单叶互生,椭圆形或卵形，长7~15厘米，边缘有锯齿；叶柄长1~2厘米。花单性，雌雄异株，与叶同时开放，或先叶开放，生于一年生枝基部苞片的腋内，有花柄，无花被；雌花有一个裸露而延长的子房。花期4~5月。翅果卵状长椭圆形而扁，先端下凹，内有种子1粒。果期9月。

功效主治: 补肝肾、强筋骨。主治腰脊酸痛、腿膝无力、小便不净等。

经验名方: 1.治腰痛：川木香5克，八角茴香、杜仲各15克。水煎服,渣可再煎。(参考《活人心统》思仙散）2.治高血压：杜仲、黄芩、夏枯草各15克，水煎服。(参考《陕西中草药》)

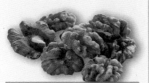

- 胡桃干燥成熟的种仁入药，称作核桃仁。
- 性温，味甘。
- 归肾经、肺经、大肠经。

奇数羽状复叶，互生，全缘。

外果皮肉质，青绿色。

秋季采收果实，取种仁入药。

辨识胡桃

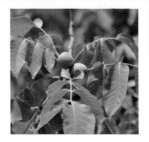

果实近球形，外果皮肉质，有棕色斑点；内果皮坚硬，有浅皱褶。

Juglans regia

胡桃

外形：乔木。奇数羽状复叶长 25~30 厘米，叶柄及叶轴幼时被有短腺毛及腺体；小叶椭圆状卵形至长椭圆形。雄性荥荑花序下垂；雄花的苞片、小苞片及花被片均被腺毛。花期 4~5 月。核果近于球状，无毛；果核稍具皱曲，有 2 条纵棱，顶端具短尖头；隔膜较薄，内里无空隙；内果皮壁内具不规则的空隙或无空隙而仅具皱曲。果期 9~10 月。

功效主治：补肾、温肺、润肠。主治肺肾两虚所致的咳喘，肾阳不足引起的腰膝酸软、遗精、遗尿等。

经验名方：治产后气喘：核桃仁、人参各等分，细碎，每取 18 克，水煎服。（参考《普济方》）

榛子小百科

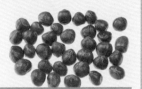

- 种仁（榛子）入药。
- 性平，味甘。
- 归脾经、胃经。

叶片多广卵形。

叶片边缘
有重锯齿。

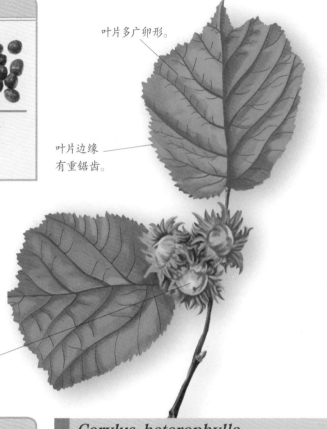

苞片包裹果实，
秋季采摘，取种
仁入药。

辨识榛

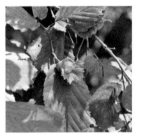

果实由叶片状苞叶包裹；
扁球形。

Corylus heterophylla

榛

外形：灌木。树皮灰褐色，有光泽。叶互生，叶柄长 1~3 厘米；叶片多广卵形，长 4~12 厘米，边缘具不规则重锯齿。花朵雌雄同株，花先叶开放；雄花序葇荑状，下垂，圆柱形，鲜黄褐色，2~3 个集生于去年生枝上；雌花鲜红色。花期 4~5 月。果实扁球形，淡褐色，上部露出总苞之外；总苞钟状或叶状，外面密生柔毛。果期9~10 月。

功效主治：健脾和胃、润肺止咳。主治病后体弱、脾虚泄泻、食欲不振、咳嗽等。

经验名方：治病后体虚，食少疲乏：榛子 100 克，山药 50 克，党参 20 克，陈皮 15 克。水煎服。（参考《宁夏中草药手册》）

沙苑子小百科

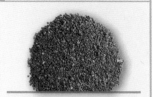

- 扁茎黄芪成熟干燥的种子入药，称作沙苑子。
- 性温，味甘。
- 归肝经、肾经。

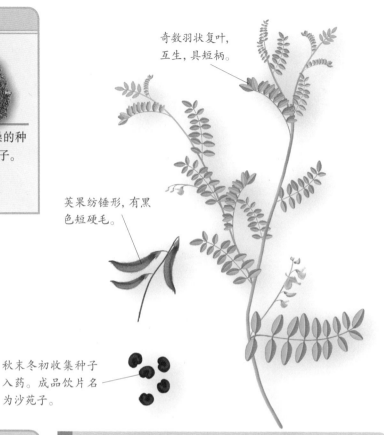

奇数羽状复叶，互生，具短柄。

荚果纺锤形，有黑色短硬毛。

秋末冬初收集种子入药。成品饮片名为沙苑子。

辨识扁茎黄芪

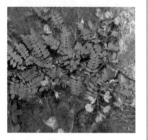

奇数羽状复叶，互生，具短柄。花冠蝶形。

Astragalus complanatus

扁茎黄芪

外形：草本，全体被短硬毛。奇数羽状复叶，互生，具短柄；叶片椭圆形，全缘，无毛。总状花序腋生；小花 3~9 朵；花冠蝶形，旗瓣近圆形，基部有爪。花期 8~9 月。荚果纺锤形，长 3~4 厘米，被黑色短硬毛。果期 9~10 月。

功效主治：温补肝肾、固精、明目。主治肾虚腰痛及肝肾不足所致目昏目暗、遗精、早泄、尿频、遗尿等。

经验名方：治精滑不禁：沙苑子（炒）、芡实（蒸）、莲须各 60 克，龙骨（酥炙）、牡蛎（煅粉）各 30 克。以上中药用莲子粉调糊为丸，盐汤送服。（参考《医方集解》金锁固精丸）

巴戟天小百科

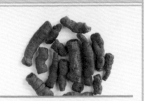

- 干燥根入药。
- 性微温，味甘、辛。
- 归肾经、肝经。

花序生于枝顶，花冠肉质白色。

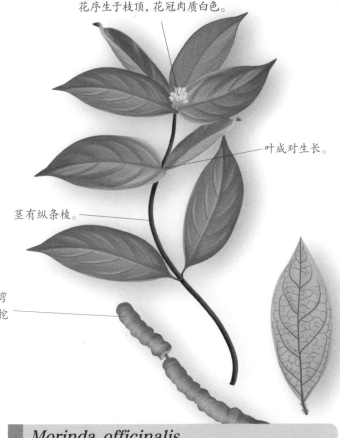

叶成对生长。

茎有纵条棱。

根呈念珠状，略弯曲，全年均可采挖根部入药。

辨识巴戟天

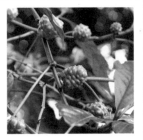

巴戟天果实近球形，未成熟时为绿色，成熟后为红色，有特殊的气味。

Morinda officinalis

巴戟天

外形：缠绕或攀缘藤本。叶对生，长椭圆形，全缘。头状花序，生于小枝顶端；花冠肉质白色，花冠管的喉部收缩，内密生短毛。花期 4~5 月。浆果近球形[①]，成熟后红色。果期 9~10 月。

功效主治：补肾助阳、强筋壮骨、祛风除湿。主治肾虚（男子表现为阳痿不举、滑精早泄等，女子表现为月经不调等）以及风寒湿痛等。

经验名方：治小便不禁：益智仁、巴戟天（去心，二味以青盐、酒煮），桑螵蛸，菟丝子（酒蒸），四味各等分。上为细末，酒煮糊为丸，如梧桐子大。每服 20 丸，食前用盐酒或盐汤送下。（参考《奇效良方》）

①近些年有不法商贩将其称之为"诺丽果"，并对其进行虚假宣传，希望读者朋友不要上当。

胡萝卜小百科

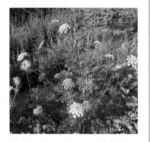

- 根部入药。
- 性平，味甘。
- 归脾经、肺经。

复伞形花序。

花很小，密集而生。

冬季采挖根部入药。

叶面密生茸毛。

果实圆卵形，棱上有白色刺毛。

辨识胡萝卜

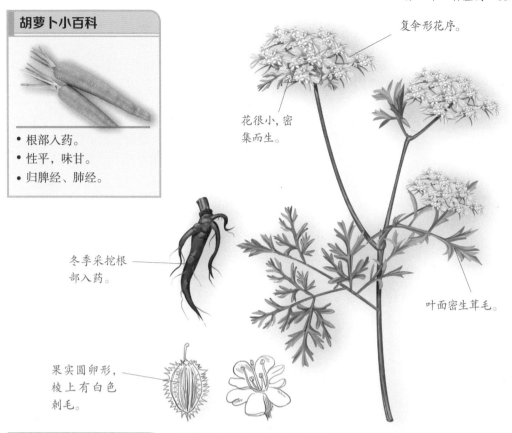

花梗又细又长，顶端簇生着像伞一样的花序。花通常为白色，有时带淡红色。

Daucus carota

胡萝卜

外形：草本，高60~90厘米。叶单生，2~3回羽状全裂，末回裂片线形或披针形，先端尖锐，有小尖头。复伞形花序；花序梗长10~55厘米，有糙硬毛；总苞片多数，呈叶状，羽状分裂，裂片线形。花期5~7月。果实圆卵形，棱上有白色刺毛。

功效主治：下气补中、调理脾胃。主治消化不良、咳嗽等。

家用养生：苹果胡萝卜汁：将胡萝卜、苹果削皮洗净后切成丁，放入锅内加适量清水煮，约10分钟可煮烂。用清洁的纱布过滤取汁即可饮用。可润肠通便。

锁阳小百科

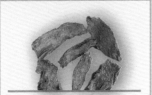

- 干燥肉质茎入药。
- 性温，味甘。
- 归肝经、肾经、大肠经。

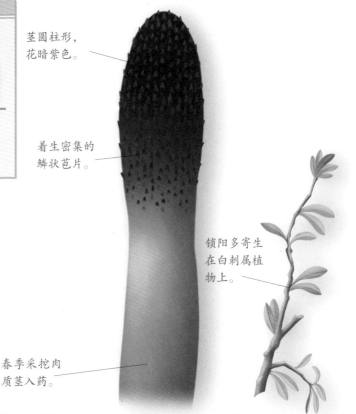

茎圆柱形，花暗紫色。

着生密集的鳞状苞片。

锁阳多寄生在白刺属植物上。

春季采挖肉质茎入药。

辨识锁阳

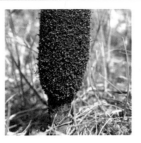

锁阳花序棒状椭圆形，暗紫色，有香气。其肉质粗壮，具鳞片状叶，易折断。

Cynomorium songaricum

锁阳

外形：肉质寄生草本。鳞片状叶卵圆形、三角形或三角状卵形，长 0.5~1 厘米，宽不及 1 厘米，先端尖。穗状花序顶生，棒状椭圆形；生密集的花和鳞状苞片，花杂性，暗紫色，有香气。花期 6~7 月。小坚果，球形，有深色硬壳状果皮。

功效主治：补肾助阳、润肠通便。主治肾阳不足所致腰膝酸软、筋骨痿弱及血虚津亏导致的肠燥便秘等。

经验名方：治阴衰血竭、大肠燥润、便秘不运：锁阳 1500 克，清水适量。煎浓汁 2 次，在砂锅内加入适量蜂蜜一起熬膏，收膏后放入瓷瓶内保存。每天早、中、晚食前各服 10 余茶匙，热酒化服。（参考《本草纂要》）

肉苁蓉小百科

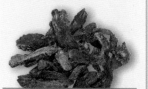

- 干燥带鳞叶的肉质茎入药。
- 性温，味甘、咸。
- 归肾经、大肠经。

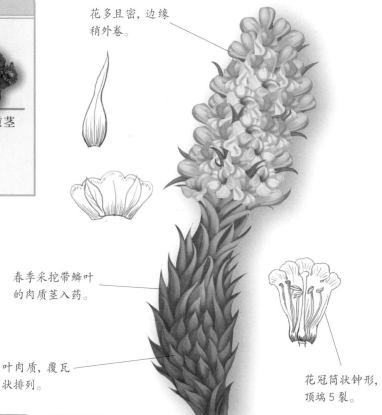

花多且密，边缘稍外卷。

春季采挖带鳞叶的肉质茎入药。

叶肉质，覆瓦状排列。

花冠筒状钟形，顶端5裂。

辨识肉苁蓉

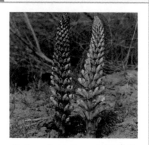

花小、多且密，边缘稍外卷；开放时为淡黄白色或淡紫色，干燥后为褐色或深褐色。

Cistanche deserticola

肉苁蓉

外形：寄生草本，高15~40厘米。茎被多数肉质鳞片状叶，黄色至褐黄色，覆瓦状排列，卵形至长圆状披针形。穗状花序圆柱形，长8~25厘米，宽6~8厘米，花多数而密集；花冠筒状钟形，长3~4厘米，顶端5裂；裂片近半圆形，边缘常稍外卷，颜色有变异，淡黄白色或淡紫色。花期5~6月。蒴果椭圆形，2裂；种子多数。果期6~7月。

功效主治：补肾益精、润肠通便。主治男子阳痿、早泄；女子不孕、带下、血崩，腰膝冷痛；老年病后血枯、便秘。

家用养生：肉苁蓉壮阳酒：肉苁蓉25克，淫羊藿50克，白酒1升。将中药浸于酒中，密封浸泡10天即可服用。每次20毫升，每日3次。能补肾壮阳。

菟丝子小百科

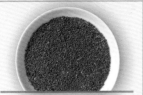

- 干燥成熟种子入药。
- 性平，味辛、甘。
- 归肝经、肾经、脾经。

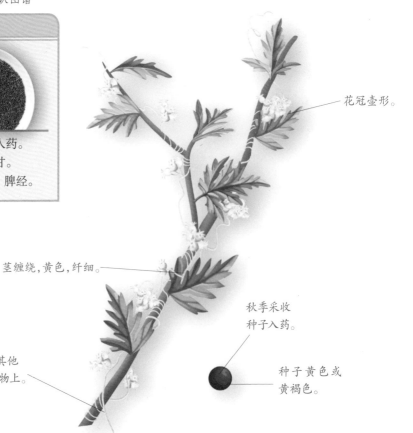

花冠壶形。

茎缠绕，黄色，纤细。

秋季采收种子入药。

种子黄色或黄褐色。

寄生于其他绿色植物上。

辨识菟丝子

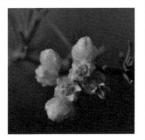

菟丝子靠寄生存活，小白花聚成团状。叶稀少，呈鳞片状。

Cuscuta chinensis

菟丝子

外形：寄生草本。叶稀少，鳞片状，三角状卵形。茎缠绕，黄色，纤细。花两性，多数，簇生成小伞形或小团伞花序；花冠白色，壶形，5道浅裂，裂片三角状卵形。蒴果近球形，成熟时整齐地周裂。种子2~4颗，黄色或黄褐色卵形；表面粗糙。果期8~10月。

功效主治：补肾固精、养肝明目。主治腰膝酸痛、遗精、消渴、尿不尽以及目失濡养所致视力减退等。

经验名方：治关节炎：菟丝子6克，鸡蛋壳9克，牛骨粉15克。研末，每服6克，每日3次。（参考《辽宁常用中草药手册》）

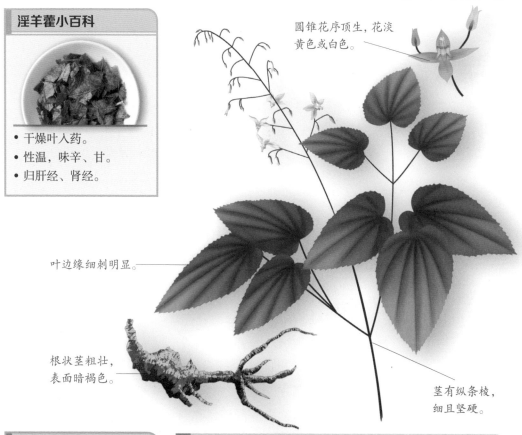

圆锥花序顶生，花淡黄色或白色。

叶边缘细刺明显。

根状茎粗壮，表面暗褐色。

茎有纵条棱，细且坚硬。

淫羊藿小百科

- 干燥叶入药。
- 性温，味辛、甘。
- 归肝经、肾经。

辨识淫羊藿

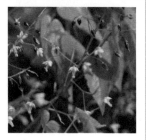

花序圆锥状，生于顶端，花朵稀疏，多为白色或淡黄色。

Epimedium brevicornu

淫羊藿

外形：草本，高 30~70 厘米。茎有纵条棱，细且坚硬。叶为 2 回 3 出复叶，小叶片卵形或宽卵形，先端急尖，基部深心形，边缘具刺毛状锯齿。圆锥花序顶生，较狭，具多数花；萼片 8 枚，两轮排列，内轮花瓣状，白色或淡黄色，花瓣短于内轮萼片，瓣片小，距长 2~3 毫米。花期 5~6 月。蒴果圆柱形，两端狭，腹部略膨大，先端具长喙。果期 6~7 月。

功效主治：补肾壮阳、祛风除湿。主治肾虚阳痿、风湿痹痛等。

啤酒花 *Humulus lupulus*

啤酒花全株长有倒钩刺，去野外寻找的时候注意不要划伤身体。茎枝和叶柄有密生的细毛。叶成对生长，边缘有粗锯齿，上面密生小刺毛。花雌雄异株，雄花序圆锥状，雌花为酿造啤酒的原料，可使啤酒具有清爽的芳香气味。

🌱 啤酒花小百科

入药部位：
未成熟的带花果穗入药。

性味归经：
性微凉。
味苦。
归肝经、胃经。

采收：
夏秋季果穗呈绿色而略带黄色时摘下，晒干或烘干。

🌱 啤酒花的用途

功效主治：
健胃消食、抗结核、安神利尿。主治食欲缺乏、腹胀、失眠、癔症、浮肿等。

经验名方：
1. 治胸腹胀满：啤酒花、枳壳、木香、炒山楂各15克，水煎服。(参考《青岛中草药手册》)
2. 治肺结核、膀胱炎：牛蒡根、车前草、板蓝根各9克，啤酒花6克，黄芩15克，水煎服。(参考《新疆中草药》)
3. 治失眠：啤酒花15克，酸枣仁9克，合欢花15克，远志9克，煎服。(参考《青岛中草药手册》)

家用养生：
1. 啤酒花茶：取啤酒花5克，绿茶3克。将上2味放保温瓶中，冲入沸水适量，闷10分钟后代茶频饮。可缓解神经衰弱、失眠健忘等。
2. 啤酒花粳米粥：啤酒花10克，粳米60克，白糖适量。先将啤酒花水煎去渣，再入洗净的粳米煮为稀粥，加白糖调食。每日1剂。有清热利湿、开胃消食的功效。

小贴士

啤酒花不可用量过大，否则会出现胃肠不适，如恶心、呕吐等情况。

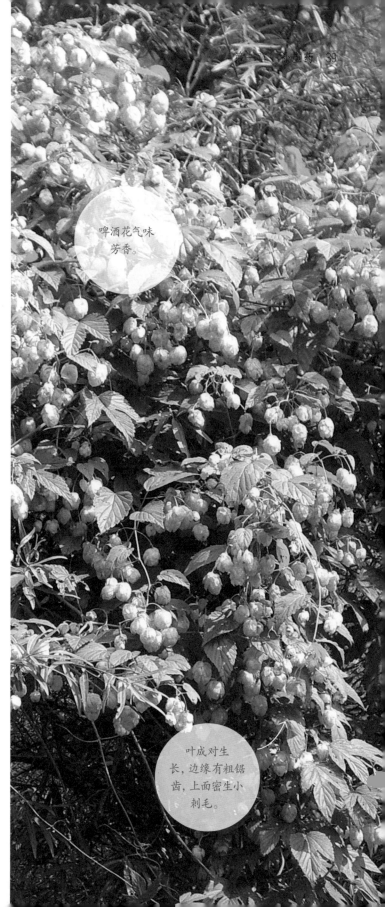

啤酒花气味芳香。

叶成对生长，边缘有粗锯齿，上面密生小刺毛。

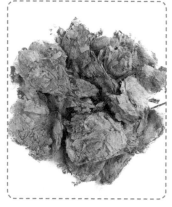

辨别啤酒花饮片：全体淡黄色。半透明，对光视之，可见棕黄色腺点。

补阴药

卷丹百合 *Lilium lancifolium*

卷丹百合的花特征较为明显，花朵下垂，橘红色，花瓣内侧有很多紫黑色斑点，盛开的花瓣向外反卷，花蕊向四面张开。叶交互生长，叶腋内常有珠芽，可用于繁殖。饮片名为百合。

百合小百科

入药部位：

肉质鳞叶入药。

性味归经：

性寒。

味甘。

归心经、肺经。

采收：

秋季地上部分枯萎时挖取鳞茎，去净泥土及须根，稍晾，剥取鳞叶，置于沸水中略烫后晒干。

百合的用途

功效主治：

养阴润肺、清心安神。主治肺阴虚所致的干咳、痰少而黏或痰中带血；阴虚有热之神经衰弱，及热病后体虚；胃阴虚有热所致的胃脘部隐隐作痛等。

经验名方：

1. 治咳嗽咽痛、咯血、恶寒：熟地黄、生地黄、当归各9克，白芍、甘草各3克，桔梗、玄参各2克，贝母、麦冬、干百合各4.5克，水煎服。（参考《慎斋遗书》百合固金汤）

2. 治神经衰弱、心烦失眠：百合、酸枣仁各15克，远志9克，水煎服。（参考《新疆中草药手册》）

3. 治咳嗽不已，或痰中有血：款冬花、百合(焙，蒸)等分，研为细末，炼蜜为丸，如龙眼大。每服1丸，食后临卧细嚼，姜汤咽下，噙化尤佳。（参考《严氏济生续方》百花膏）

家用养生：

1. 百合茶：百合、菊花各6克，绿茶、薄荷各1克，金银花5克。所有材料混合后用开水冲泡5分钟，当茶饮。能清肝明目。

2. 百合桂圆粥：鲜百合、枸杞子、桂圆肉各10克，大枣5枚，大米50克。药材洗净后与大米煮粥，早晚食用。能滋补肝肾。

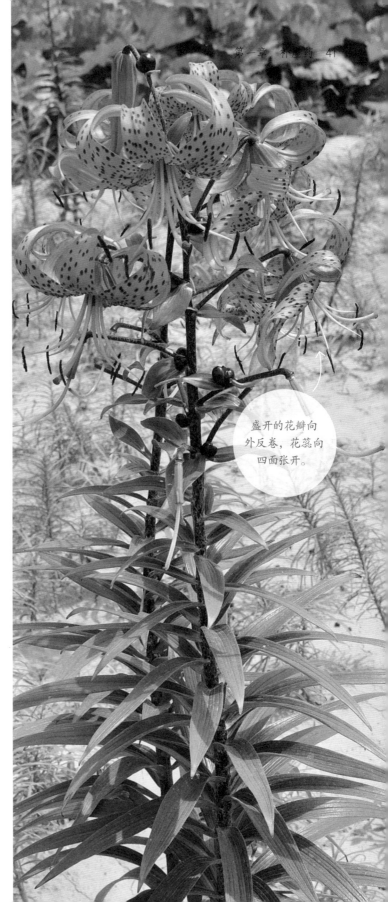

盛开的花瓣向
外反卷，花蕊向
四面张开。

百合药性寒润，
风寒咳嗽和大
便溏泄者不宜
服用。

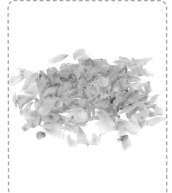

辨别百合饮片：百合质脆易
折，断面平坦，角质样。顶端
尖，边缘薄，基部较宽。

麦冬 *Ophiopogon japonicus*

麦冬叶成丛生长，线形，细长，深绿色，形如韭菜，边缘粗糙有细齿。大量小花形成总状花序。果实圆球形，成熟后为深绿色或黑蓝色。根茎短，有多数须根，部分须根的中部或尖端常膨大成纺锤形的肉质块根，即药用的麦冬（又称麦门冬）。

🌱 麦冬小百科

入药部位：
以干燥块根入药。

性味归经：
性微寒。
味甘、微苦。
归心经、肺经、胃经。

采收：
夏季采挖，洗净，反复暴晒、堆置，至七八成干，除去须根，干燥。

🌱 麦冬的用途

功效主治：
养阴润肺、益胃生津、清心除烦。主治肺燥干咳、虚劳烦热、消渴、热病津伤、咽干口燥、便秘等。

经验名方：
1.治肺胃阴伤气逆之肺痿和胃阴不足证：麦冬60克，半夏9克，人参6克，甘草4克，大米6克，大枣12枚。水煎，分3次温服。（参考《金匮要略》麦门冬汤）

2.治肺热咳嗽：麦冬12克，北沙参12克，黄芩9克，桔梗9克，杏仁9克，甘草6克，水煎服。（参考《山东中草药手册》）

3.治胃酸缺乏：麦冬、石斛、牡荆各6克，糯稻根9克，水煎服。（参考《福建药物志》）

家用养生：
1.麦冬补气粥：麦冬、党参、五味子各10克，大米50克，冰糖适量。将诸药水煎取汁，与大米加清水适量煮粥，待熟时调入冰糖，再烧开即可。能补气养阴。

2.麦冬知母茶：麦冬、知母各10克，熟地黄、石膏各20克，牛膝30克。水煎当茶饮。常用于胃热阴虚证的调理。

3.麦冬鸡丝：麦冬10克，鸡胸脯肉300克。将麦冬洗净，加适量水先蒸熟。鸡胸脯肉洗净，加葱、姜、黄酒等，同煮至熟，捞出冷却后撕成鸡丝，加麦冬、适量食盐拌匀后即成。可活血化瘀、生津润肺。

小贴士

脾胃虚寒泄泻者忌用麦冬。

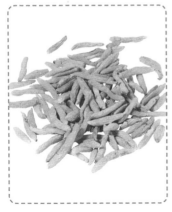

辨别麦冬饮片：呈纺锤形，两端略尖，表面黄白色或淡黄色，有细纵纹。

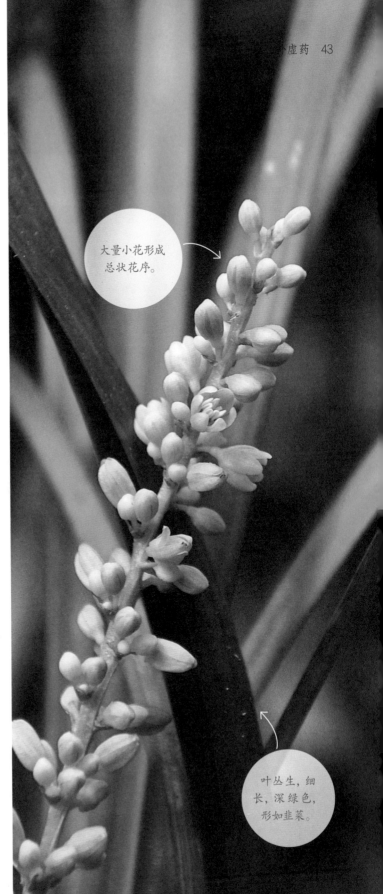

大量小花形成总状花序。

叶丛生，细长，深绿色，形如韭菜。

玉竹 *Polygonatum odoratum*

玉竹主要的特征是茎单一，向一边倾斜；叶交互生长于茎的中上部，无叶柄。花每 1~2 朵生于叶腋，黄绿色至白色，玲珑可爱。果实球形，秋天成熟，成熟后紫黑色。

🌱 玉竹小百科

入药部位：
干燥根茎入药。

性味归经：
性微寒。
味甘。
归肺经、胃经。

采收：
秋季采挖，除去须根，洗净。晒至柔软后，反复揉搓，晾晒至无硬心；或蒸透后，揉至半透明，晒干。

🌱 玉竹的用途

功效主治：

养阴润燥、生津止渴。主治热病阴伤、咳嗽烦渴、虚劳发热、消谷易饥、小便频数等。

经验名方：

1. 治秋燥伤胃阴： 玉竹、麦冬各 9 克，沙参 6 克，甘草 3 克。水煎，分 2 次服用。（参考《温病条辨》玉竹麦门冬汤）

2. 治热病伤阴，或夏天出汗多引起的口干思饮、大便干燥： 玉竹、北沙参、石斛、麦冬各 15 克，乌梅 5 枚。水煎取汁，加冰糖适量调味，代茶时时饮之。（参考《中国药膳学》玉竹乌梅饮）

3. 治胃热口干、便秘： 玉竹 15 克，麦冬 9 克，沙参 9 克，生石膏 15 克，水煎服。（参考《山东中草药手册》）

家用养生：

1. 玉竹粥： 鲜玉竹 20 克，大米 50 克。玉竹洗净去根须，切碎，煎取浓汁后去渣。与大米一起加入适量水，共煮为稀粥，可加白糖调味。有养阴润燥的作用。

2. 玉竹山药黄瓜汤： 玉竹 15 克，山药 15 克，黄瓜 100 克。把玉竹、山药片、黄瓜块放在砂锅内，加入适量水、食盐，武火烧沸，再改用文火煮 30 分钟即可，吃山药、黄瓜，喝汤。可补脾益胃、清热润肺。

小贴士

脾胃虚寒泄泻者、体内有痰湿者忌用。

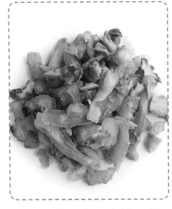

辨别玉竹饮片： 本品呈黄白色至淡黄棕色，半透明，断面角质样或显颗粒状。

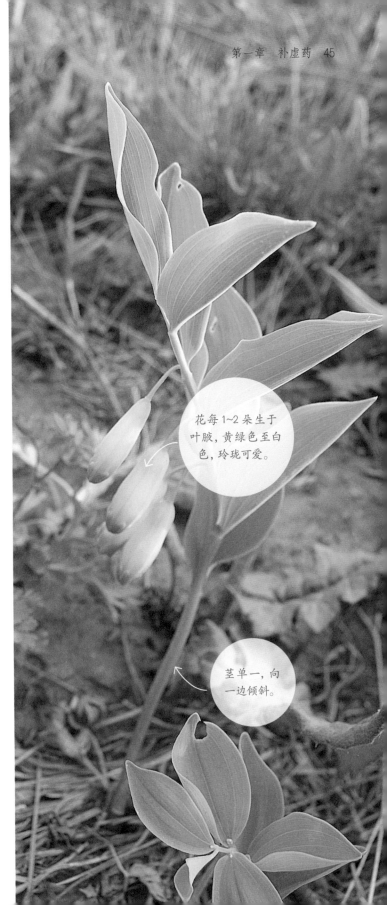

花每 1~2 朵生于叶腋，黄绿色至白色，玲珑可爱。

茎单一，向一边倾斜。

鳢肠 *Eclipta prostrata*

　　鳢肠是常见小草，夏天开花的时候能在田野里找到。花小，白色，边缘舌状，花蕊管状。茎柔弱，直立或匍匐。叶成对生长，两面密生白色粗毛。揉搓茎叶有黑色汁液。成品饮片名为墨旱莲。

墨旱莲小百科

入药部位：
干燥地上部分入药。

性味归经：
性寒。
味甘、酸。
归肾经、肝经。

采收：
花开时采割，晒干。

墨旱莲的用途

功效主治：

　　滋阴补肾、凉血止血。主治吐血、尿血、便血、须发早白、淋浊、带下、阴部瘙痒等。

经验名方：

　　1. 治鼻出血：鲜墨旱莲一把，洗净后捣烂绞汁，加适量白酒炖热，饭后温服，日服2次。（参考《福建民间草药》）

　　2. 补腰膝，壮筋骨，强肾阴：女贞子、墨旱莲各适量。女贞子阴干，用蜜、酒蒸，过夜后，以粗布袋擦去皮，晒干为末；墨旱莲捣汁熬膏，和前药一起制成丸。睡前，以酒送服。（参考《医方集解》二至丸）

家用养生：

　　1. 墨旱莲饮：墨旱莲50克，水煎服。能治热痢。

　　2. 墨旱莲母鸡汤：墨旱莲30克，老母鸡1只。老母鸡处理干净，与墨旱莲同放入砂锅中，加入适量清水，大火烧开，转小火煲2小时，加盐调味，喝汤食肉。对妇女赤白带下有缓解作用。

　　3. 生地黄墨旱莲粥：生地黄30克，墨旱莲30克，大米60克。生地黄、墨旱莲煎煮取汁。将大米放入锅中，加适量清水煮成粥，粥熟后兑入药汁再煮沸即可食用。可缓解虚火上炎导致的口舌生疮。

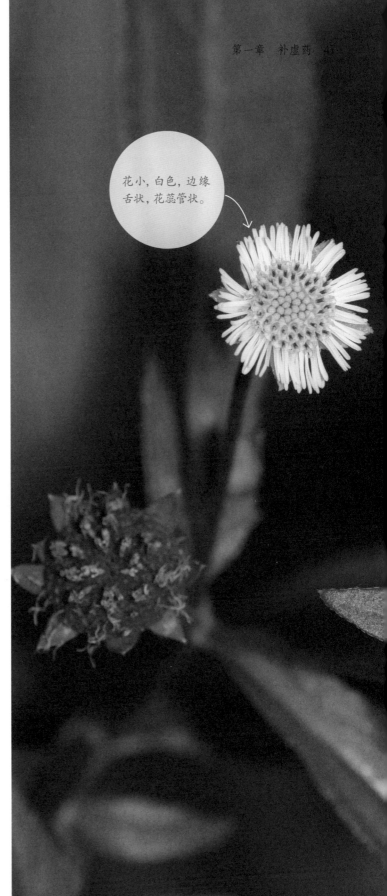

花小，白色，边缘舌状，花蕊管状。

腹泻或大便不成形的人群不宜服用。

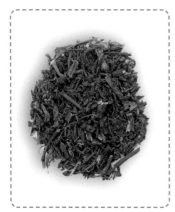

辨别墨旱莲饮片： 表面灰绿色或稍带紫色，中央为白色疏松的髓部。

明党参 *Changium smyrnioides*

　　春天踏青的时候，去野外寻找明党参吧。明党参植株茎直立，空心，上部有分枝。叶片多次分裂，小裂片披针形。花含苞待放时略呈淡紫红色，开放后呈白色。复伞形花序，8~20朵小花组成小伞形的花序，多个小伞形花序组成一个大的花序。

❧ 明党参小百科

入药部位：
干燥根部入药。

性味归经：
性微寒。
味甘、微苦。
归肺经、脾经、肝经。

采收：
4~5月采挖，除去须根，洗净，置于沸水中煮至无白心，取出，刮去外皮，漂洗，干燥。

❧ 明党参的用途

功效主治：
　　润肺化痰、养阴和胃、平肝、解毒。主治肺热咳嗽、头昏、呕吐、目赤、痈毒疮疡等。

经验名方：
　　1. 治肺热咳嗽：明党参、桑白皮、枇杷叶各9克，生甘草3克，煎服。（参考《浙江药用植物志》）
　　2. 治疗疮肿毒：明党参9克，蒲公英、紫花地丁各15克，水煎服。（参考《安徽中草药》）

家用养生：
　　1. 明党参鸡蛋羹：明党参30克，切细，与打散的2个鸡蛋和匀，放入蒸锅中蒸熟即食。能治脱力劳伤、贫血头晕。
　　2. 参芪当归母鸡汤：明党参、黄芪、当归各10克，山药15克，老母鸡1只。用纱布包裹药材塞入洗干净的母鸡肚中，将母鸡放入砂锅中，加清水，大火煮开10分钟，小火慢炖2小时，起锅时加盐调味。能治前列腺增生。
　　3. 明党参粥：明党参10克，大米50克。将明党参水煎取汁，同大米煮为粥食。可益气生津、健脾养胃。

小贴士

气虚下陷、精关不固者及孕妇忌服。大量服食会引起浮肿。

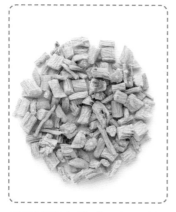

辨别明党参饮片：切面黄白色或淡棕色，外表皮光滑或有纵沟纹。

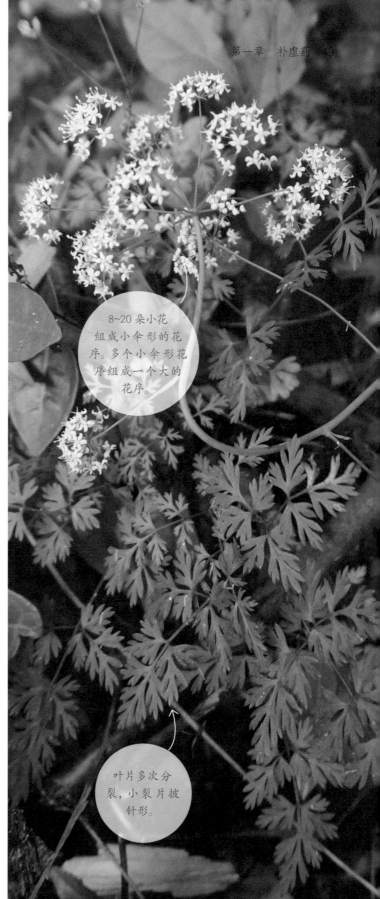

8~20朵小花组成小伞形的花序。多个小伞形花序组成一个大的花序。

叶片多次分裂，小裂片披针形。

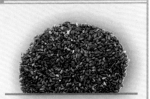

黑芝麻小百科

- 干燥成熟种子入药，称作黑芝麻。
- 性平，味甘。
- 归肝经、肾经、大肠经。

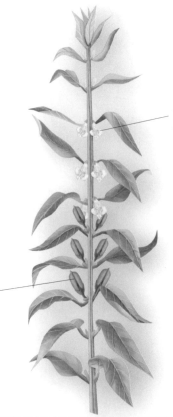

花白色，生于叶腋，花冠筒状，唇形。

基部稍木质化，不分枝，具短柔毛。

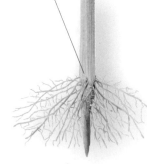

果成熟后壳开裂，秋季采收种子入药。

辨识脂麻

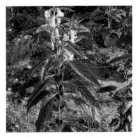

花冠筒状，先端唇形，白色，有紫红色或黄色彩晕，具柔毛。

Sesamum indicum

脂麻

外形：草本，高 80~180 厘米。叶对生，或上部者互生；叶片卵形、长圆形或披针形。花单生，或 2~3 朵生于叶腋；花冠筒状，唇形，长 1.5~2.5 厘米，白色，有紫红色或黄色彩晕，裂片圆形，外侧被柔毛。花期 6~8 月。蒴果椭圆形，多 4 棱或 6 棱、8 棱，纵裂，初期绿色，成熟后黑褐色，具短柔毛。果期 8~9 月。

功效主治：补益肝肾、滋润五脏。主治肝肾不足、皮肤燥涩、须发早白、大便燥结等。

黄精小百科

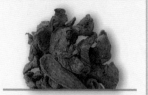

- 干燥根茎加工后入药。
- 性平，味甘。
- 归脾经、肺经、肾经。

叶轮生，条状披针形。

叶顶端常卷曲成钩。

浆果球形，青色，成熟时黑色。

春、秋两季采挖根茎入药。

辨识黄精

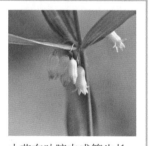

小花在叶腋中成簇生长，中部缢缩。叶片长条形，前端还卷曲成钩，很有特点。

Polygonatum sibiricum

黄精

外形：草本，高 50~90 厘米。叶轮生，每轮 4~6 枚，条状披针形，先端拳卷或弯曲成钩。花腋生，下垂，2~4 朵集成伞形花丛；花被筒状，中部稍缢缩，白色至淡黄色，裂片 6 枚。花期 5~6 月。浆果球形，直径 7~10 毫米，成熟时黑色。果期 8~9 月。

功效主治：补中益气、润心肺。主治咳嗽少痰，久咳乏力；气阴两虚导致的面色萎黄、困倦乏力等；肾虚引起的早衰、头晕、腰膝酸软、须发早白；气阴两伤引起的口渴多饮、善饥欲食等。

经验名方：治神经衰弱、失眠：黄精 15 克，野蔷薇果 9 克，生甘草 6 克，水煎服。（参考《新疆中草药》）

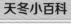

天冬小百科

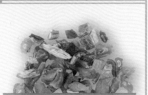

- 干燥块根入药。
- 性寒，味甘、苦。
- 归肺经、肾经。

叶状枝 3 枚成簇。

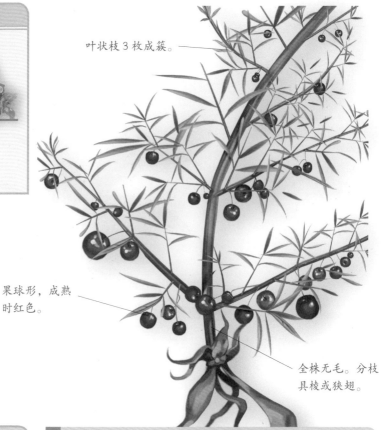

果球形，成熟
时红色。

全株无毛。分枝
具棱或狭翅。

辨识天冬

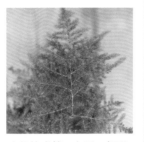

叶状枝成簇，扁平，条形。
茎上具硬刺，分枝上无刺。

Asparagus cochinchinensis

天冬

外形：草本，全株无毛。分枝具棱或狭翅；叶状枝通常 3 枚成簇，扁平，先端锐尖。叶退化成鳞片，先端长尖，基部有木质倒生刺。花 1~3 朵簇生于叶腋，雌雄异株，淡绿色；雄花有花瓣 6 片，雌花与雄花大小相似。花期 5~7 月。浆果球形，直径 6~7 毫米，成熟时红色，具种子 1 枚。果期 8 月。

功效主治：养阴润燥、清肺降火。主治阴虚肺热所致燥咳或劳嗽咯血，以及咽喉肿痛、便秘等。

经验名方：治咳嗽气短：人参、天冬、熟地黄各等分。将以上 3 味中药研成细末，炼蜜为丸，如樱桃大，含化服之。（参考《儒门事亲》三才丸）

总状花序顶生。

蒴果细小，长约5毫米。

基生叶 2~6 枚，先端钝尖或渐尖，基部鞘状抱茎，全缘。

盘龙参小百科

- 绶草根或全草入药，称作盘龙参。
- 性平，味甘、苦。
- 归心经、肺经。

辨识绶草

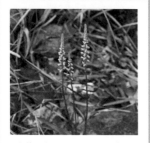

绶草夏天开花，白色小花盘旋于茎顶，如同龙盘玉柱，故称盘龙参。

Spiranthes sinensis

绶草

外形：草本，高 15~40 厘米。基生叶 2~6 枚，先端钝尖或渐尖，基部鞘状抱茎，全缘；茎生叶小，鞘状。总状花序顶生，长 10~20 厘米，密生多数小花，呈螺旋状扭转；花小，白色或粉红色，钟形；花瓣狭矩圆形，质薄；唇瓣宽卵圆形，略内卷呈舟状。花期 7~8 月。蒴果，长约 5 毫米。果期 8~9 月。

功效主治：益阴清热、润肺止咳。主治病后虚弱、阴虚内热、咽喉肿痛、小儿暑热症、遗精、带下等。

女贞子小百科

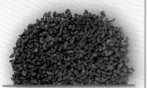

- 干燥成熟果实入药。
- 性凉，味甘、苦。
- 归肝经、肾经。

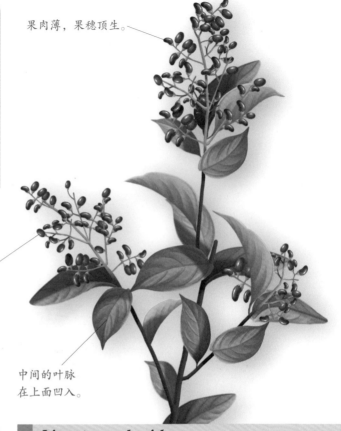

果肉薄，果穗顶生。

冬季采收成
熟果实入药。

中间的叶脉
在上面凹入。

辨识女贞

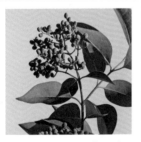

灌木或乔木，树皮灰褐色，
枝黄褐色、灰色或紫红色。
果肾形或近肾形，成熟时
呈蓝黑色，被白粉。

Ligustrum lucidum

女贞

外形：常绿大灌木或小乔木。叶对生，叶柄长 1~2
厘米，上面有槽；叶片革质，卵形至卵状披针形，全缘，
主脉明显。圆锥花序顶生，长 10~15 厘米，直径 8~17 厘米；
花冠管约与裂片等长，裂片 4，长方卵形，长约 2 毫米，
白色。核果浆果状，长椭圆形，长 6~12 毫米，幼时绿色，
熟时蓝黑色。种子 1~2 枚，长椭圆形。果期 7 月至翌年
5 月。

功效主治：补肝滋肾、强筋健骨、清肝明目。主治
阴虚内热、头昏目花、须发早白、腰酸耳鸣等。

桑葚小百科

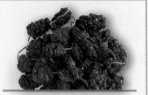

- 干燥果穗入药，称作桑葚。
- 性寒，味甘、酸。
- 归心经、肝经、肾经。

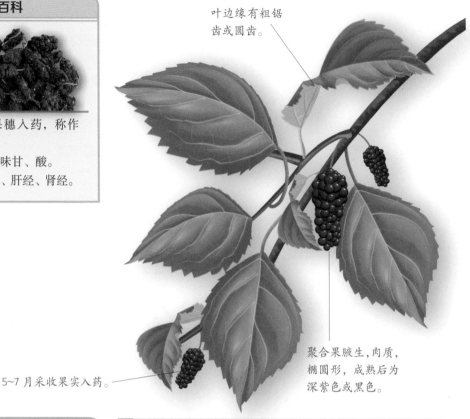

叶边缘有粗锯齿或圆齿。

5~7 月采收果实入药。

聚合果腋生，肉质，椭圆形，成熟后为深紫色或黑色。

辨识桑

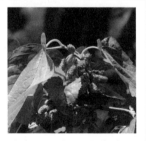

叶交互生长，边缘有不整齐的粗锯齿或圆齿，折断枝叶会看到白色的乳汁。果实初为绿色，成熟后变深紫色或黑色。

Morus alba

桑

外形：落叶乔木，通常呈大灌木状。叶互生，卵形或椭圆形，长 5~10 厘米，宽 5~11 厘米，先端锐尖，基部心脏形或不对称，边缘有不整齐的粗锯齿或圆齿；叶柄长 1.5~4 厘米；托叶披针形，早落。花单性，雌雄异株；花黄绿色，与叶同时开放。聚合果腋生，肉质，有柄，椭圆形，长 1~2.5 厘米，深紫色或黑色。种子小。果期 5~7 月。

功效主治：滋阴补血、生津润肠。主治须发早白、闭经、头晕耳鸣、便秘等。

经验名方：治心肾衰弱不寐，或习惯性便秘：鲜桑葚 50~100 克，水适量，煎服。（参考《闽南民间草药》）

石斛

石斛，别名林兰、禁生、杜兰、金钗花、吊兰花，具有益胃生津、滋阴清热之功效。常见的品种有铁皮石斛、金钗石斛、鼓槌石斛、流苏石斛等。

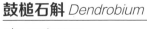

铁皮石斛：表皮颜色为铁绿色，喜欢温暖湿润的环境。

金钗石斛：茎部丛生，茎部上方稍扁平。

鼓槌石斛：主要生长于海拔520~1620米的地方，喜阴凉。

流苏石斛：多生长于海拔600~1700米的山谷阴湿岩石上。花期4~6月。

铁皮石斛 *Dendrobium officinale*

铁皮石斛是兰科草本植物，表皮颜色为铁绿色。茎可通过烤制烘干，扭成螺旋状或弹簧状，叫作铁皮枫斗。铁皮石斛喜欢生长在半阴湿的岩石，喜欢温暖湿润的气候，不耐寒冷。

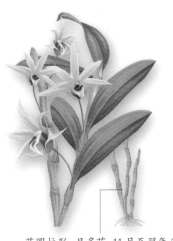

茎圆柱形，具多节，11月至翌年3月可采收茎入药。

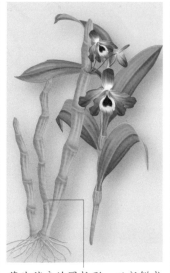

茎为稍扁的圆柱形，以新鲜或干燥茎入药。

金钗石斛 *Dendrobium nobile*

金钗石斛是一种很常用的药用石斛，具有滋阴清热、生津止渴的功效，用于热病伤津、口渴舌燥、病后虚热等。金钗石斛可生鲜食，可晒干泡水，也可熬制石斛老鸭汤。久食轻身健体。

鼓槌石斛 *Dendrobium chrysotoxum*

鼓槌石斛，呈粗纺锤形，中部直径1~3厘米，具3~7节。表面光滑，金黄色，有明显凸起的棱。质轻而松脆，断面海绵状。

流苏石斛 *Dendrobium fimbriatum*

流苏石斛，呈长圆柱形，长20~150厘米，直径0.4~1.2厘米，节间长2~6厘米。表面黄色至暗黄色，有深纵槽。质疏松，断面平坦或呈纤维性。

· 石斛性微寒，味甘。归胃经、肾经。

· 有益胃生津、滋阴清热的作用。主治阴伤津亏、口干烦渴、食少干呕、病后虚热、阴伤目暗等。

枸杞

枸杞，别名枸杞果、白疙针、旁米布如。中药名枸杞子。常见品种有宁夏枸杞、新疆枸杞、黑果枸杞等，其中宁夏枸杞是载入《中华人民共和国药典》（2020年版）的品种。

宁夏枸杞： 是被载入《中华人民共和国药典》（2020年版）的品种。

新疆枸杞： 叶片、浆果和根部可药用。

黑果枸杞： 浆果紫黑色，含有丰富的花青素成分。植株能防风固沙。

宁夏枸杞 *Lycium barbarum*

宁夏枸杞的果实很常见，很多人用来泡茶、泡酒等。枸杞花期很长，从5月开到10月，周末去野外寻找吧。花冠漏斗形，

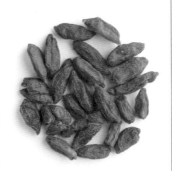

夏秋采收果实，晒干，除去果梗，成品饮片名为枸杞子。有滋补肝肾、益精明目的功效。

花瓣上有暗紫色脉纹，常簇生于短枝上。果期也很长，从6月到10月。果实呈椭圆形或纺锤形，略有光泽。

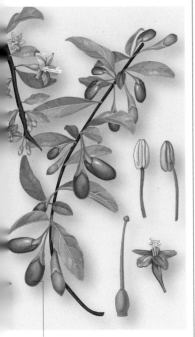

浆果饱满而鲜艳，就像一颗颗莹润红艳的珊瑚珠，煞是好看。

- 性平，味甘，归肝经、肾经。
- 滋补肝肾、明目、益精。主治肝肾阴亏、腰膝酸软、虚劳咳嗽等。
- 山楂、枸杞子各15克。用开水浸泡约2小时，代茶频饮，可益肾健脑。

注意事项：

绿茶和枸杞子不可同泡茶饮。高血压患者及性情急躁、喜食肉类者慎食枸杞。感冒发热、身体有炎症、腹泻者忌食枸杞。

贮藏方法：

枸杞子营养丰富，但也是一种难保存的产品。常由于环境条件的影响，出现生虫、发霉、变色等现象。贮存时应注意控制含水量、温度，并隔绝空气，注意防虫、灭虫等。

沙参

清代著名医药学家张璐所著的《本经逢原》中关于沙参有如下描述："甘淡微寒，无毒。有南北二种，北者质坚、性寒，南者体虚力微。"沙参有南北之分，二者的功效虽然有相似之处，但亦有差别。

南沙参：有养阴清肺、益胃生津、化痰、益气等功效。主治肺热燥咳、阴虚劳嗽、胃阴不足、食少呕吐、气阴不足、烦热口干等。

北沙参：有养阴清肺、益胃生津等功效。主治肺热燥咳、劳嗽痰血、胃阴不足，热病津伤、咽干口渴等。

轮叶沙参 *Adenophora tetraphylla*

南沙参为桔梗科植物轮叶沙参的干燥根。轮叶沙参茎高大，不分枝。茎生叶无柄或有不明显叶柄，叶片卵圆形至条状披针形，边缘有锯齿，两面疏生短柔毛。花序狭圆锥状。花萼无毛，筒部倒圆锥状。蒴果球状圆锥形或卵圆状圆锥形。种子黄棕色，矩圆状圆锥形，稍扁。花期7~9月。

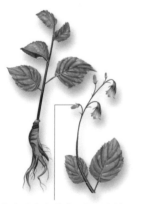

花为蓝色或紫色，生于植株顶端，像一个个紫色的铃铛。

珊瑚菜 *Glehnia littoralis*

北沙参，伞形科植物珊瑚菜的干燥根。珊瑚菜全株被白色柔毛。根呈圆柱形或纺锤形，表面黄白色。茎大部分埋于地下。叶呈圆卵形至长圆状卵形；叶柄和叶脉上有细微硬毛；茎生叶与基生叶相似，叶柄基部逐渐膨大成鞘状，有时茎生叶退化成鞘状。复伞形花序顶生；花瓣白色或带堇色。果实近圆球形或倒广卵形，密被长柔毛及绒。花果期6~8月。

南沙参与北沙参的异同

· 南沙参桔梗科，北沙参伞形科。

· 南沙参饮片外表皮黄白色或淡棕黄色，切面黄白色，有不规则裂隙。北沙参质脆，易折断，断面皮部浅黄白色，木部黄色。

· 南沙参味甘；北沙参味甘、微苦。二者均性微寒，均归肺经、胃经。

· 南沙参、北沙参均不宜与藜芦同用。

三七

三七有止血、破血散瘀、消炎定痛和滋补之功效，为治疗跌打损伤之主要药物。三七的种类主要有田七、羽叶三七、姜三七、藤三七等。

田七：主要产于云南省。

羽叶三七：广泛分布于我国黄河流域以南的湿润以及半湿润地区。

姜三七：通常生长在林下、荒坡，或人工栽培。

藤三七：江苏、福建、广东、浙江、云南、四川等地有种植。

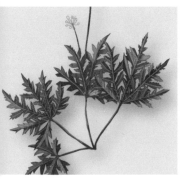

羽叶三七小叶片分裂成羽毛的形状，裂片边缘有锯齿。花瓣5片，小花组成伞的形状。

羽叶三七 *Panax japonicus*

羽叶三七别称纽子三七、复羽裂参、羽叶竹节参、黄连三七等，高约70厘米。根茎细长横卧，茎圆柱状，表面有较深的纵条纹，疏生刺毛，下部近于光滑。掌状复叶3~5枚，轮生茎端，叶柄扁压状，长8~11厘米，上面呈纵浅槽，两侧及背面疏生刺毛。

藤三七 *Anredera cordifolia*

藤三七是落葵科植物落葵薯藤上的干燥瘤块状珠芽，能够补肾强腰、散瘀消肿。主要用于腰膝痹痛、病后体弱、跌打损伤和骨折等。

田七 *Panax notoginseng*

田七为五加科人参属植物，不耐严寒与酷热，喜半阴和潮湿的生态环境。具有显著的活血化瘀、消肿定痛的功效，有"金

不换""南国神草"的美誉。因枝分3枝，叶为7片，故称"三七"。

姜三七 *Stahlianthus involucratus*

姜三七高15~30厘米。根茎呈块状。花期5~6月。

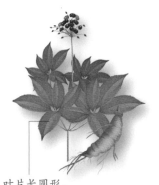

叶片长圆形。

- 三七性温，味甘、微苦，归肝经、胃经。可化瘀止血、消肿定痛。主治吐血、咯血、鼻出血、便血、崩漏、产后血晕、恶露不下、跌扑瘀血、外伤出血、痈肿疼痛等。

- 三七粉是三七根茎制成的粉末，可以直接用温开水送服，也可外用、入丸散等。

- 过量服用三七会引起不适。月经期女性以及孕妇禁用。

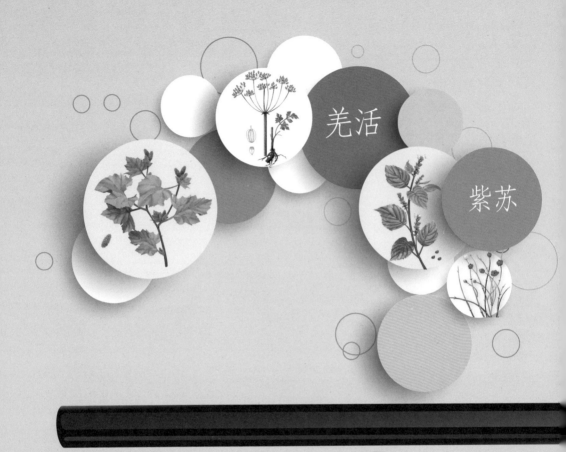

羌活

紫苏

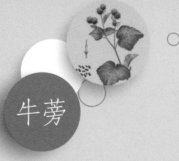

牛蒡

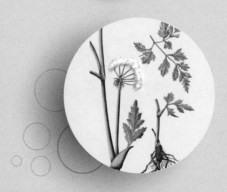

第二章
解表药

表证常见的症状是恶寒、头痛、发热、鼻塞、咳嗽等，多见于普通感冒、流行性感冒、上呼吸道感染、支气管炎等疾病。而解表药能发汗、解热、镇痛，所以解表药对于上述疾病有一定的缓解作用。解表药分为发散风寒药、发散风热药和辛凉解表药三种。如果出现发热、恶寒等寒症时，可服用紫苏等；如果出现口渴、咽痛、舌质红等热症时，可服用菊花、薄荷等。解表药一般不宜用于阴虚发热、久病体虚及失血的患者，而且煎煮时不宜久煎，以免降低药效。

发散风寒药

荆芥 *Schizonepeta tenuifolia*

在住宅附近的花草丛中往往能找到荆芥的踪迹。茎直立，四棱形，底部稍带紫色，上部多分枝，全株有短柔毛。叶成对生长，分裂成羽毛状。花通常密集生长在枝上部，花冠淡紫色。果实卵形或椭圆形。

🦋 荆芥小百科

入药部位：

干燥地上部分入药。

性味归经：

性微温。

味辛。

归肺经、肝经。

采收：

夏、秋两季花开到顶，穗绿时采割，除去杂质，晒干。

🦋 荆芥的用途

功效主治：

祛风解表、透疹。主治感冒、头痛、咽喉肿痛、麻疹、风疹等。

荆芥炒炭后，被称为荆芥炭。荆芥炭可止血，可用于崩漏、便血等。

经验名方：

1. 治疗咽喉肿痛，语声不出，或如有物哽：荆芥15克，桔梗60克，炙甘草30克。将以上中药研粗末，水煎，去渣，饭后温服。具有宣肺清热、解毒消肿的功效。（参考《太平惠民和剂局方》荆芥汤）

2. 治风热齿痛：荆芥、薄荷、细辛等分，细研为末。每服6克，以沸汤点，漱口含咽，并用以搽牙。(参考《仁斋直指方论》)

3. 治子宫不收：荆芥穗、藿香叶、臭椿树皮适量。煎汤熏。（参考《世医得效方》）

家用养生：

荆芥紫苏饮：紫苏、荆芥各15克，大青叶、四季青、鸭跖草各30克。水煎服，每日3~4次。可缓解感冒引起的咽喉肿痛。

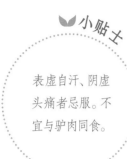

小贴士

表虚自汗、阴虚头痛者忌服。不宜与驴肉同食。

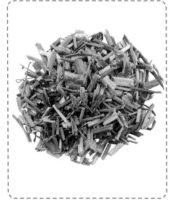

辨别荆芥饮片: 茎方形,表面淡黄绿色,微带紫色,横切面黄白色,中心有白色疏松的髓。

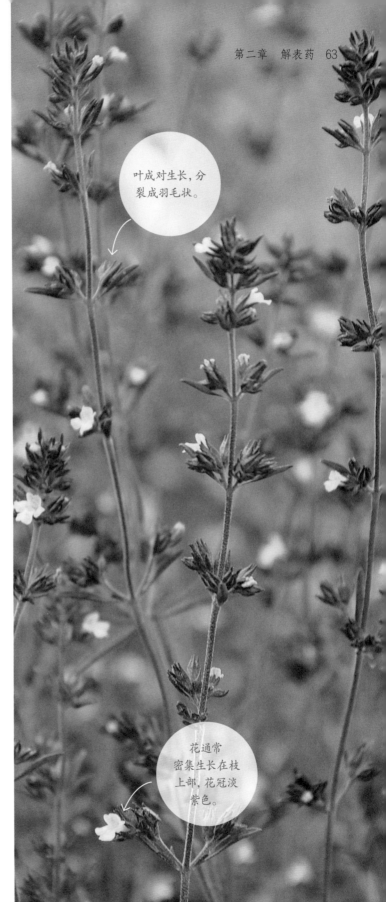

叶成对生长,分裂成羽毛状。

花通常密集生长在枝上部,花冠淡紫色。

香薷 *Mosla chinensis*

香薷入秋开花，这时候适合去野外寻找它了。花偏向一侧分布，大量紫红色的小花生长在分枝的顶端。茎呈钝四棱形，有槽，沿槽布满短柔毛。叶成对生长，边缘有锯齿。

🌱 香薷小百科

入药部位：
干燥地上部分。

性味归经：
性微温。
味辛。
归肺经、胃经。

采收：
夏季茎、叶、花茂盛时割取全草，除去杂质，阴干。

🌱 香薷的用途

功效主治：

发汗解表、化湿温胃、利水调湿。能治热天反觉寒凉、头痛发热、恶寒无汗、胸腹胀满、呕吐腹泻、水肿、脚气等。

经验名方：

1. 治恶寒发热、头重身痛、腹痛吐泻： 香薷50克，白扁豆、厚朴各25克。水煎服，或加酒少量同煎。连吃2服，不拘时服。具有祛暑解表、化湿和中的功效。（参考《太平惠民和剂局方》香薷散）

2. 治水肿： 干香薷500克，白术210克。白术研成细末。香薷浓煎取汁，和白术为丸，如梧桐子大。每次10丸，不拘时服，每天4次。（参考《外台秘要》香薷术丸）

3. 治霍乱吐利、四肢烦痛： 香薷60克，蓼子30克。上2味粗捣过筛。每服6克，水一盏，煎七分，去渣温服，每日3次。（参考《圣济总录》）

家用养生：

1. 香薷刺五加饮： 香薷、刺五加各15克，煎服，每日2次，连用10天，能降血脂。

2. 香薷粥： 香薷10克，大米100克。将香薷择净，放入锅中，加清水适量，水煎取汁，加大米煮粥，食用前可根据个人口味加入适量白糖。有发汗解表、祛暑化湿、利水消肿的功效，能治水肿、小便不利。

小贴士

火盛气虚的人群
忌服香薷。

穗状花序
偏向一侧，由多
花的轮伞花序
组成。

茎钝四棱
形，有槽，沿槽
布满短柔毛。叶成
对生长，边缘有
锯齿。

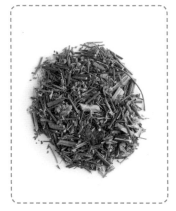

辨别香薷饮片： 质脆，易
折断，断面淡黄色。茎为
钝四棱形。

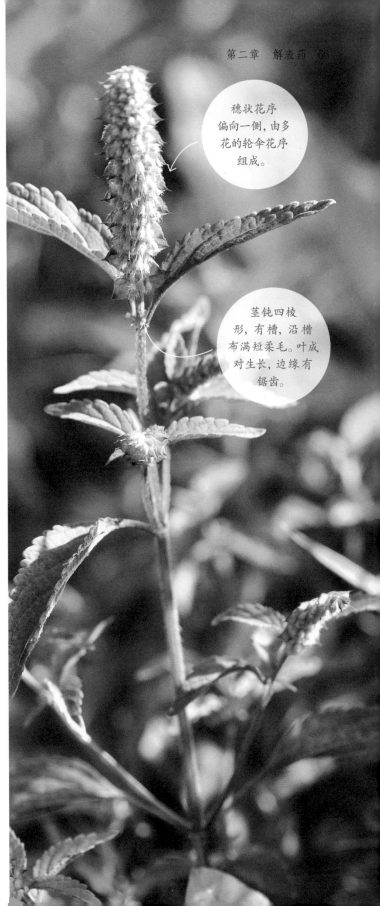

玉兰 *Magnolia denudata*

早春时节花先于叶开放。花大，有浓郁的香气，白色或外面紫色而里面白色，形状像杯子。花瓣9片，质地厚。叶交互生长，上面绿色，下面淡绿色。成品饮片名为辛夷。

🌿 辛夷小百科

入药部位：
玉兰的干燥花蕾入药，称为辛夷。

性味归经：
性温。
味辛。
归肺经、胃经。

采收：
初春花未开放时采收，除去枝梗，阴干。

🌿 辛夷的用途

功效主治：
发散风寒、通鼻窍、祛风湿、止痛。可以用于治疗风寒头痛、鼻塞、鼻流浊涕等。

经验名方：

1.治鼻渊：辛夷15克，苍耳子7.5克，白芷30克，薄荷1.5克。将以上4味中药研成细末。每服6克，饭后用葱茶汤调服。（参考《济生方》苍耳散）

2.治鼻漏：辛夷（去毛）、桑白皮（蜜炙）各12克，栀子3克，枳实、桔梗、白芷各6克。将以上6味中药研成细末。每服6克，以白萝卜汤调服。（参考《疡医大全》）

家用养生：

1.辛夷茶：辛夷3克，用开水冲泡，代茶饮。能缓解过敏性鼻炎。

2.辛夷猪肺汤：辛夷花10克，猪肺1只，生姜3片，食盐适量。将猪肺洗净，切片，与辛夷花、生姜同放锅中，加清水适量炖至猪肺烂熟后，加食盐调味服食。可散寒、宣肺、通窍。适用于风寒犯肺、肺气不利所致的鼻塞不通、流脓鼻涕、鼻渊等。

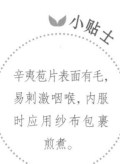

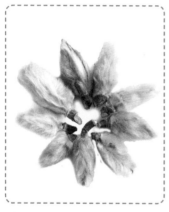

辨别辛夷饮片：干燥的花蕾，呈倒圆锥状。基部带有木质短枝。苞片表面密被黄绿色柔软长毛。

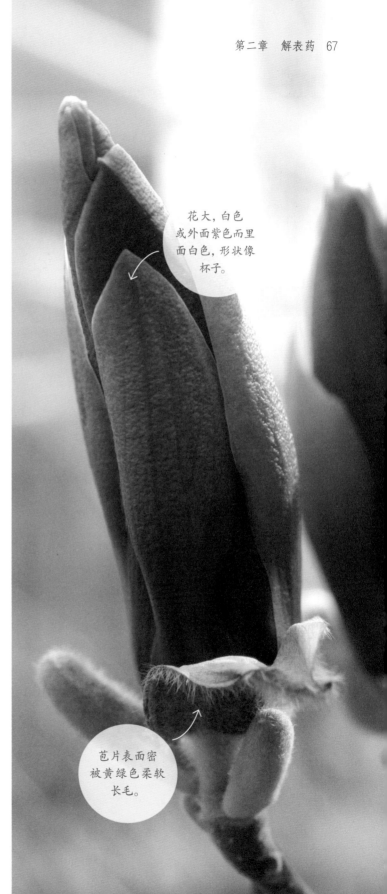

花大，白色或外面紫色而里面白色，形状像杯子。

苞片表面密被黄绿色柔软长毛。

白芷 *Angelica dahurica*

草本，高 1~2.5 米。根圆柱形，有分枝，黄褐色。茎直立，粗壮，紫红色，具纵沟纹。茎下部叶羽状分裂，具长柄。复伞形花序，花小，花瓣白色。果实为双悬果，长圆形至卵圆形。

🌱 白芷小百科

入药部位：

干燥根部入药。

性味归经：

性温。
味辛。
归肺经、大肠经、胃经。

采收：

夏、秋季叶枯黄时挖取根部，去掉泥沙及须根，洗净，晒干或低温干燥。

🌱 白芷的用途

功效主治：

祛风散寒、燥湿排脓、通窍止痛。用于风寒感冒之头痛鼻塞、眉棱骨痛，以及牙痛、鼻渊、风湿痹痛、带下、痈肿疮毒等病症。

经验名方：

1. 治鼻渊：白芷、辛夷、防风各 4 克，苍耳子 5 克，川芎 2.5 克，细辛 3.5 克，甘草 1.5 克。水煎，去渣，连服 4 剂，不拘时服。（参考《疡医大全》）

2. 治半边头痛：白芷、细辛、石膏、乳香、没药（去油）各等分，研细末。纳少许吹入鼻中，左痛右吹，右痛左吹。（参考《种福堂公选良方》白芷细辛吹鼻散）

家用养生：

1. 白芷当归鲤鱼汤：白芷 15 克，黄芪 12 克，当归、枸杞子各 8 克，大枣 4 枚，鲤鱼 1 条，生姜 5 克。鲤鱼处理干净，放入锅中与上述中药一起熬汤。能通经活血、滋补肝肾。

2. 白芷刺梨美白饮：白芷 5 克，茯苓 5 克，百合 3 克，葛根 3 克，甘草 2 克，玫瑰 3 朵，刺梨 3 个，熬汤。适合皮肤蜡黄无光泽、经常熬夜、久坐的人饮用。

小贴士

白芷性温燥，阴虚血热者忌服。

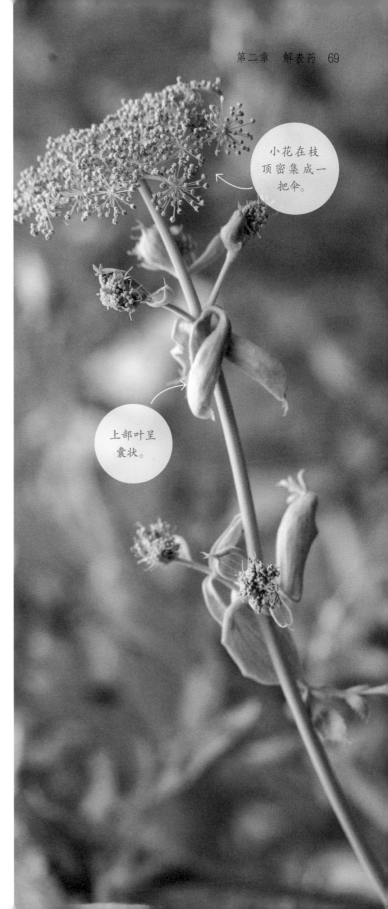

小花在枝顶密集成一把伞。

上部叶呈囊状。

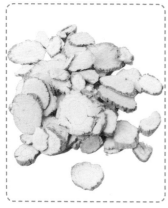

辨别白芷饮片：全根呈类圆锥形，横断面形成层环略呈近方形或近圆形，木质部约占断面的 1/2。

紫苏小百科

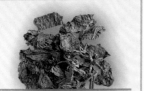

- 干燥叶（或带嫩枝）入药。
- 性温，味辛。
- 归肺经、脾经。

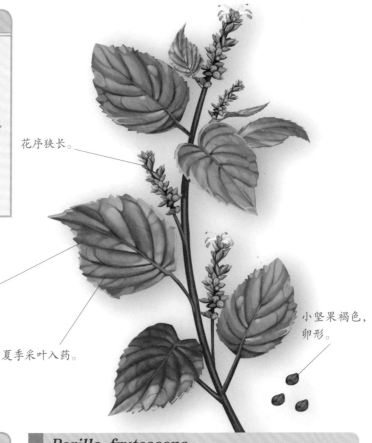

花序狭长。

叶对生，卵形或圆卵形，边缘有锯齿，两面紫色，或上面绿色，下面紫色。

夏季采叶入药。

小坚果褐色，卵形。

辨识紫苏

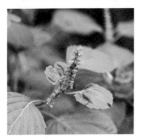

叶成对生长，叶片皱缩，边缘有锯齿，两面紫色，或上面绿色，下面紫色。

Perilla frutescens

紫苏

外形：草本，具特异芳香。叶对生，皱缩，卵形或圆卵形，边缘有锯齿，两面紫色，或上面绿色，下面紫色，两面疏生柔毛。总状花序稍偏侧，顶生及腋生；花冠管状，先端2唇形，紫色，上唇2裂，裂片方形，先端微凹，下唇3裂。小坚果褐色，卵形，含1粒种子。花果期8~12月。

功效主治：解表散寒、行气宽中。主治风寒感冒引起的恶心呕逆及胸脘满闷、咳喘痰多、脾胃气滞、头痛等。

家用养生：紫苏粥：大米50克，紫苏15克，红糖适量。大米煮稀粥，粥成后入紫苏稍煮，加入红糖搅匀即成。适用于风寒感冒、咳嗽、胸闷不舒等病症。

苍耳子小百科

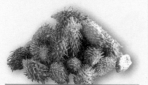

- 干燥成熟带总苞的果实入药。
- 性温，味辛、苦，有毒。
- 归肺经。

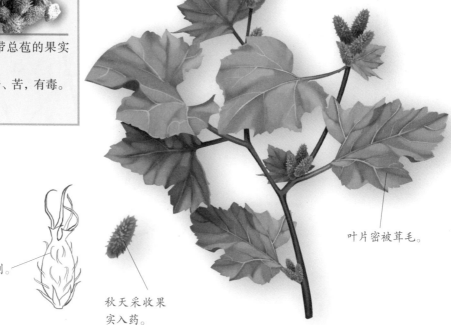

果腋生，长满刺。

叶片密被茸毛。

果有密集钩刺。

秋天采收果实入药。

辨识苍耳

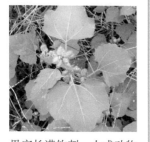

果实长满钩刺，人或动物在野外不小心碰到，经常会粘在身上。

Xanthium sibiricum

苍耳

外形：草本，高达 20~90 厘米，全体密被白色短毛。单叶互生，三角状卵形或心形，常 3~5 裂，边缘有不规则的粗齿，基部 3 出脉。头状花序单性，雌雄同株；雄头状花序生于上部，球形，多花；雌头状花序生于下部，仅 2 朵花。花期 7~8 月。瘦果 2 枚，倒卵形，藏于总苞内，无冠毛。果期 9~10 月。

功效主治：发散风寒、祛湿杀虫。主治风寒头痛、鼻渊流涕、风疹瘙痒、湿痹拘挛、疥癣、瘙痒等。

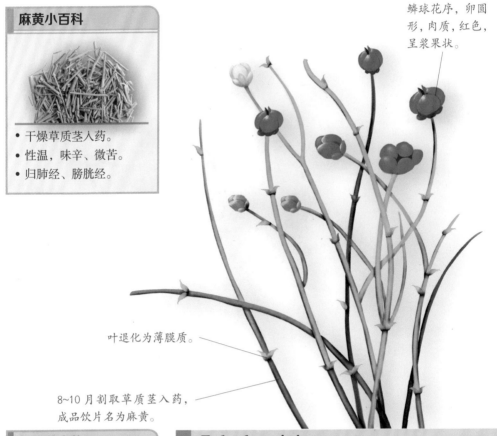

鳞球花序，卵圆形，肉质，红色，呈浆果状。

叶退化为薄膜质。

8~10月割取草质茎入药，成品饮片名为麻黄。

麻黄小百科

- 干燥草质茎入药。
- 性温，味辛、微苦。
- 归肺经、膀胱经。

辨识草麻黄

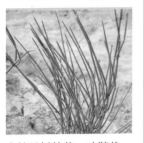

全株呈树枝状，叶鞘状，生于茎节处。

Ephedra sinica

草麻黄

外形： 草本状小灌木，高 30~70 厘米。鳞叶膜质，鞘状，围绕茎节，上部 2 裂。花为鳞球花序，雌雄异株；雌花序多单生于枝端，卵圆形，雌花有厚壳状假花被。雌花序成熟时苞片增大，肉质，红色，呈浆果状。雄花多为穗状，有 7 个或 8 个雄蕊。花期 5 月。种子 2 枚，卵形。果期 7 月。

功效主治： 发汗散寒、宣肺平喘、利水消肿。主治风寒表实证，如胸闷喘咳、风湿痹痛、阴疽、痰核等。

防风小百科

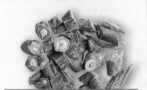

- 干燥根部入药。
- 性微温，味辛、甘。
- 归膀胱经、肝经、脾经。

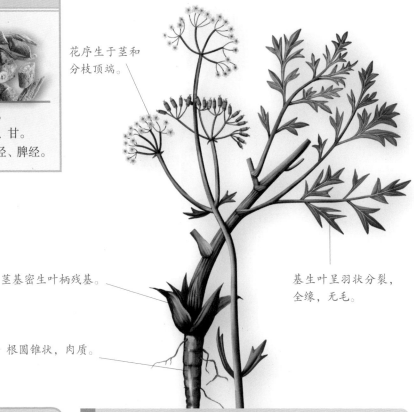

花序生于茎和分枝顶端。

茎基密生叶柄残基。

根圆锥状，肉质。

基生叶呈羽状分裂，全缘，无毛。

辨识防风

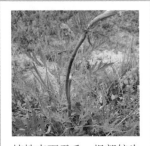

植株表面无毛，根部较为粗壮。基生叶为三角状，2~3回羽状分裂，裂片多为羽形，有些为披针形。

Saposhnikovia divaricata

防风

外形： 草本，高 30~80 厘米，全体无毛。基生叶长 7~19 厘米，2~3 回羽状分裂，全缘；顶生叶退化，具扩展叶鞘。复伞形花序，顶生；伞梗 5~9 个，不等长；小伞形花序有花 4~9 朵；萼齿短三角形，较显著；花瓣 5 片，白色，倒卵形，凹头，向内卷。花期 8~9 月。双悬果卵形，幼嫩时具疣状突起，成熟时裂开成 2 分果，悬挂在果柄的顶端。果期 9~10 月。

功效主治： 祛风解表、除湿止痛、止痉。主治外感风寒、头痛、项强、风寒湿痹、骨节酸痛等。

藁本小百科

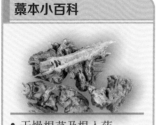

- 干燥根茎及根入药。
- 性温，味辛。
- 归膀胱经。

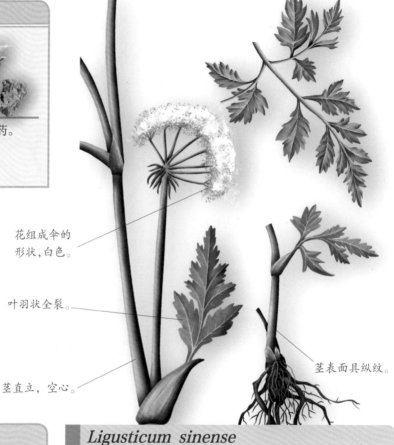

花组成伞的形状，白色。

叶羽状全裂。

茎直立，空心。

茎表面具纵纹。

辨识藁本

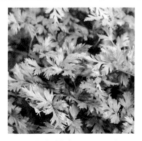

植株大多数高可达1米，茎多为圆柱形，直立且有纵纹，根茎发达。叶片轮廓多为宽三角形，且叶片有小尖头。

Ligusticum sinense

藁本

外形：草本。茎直立，中空。叶互生；基生叶三角形，2回羽状全裂。复伞形花序，顶生或腋生；小伞形花序有花多数；花小，无花萼；花瓣5片，白色，椭圆形至倒卵形，中央有短尖突起，向内折卷。花期8~9月。双悬果广卵形，无毛，分果具5条果棱。果期10月。

功效主治：祛风散寒、祛除湿邪。可以用于治疗风寒头痛、寒湿腹痛、疥癣等病症。

经验名方：治胃痉挛、腹痛：藁本15克，苍术9克。水煎，去渣，早晚服用。（参考《新疆中草药手册》）

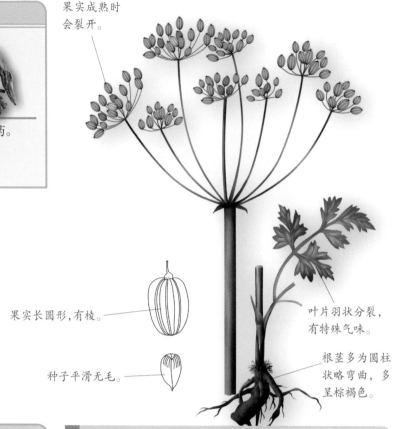

果实成熟时会裂开。

果实长圆形,有棱。

种子平滑无毛。

叶片羽状分裂,有特殊气味。

根茎多为圆柱状略弯曲,多呈棕褐色。

羌活小百科

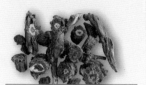

- 干燥根茎及根入药。
- 性温,味辛、苦。
- 归膀胱经、肾经。

辨识羌活

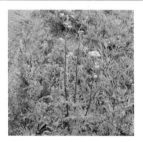

羌活的花是白色的,花瓣倒卵形,每个花序上有花20~30朵。

Notopterygium incisum

羌活

外形: 草本,高达1米以上。叶互生,茎下部的叶为奇数羽状复叶;小叶3~4对,小叶片2回羽状分裂。复伞形花序,有花20~30朵;花瓣白色,5枚,倒卵形,向内折卷。花期8~9月。果期9~10月。

功效主治: 解表散寒、祛风除湿、利关节。主治外感风寒、风湿寒痹、头痛无汗、项强筋急、目昏鼻塞、肢体酸痛等。

经验名方: 治肩背痛不可转身,脊痛项强,腰似折,项似拔:羌活、独活各3克,藁本、防风、炙甘草、川芎各1.5克,蔓荆子0.9克。水煎,去渣,食前温服。(参考《内外伤辨》羌活胜湿汤)

发散风热药

薄荷 *Mentha haplocalyx*

炎热的夏季是薄荷开花的时节。花的特征很明显，大量淡紫色或白色的二唇形小花稠密地围绕着四棱形的茎。叶片对生，且两对叶片之间交错生长。叶片很薄，叶边的锯齿明显。全株有特殊气味，闻起来清凉爽心。

薄荷小百科

入药部位：
干燥地上部分入药。

性味归经：
性凉。
味辛。
归肺经、肝经。

采收：
夏、秋季茎叶茂盛或花开至3轮时，选晴天分次采割，晒干或阴干。

薄荷的用途

功效主治：
疏散风热、解毒排毒。主治风热感冒、头痛目赤、咽喉肿痛、麻疹不透、风疹瘙痒等。

经验名方：

1.治皮肤隐疹不透、瘙痒： 薄荷叶10克，荆芥10克，防风10克，蝉蜕6克，水煎服。(参考《四川中药志》1979年)

2.治牙痛： 薄荷、樟脑、花椒各等分。以上3味药研细末，搽患处。(参考《医学统旨》搽牙定痛散)

3.清火化痰，利咽膈，治风热： 薄荷末炼蜜为丸，如芡子大，每噙1丸，白砂糖和之亦可。(参考《简便单方俗论》)

家用养生：

1.凉拌薄荷： 鲜薄荷200克，焯水，用凉开水冲凉，与2个切开的彩椒装盘待用。将酱油、醋浇在薄荷、彩椒上，拌匀即可。能开胃解乏。

2.薄荷芋头粥： 芋头90克，大米50克，薄荷叶、白糖适量。芋头、大米一同放入锅中，加适量清水煮粥。粥将熟时，加入薄荷叶再煮片刻，最后加入白糖调味即可。能补脾益胃。

小贴士

阴虚血燥、汗多表虚者忌用。薄荷不可与甲鱼同食。

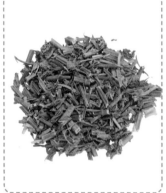

辨别薄荷饮片： 断面为白色，茎呈方柱形，髓部中空。有特殊清凉香气。

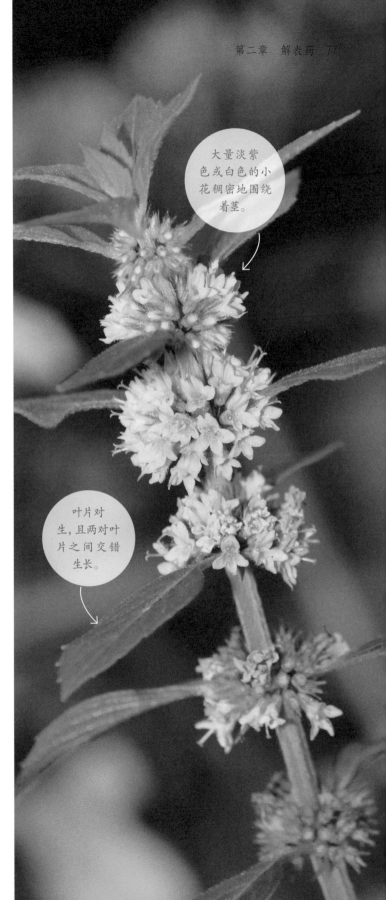

大量淡紫色或白色的小花稠密地围绕着茎。

叶片对生，且两对叶片之间交错生长。

菊 *Chrysanthemum morifolium*

菊花秋天开放，去田野里寻找它吧。它整株都密生白色茸毛。叶边缘通常有很多裂片，且裂片边缘有粗锯齿或重锯齿。花生长在枝顶或叶腋，花瓣舌形，多为白色、黄色、淡红色或淡紫色等。

🌱 菊花小百科

入药部位：
干燥头状花序入药。

性味归经：
性微寒。
味甘、苦。
归肺经、肝经。

采收：
花盛开时分批采收，阴干或焙干，或熏、蒸后晒干。

🌱 菊花的用途

功效主治：
　　菊花是菊科植物菊的干燥头状花序，能疏散风热、清肝明目、清热解毒。主治风热感冒、头痛眩晕、目赤肿痛、疮癣、中毒。

经验名方：
　　1. 治妇人血风眩晕头痛：菊花、当归、旋覆花、荆芥穗各等分。研末，每服 3 克，用葱白、茶末煎汤，食前温服。（参考《冯氏锦囊秘录》四神散）

　　2. 治肿毒疔疮：菊花 120 克，甘草 12 克。水 3 碗煎 1 碗，冲热黄酒服。（参考《仙拈集》二妙汤）

　　3. 治阴疮痒：菊花、榴根皮，煎汤蒸洗。（参考《普济方》）

家用养生：
　　1. 菊花蒲公英汤：菊花、蒲公英各 30 克。水煎服，每日 1 次。能治急性结膜炎。

　　2. 菊花粥：菊花 5 克去蒂，过一遍温水，备用。大米 50 克煮粥，粥熟后调入菊花，用小火再煮 5~10 分钟。能散风清热、清肝明目、解毒消炎。

　　3. 菊花羹：将鲜菊花与银耳或莲子煮或蒸成羹食，加入少许冰糖。可祛烦热，利五脏，治头晕目眩等。

🌱小贴士

气虚胃寒者宜少用之。凡阳虚或头痛而恶寒者均忌用。

花大型，重瓣，花瓣白色、黄色、淡红色或淡紫色。

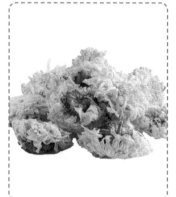

辨别菊花饮片：呈圆盘或扁扇形，黄白色，气味清香。

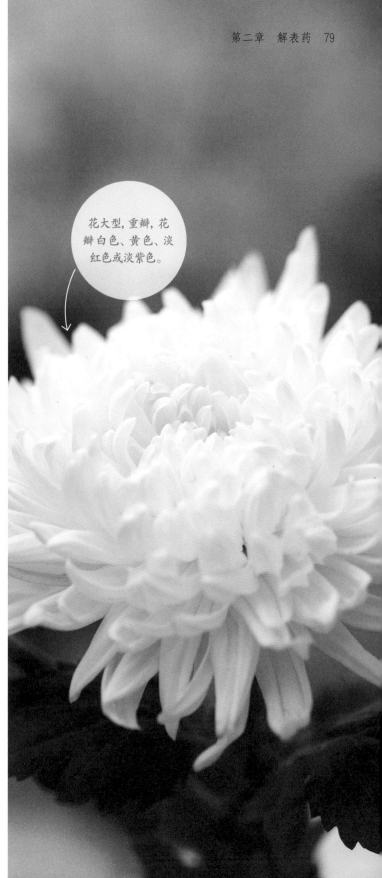

葛根小百科

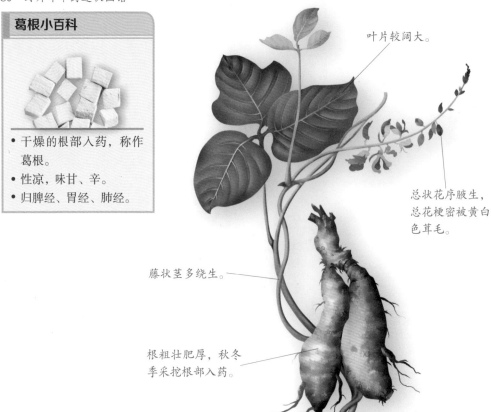

- 干燥的根部入药，称作葛根。
- 性凉，味甘、辛。
- 归脾经、胃经、肺经。

叶片较阔大。

总状花序腋生，总花梗密被黄白色茸毛。

藤状茎多绕生。

根粗壮肥厚，秋冬季采挖根部入药。

辨识野葛

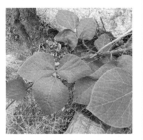

叶有很长的叶柄，形成手掌的形状，每枚叶有 3 片小叶，两侧的叶片较小。

Pueraria lobata

野葛

外形：藤本，长可达 10 米，全株被黄褐色粗毛。藤状茎多绕生。叶互生，有长柄；3 出复叶，顶端小叶的柄较长，叶片菱状圆形。总状花序腋生，总花梗密被黄白色茸毛，花密生。花期 4~8 月。荚果线形，扁平，长 6~9 厘米，宽 7~10 毫米，密被黄褐色的长硬毛。果期 8~10 月。

功效主治：葛根是豆科植物野葛的干燥根，可解肌退热、透疹、生津。主治外感发热头痛、项背强痛、腹泻、麻疹等。

浮萍小百科

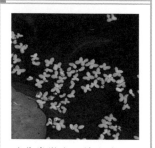

- 紫萍的干燥全草入药，称作浮萍。
- 性寒，味辛。
- 归肺经。

叶表面绿色。

叶背面紫色。

叶常簇生。

须根细弱，数条。

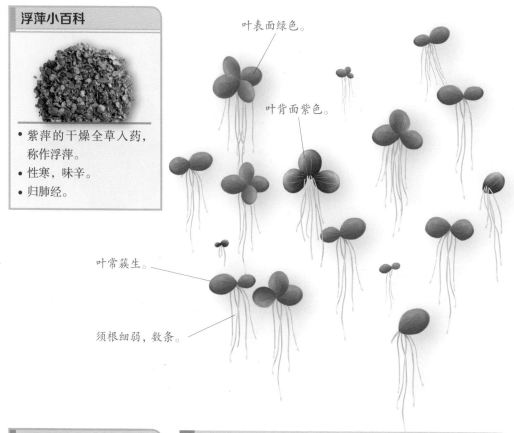

辨识紫萍

叶非常微小，单生或2~5片簇生，常成片漂浮在水面上。

Spirodela polyrrhiza

紫萍

外形：细小草本，漂浮水面。茎叶状体扁平，单生或2~5片簇生，阔倒卵形，长4~10毫米，宽4~6毫米，表面深绿色，背面呈紫色。花序生于叶状体边缘的缺刻内；花两性，雌雄同体；佛焰苞袋状，短小，2唇形，内有2朵雄花和1朵雌花，无花被。花期4~6月。果圆形，边缘有翅。果期5~7月。

功效主治：紫萍的干燥全草入药，能发汗祛风、清热解毒、行水。主治风热感冒、麻疹不透、风疹瘙痒、水肿尿少、疥癣、丹毒等。

牛蒡子小百科

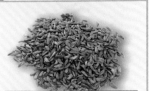

- 干燥成熟果实入药。
- 性寒，味辛、苦。
- 归肺经、胃经。

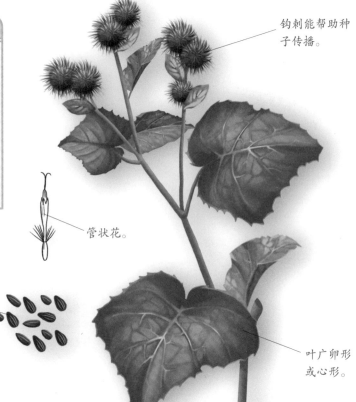

钩刺能帮助种
子传播。

管状花。

果实倒卵形，
有棱，灰褐色。

叶广卵形
或心形。

辨识牛蒡

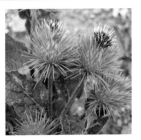

牛蒡的小花全为细管状，
花下布满钩刺的是球形的
总苞。

Arctium lappa

牛蒡

外形：大型草本，高1~2米。基生叶丛生，大型，有长柄；茎生叶广卵形或心形，边缘微波状或有细齿，基部心形，下面密被白色短柔毛。头状花序多数，排成伞房状；花淡红色，全为管状。花期6~8月。瘦果倒卵形，灰褐色，冠毛短刚毛状。果期8~10月。

功效主治：牛蒡子是牛蒡的干燥成熟果实，具有疏散风热、解毒消肿的功效。可以用于治疗风热咳嗽、咯痰不畅、咽喉肿痛、斑疹不透、风疹瘙痒等。

经验名方：治痰厥头痛：旋覆花、牛蒡子（微炒）各30克。将旋覆花和牛蒡子研成细末，每次3克，白汤①送服，不拘时候。（参考《太平圣惠方》）

①白汤即白开水或者米汤。

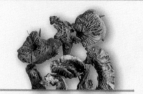

升麻小百科

- 根茎部分入药。
- 性微寒，味辛、微甘。
- 归肺经、脾经、胃经、大肠经。

根茎为不规则块状，呈结节状，表面黑褐色，须根多而细。

叶缘有锯齿。

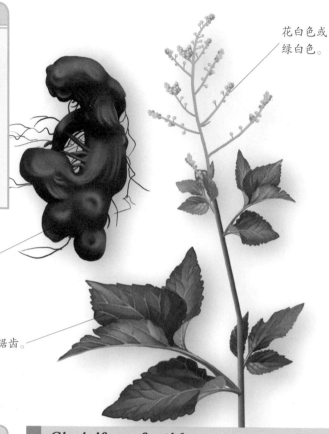

花白色或绿白色。

辨识升麻

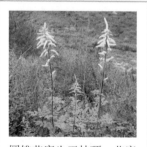

圆锥花序生于枝顶，花序有分枝，单个分枝呈圆锥状；小花密集，雄蕊多但无花瓣。

Cimicifuga foetida

升麻

外形：草本，高 1~2 米。叶为 2 回 3 出羽状复叶，叶柄长达 15 厘米；茎下部叶的顶生小叶菱形，长 7~10 厘米，边缘有锯齿。复总状花序有分枝，可长达 45 厘米；萼 5 片，花瓣状，白色或绿白色，早落；无花瓣，雄蕊数量多。花期 7~8 月。

功效主治：发表透疹、解毒升阳。主治风热头痛、咽喉肿痛、口疮、麻疹不透、中气下陷等。

木贼小百科

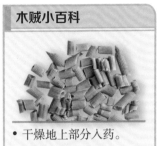

- 干燥地上部分入药。
- 性平，味甘、苦。
- 归肺经、肝经。

节上有黄棕色环。

茎直立，空心，茎表面粗糙。

孢子囊穗状

根状茎节上密集成轮生的黑褐色根。

辨识木贼

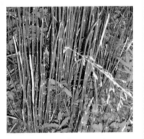

木贼地表茎直立，中空，表面不光滑，有关节状节。

Equisetum hyemale

木贼

外形: 草本，高 50 厘米以上。根状茎短，黑色，匍匐，节上长出密集成轮生的黑褐色根。地表茎丛生，坚硬，直立不分枝，有关节状节，节间中空；茎表面有纵肋棱，每棱有 2 列小疣状突起。叶退化成鳞片状，基部合生成筒状的鞘。孢子囊穗生于茎顶，长圆形，长 1~1.5 厘米，先端具暗褐色的小尖头。孢子囊穗 6~8 月间抽出。孢子多数，同型，圆球形。

功效主治: 疏散风热、明目退翳、凉血止血。主治迎风流泪、目生翳障、痔疮出血、血痢、脱肛、咽喉肿痛等。

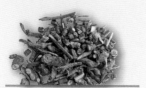

- 根部入药。
- 性微寒，味辛、苦。
- 归肝经、胆经、肺经。

花黄色。

广椭圆形。

复伞形花序，伞梗长短不等。

茎直立，上部多回分枝，略呈"之"字形弯曲。

叶长条形。

地下根圆锥形，黄棕色。

茎秆纤细。

辨识柴胡

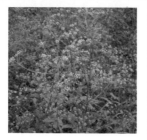

叶为长条形，茎直立，上部多回分枝，略呈"之"字形弯曲。

Bupleurum chinense

柴胡

外形： 草本，高 40~75 厘米。茎直立，2~3 枝丛生，表面有细纵槽纹，上部多回分枝，略呈"之"字形弯曲。叶互生，基生叶先端具突尖，基部渐窄成长柄；茎生叶两端渐窄，基部收缩成叶鞘稍抱茎。复伞形花序，伞梗不等长；花瓣 5 片，黄色，上部向内折。花期 8~9 月。双悬果广椭圆形，长约 3 毫米，宽约 2 毫米，棕色，果棱明显。果期 9~10 月。

功效主治： 和解表里、疏肝升阳。主治感冒发热、寒热往来、胸胁胀痛、疟疾、脱肛、子宫下垂、月经不调等。

经验名方： 治伤寒少阳证：柴胡 24 克，黄芩、人参、炙甘草、半夏、生姜各 9 克，大枣 4 枚。水煎，去渣，温服，每日 3 服。（参考《伤寒论》小柴胡汤）

辛凉解表药

罗勒 *Ocimum basilicum*

7~9月是罗勒开花的时节，可以去房前屋后的菜园寻找。罗勒全株都有芳香气味。花是很好辨认的，在枝顶一轮一轮生长，每轮有小花6朵或更多。茎钝四棱形，表面通常为紫红色，长有柔毛。叶对生。

❧ 罗勒小百科

入药部位：
全草入药。

性味归经：
性温。
味辛。
归肺经、脾经、胃经、大肠经。

采收：
夏秋采收全草，除去细根和杂质，切段晒干。

❧ 罗勒的用途

功效主治：

发汗解表、祛风利湿、散瘀止痛。用于风寒感冒之头痛，及消化不良、胃部不适等。

家用养生：

1. 罗勒茶： 将1茶匙干燥罗勒或5~6片新鲜罗勒叶放入杯中，再注入热水静候3~4分钟即可享用。也可加入红茶或蜂蜜调味。可助消化，缓解胃部不适。

2. 罗勒小米粥： 罗勒15克，小米100克，红糖25克。将罗勒捣碎，用白纱布包扎好。小米淘净，放入砂锅内，加水适量，煮至米半熟时，投入药包，继续煮至米烂粥稠时，捞出药包，调入红糖即可服食。有健脾除湿的功效。

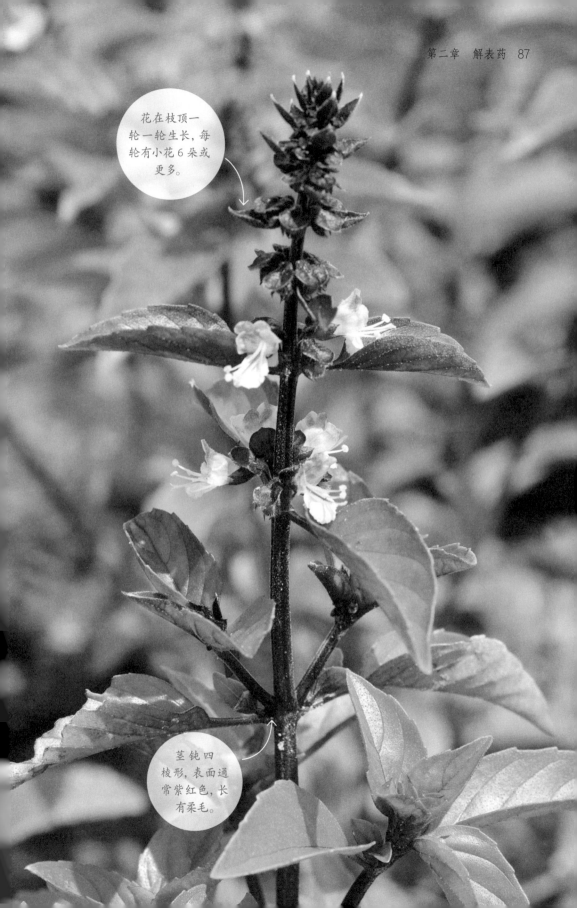

花在枝顶一轮一轮生长，每轮有小花 6 朵或更多。

茎钝四棱形，表面通常紫红色，长有柔毛。

一枝黄花 *Solidago decurrens*

金秋十月是一枝黄花开花的时候。其有醒目的金黄色的花序，每朵小花像菊花的形状。茎直立，通常很细弱。叶交互生长，由下而上逐渐变小。

❤ 一枝黄花小百科

入药部位：
全草入药。

性味归经：
性凉。
味辛、苦。
归肝经、肺经。

采收：
秋季花果期采收全草，除去泥沙及杂质，鲜用或晒干。

❤ 一枝黄花的用途

功效主治：

疏风散热、解毒消肿。主治风热感冒之头痛、咽喉肿痛、肺热咳嗽，及黄疸、热淋、痈肿疮疖等。

经验名方：

1.**治鹅掌风、灰指甲、脚癣：**每天用50~100克一枝黄花，煎取浓汁，浸洗患部，每次半小时，每天1~2次，7天为一个疗程。（参考《上海常用中草药》）

2.**治肺热咳嗽、百日咳：**一枝黄花、肺心草、兔儿风各15克，地龙6克，水煎服。（参考《四川中药志》）

家用养生：

1.**一枝黄花茶：**一枝黄花2~5克，用沸水冲泡即可。可缓解伤风感冒引起的不适。

2.**一枝黄花漱口：**一枝黄花20克，盐5克，水500毫升。将一枝黄花加水煎煮20分钟，滤取药汁约350毫升，然后加入盐搅拌均匀，用来漱口，可缓解牙龈肿痛。

小贴士

脾胃虚寒、大便溏
泄者谨慎服用。

金黄色花
序非常醒目，每
朵小花像菊花
的形状。

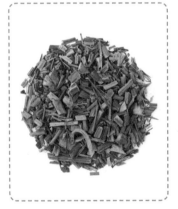

辨别一枝黄花饮片： 断面
为白色，表面有纵纹，质
坚而脆。

叶互生，由下而
上逐渐变小。

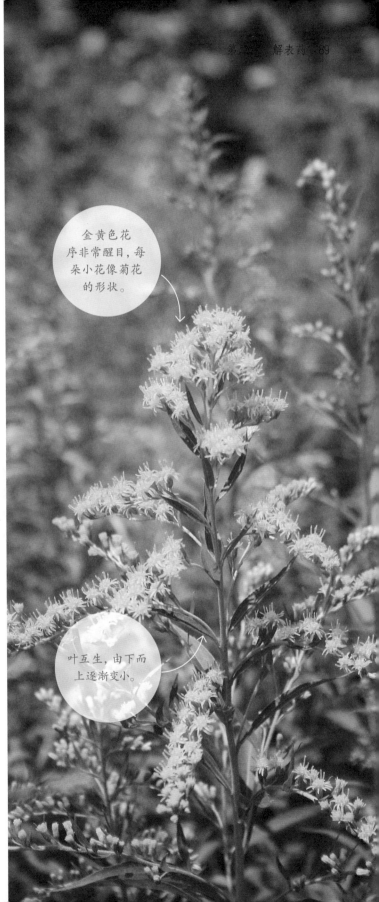

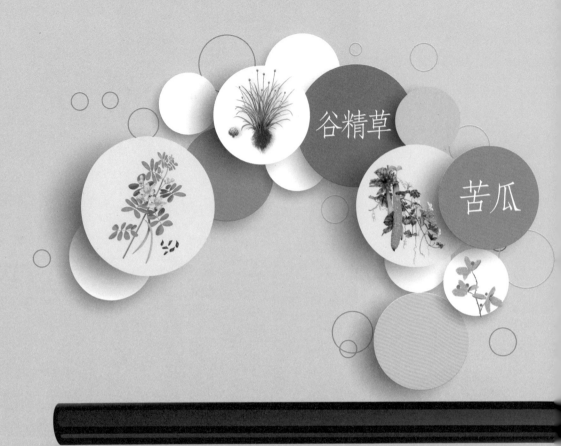

谷精草

苦瓜

栀子

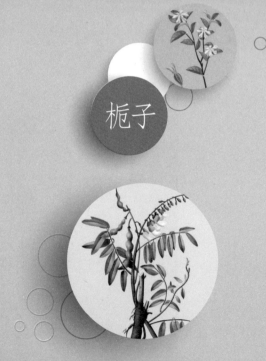

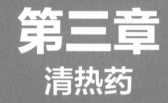

第三章

清热药

清热药的药性寒凉，能沉降入里，通过清热泻火、凉血解毒及清虚热等作用，使里热得到清解。清热药主要适用于表邪已解、内无积滞的里热证，如外感热病高热、热痢、痈肿疮疡，以及阴伤内热、湿热泻痢、阴虚潮热等。因为这类药物多寒凉，易伤脾胃，所以脾胃气虚、食少便溏者应慎用。

清热泻火药

芦苇 *Phragmites communis*

夏天的时候，去池塘边就能找到芦苇。它有圆锥形的花序生于枝顶，稍微向下弯垂，毛茸茸的。茎直立、坚硬、空心，有很多节。

🌱 芦根小百科

入药部位：

新鲜或干燥根茎入药，称作芦根。

性味归经：

性寒。
味甘。
归肺经、胃经。

采收：

全年均可采挖根茎，除去泥土、节上的须根和芽，鲜用或晒干（最好趁鲜切段）备用。

🌱 芦根的用途

功效主治：

芦根为禾本科植物芦苇的根茎，具有清热生津、除烦止呕的功效。可以用于治疗热病伤津、胃热呕吐、噎膈、肺痿、肺痈等。

经验名方：

治胃热消渴：芦根15克，麦冬、地骨皮、茯苓各9克，陈皮4.5克，煎服。（参考《安徽中草药》）

家用养生：

1. 芦根薄荷饮：芦根30克，薄荷叶5克。芦根、薄荷叶用清水洗净。芦根切成段，先放入锅内，再放入适量清水，盖好锅盖，沸水煎10分钟后，再投入薄荷叶，稍煮片刻即成。可利尿消肿、解表发汗。

2. 芦根粥：芦根30克，大米50克。芦根洗净，加水煮取汁备用。大米熬粥至八成熟时，倒入药汁，继续煮至粥熟即可。常食能清热除烦。

小贴士

脾胃虚寒者忌服，
以免加重病情。

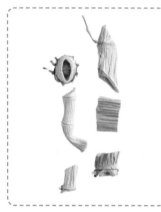

辨别芦根饮片： 本品为压扁的长圆柱形。黄白色，有光泽。节部较硬，有纵皱纹。

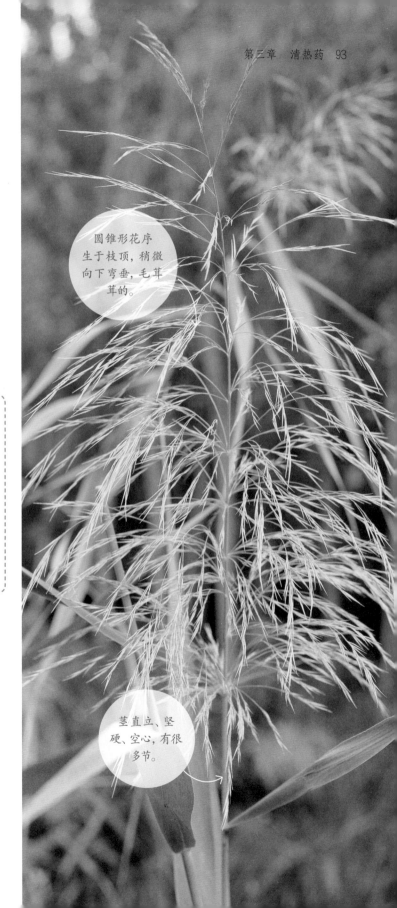

圆锥形花序生于枝顶，稍微向下弯垂，毛茸茸的。

茎直立、坚硬、空心，有很多节。

青葙 *Celosia argentea*

青葙很常见，在山坡上或路边都能找到。全株光滑无毛，茎直立，通常上部分枝；茎绿色或红紫色，有条纹。叶片交互生长。花生长得很紧密，开始为淡红色，后变为银白色，花序呈圆柱形或圆锥形。

🌱 青葙子小百科

入药部位：
干燥成熟种子入药。

性味归经：
性寒。
味辛、苦。
归肝经、胆经。

采收：
果实成熟时采割植株或摘取果穗，晒干，收集种子。

🌱 青葙子的用途

功效主治：

祛风火、清肝热。主治肝热目赤肿痛、眼生翳膜、高血压、皮肤风热瘙痒、疥癣等。

经验名方：

1.治头昏痛伴有眼眶、眉棱骨痛：青葙子9克，平顶莲蓬5个，水煎服。（出自江西《草药手册》）

2.治暴发火眼、目赤涩痛：青葙子、黄芩、龙胆草各9克，菊花12克，生地黄15克，水煎服。（参考《青岛中草药手册》）

家用养生：

1.青葙子炖鸡肝：青葙子15克，鸡肝100克。鸡肝洗净切好备用。水煎青葙子，去渣取汁，用药汁炖鸡肝，加盐调味即可。能缓解目赤肿痛。

2.青葙子粥：青葙子10克，大米50克，白糖适量。将青葙子洗净，水煎取汁，加大米煮粥，粥熟调入白糖，再煮5分钟即成。每日1剂。可清肝明目。可辅助治疗肝经风热所致的飞蚊症、目赤肿痛、视物昏花等。

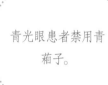

小贴士

青光眼患者禁用青葙子。

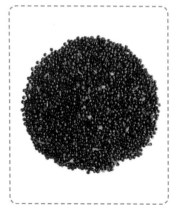

辨别青葙子：种子为扁圆形，少数呈肾形。颜色为黑色或红黑色，有光泽。

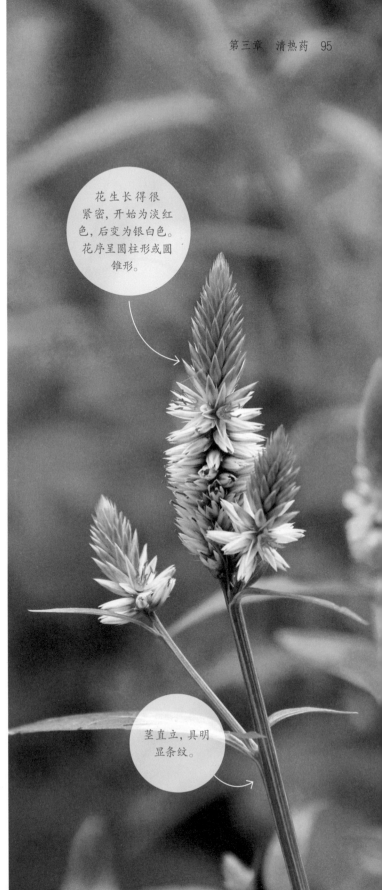

花生长得很紧密，开始为淡红色，后变为银白色。花序呈圆柱形或圆锥形。

茎直立，具明显条纹。

知母小百科

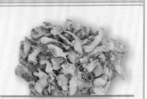

- 干燥根茎入药。
- 性寒，味苦、甘。
- 归肺经、胃经、肾经。

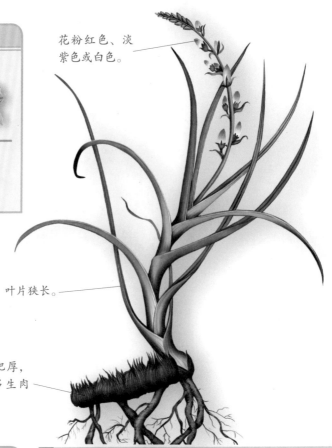

花粉红色、淡紫色或白色。

叶片狭长。

根状茎肥厚，横走，多生肉质须根。

辨识知母

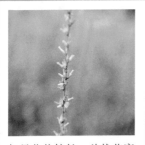

知母花莛较长，总状花序也较长，花为小花，多为粉红色、淡紫色或白色，花被片条形。

Anemarrhena asphodeloides

知母

外形：草本，全株无毛。根状茎肥厚，横走，粗0.5~1.5厘米，生有多数肉质须根。叶先端渐尖而近丝状，基部渐宽而成鞘状，具多条平行脉，无明显中脉。花莛较长；总状花序较长，可达20~50厘米；花粉红色、淡紫色或白色，花被片条形。蒴果狭椭圆形，顶端有短喙。种子黑色，长三棱形，两侧有翼。花果期6~9月。

功效主治：滋阴泻火、润燥滑肠。主治热病烦躁、口渴、骨蒸痨热、肺热咳嗽、痰黄、大便燥结、小便不利等。

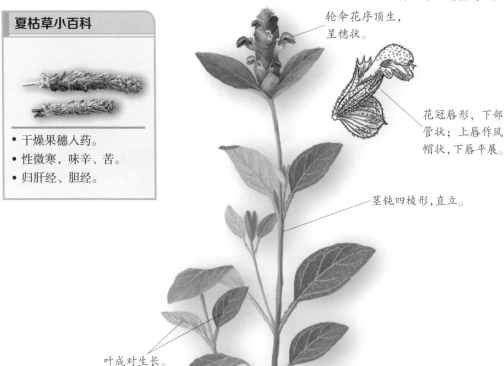

轮伞花序顶生，呈穗状。

花冠唇形，下部管状；上唇作风帽状，下唇平展。

茎钝四棱形，直立。

叶成对生长。

辨识夏枯草

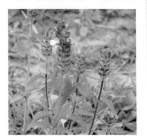

夏枯草茎钝四棱形，直立。叶成对生长，轮伞花序顶生，呈穗状。

Prunella vulgaris

夏枯草

外形：草本，高约30厘米。叶对生；近基部的叶有柄，上部叶无柄；叶片椭圆状披针形，全缘或略有锯齿。轮伞花序顶生，呈穗状；花冠紫色或白色，唇形，下部管状，2裂上唇风帽状，3裂下唇平展；雄蕊4，2强，花丝顶端分叉。花期4~6月。小坚果褐色，长椭圆形，具3棱。果期7~10月。

功效主治：清肝、散结、消肿。主治瘰疬、瘿瘤、乳痈肿痛、乳腺癌、眼珠夜痛、口眼歪斜、筋骨疼痛、肺结核、急性黄疸型肝炎、血崩带下等。

决明子小百科

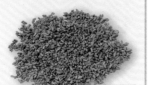

- 干燥成熟种子入药。
- 性微寒，味甘、苦、咸。
- 归肝经、大肠经。

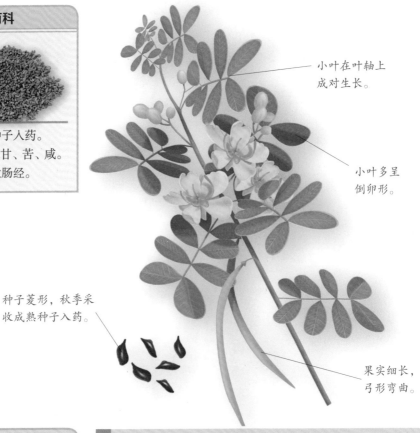

小叶在叶轴上成对生长。

小叶多呈倒卵形。

种子菱形，秋季采收成熟种子入药。

果实细长，弓形弯曲。

辨识决明

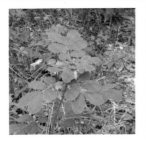

小叶多呈倒卵形。果实线形略扁，呈弓形弯曲。

Cassia obtusifolia

决明

外形：草本，高约 1 米。茎直立，上部多分枝，全株被短柔毛。叶互生，偶数羽状复叶；小叶多呈倒卵形，长 2~3 厘米，宽 1.5~3 厘米，全缘。花 5 瓣，具短爪，黄色。花期 6~8 月。荚果，线形，略扁，弓形弯曲，长 15~24 厘米，直径 4~6 毫米，被疏柔毛。种子多数，菱形，灰绿色，有光泽。果期 9~10 月。

功效主治：清肝明目、利水通便。主治目赤肿痛、雀目、青盲、大便干结、习惯性便秘、高血压、肝炎等。

谷精草小百科

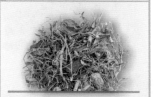

- 干燥带花茎的头状花序入药。
- 性平，味辛、甘。
- 归肝经、肺经。

叶狭长。

花序半球形，秋季采收花序入药。

须根细软、稠密。

辨识谷精草

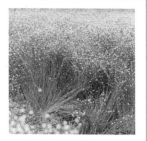

叶为线状披针形，长8~18厘米。花茎也长，花序为半球形。

Eriocaulon buergerianum

谷精草

外形：草本。叶簇生，线状披针形，长8~18厘米，无毛。花茎多数，簇生，长可达25厘米；头状花序半球形；花单性，生于苞片内，雌雄花生于同一花序上。花期7~12月。蒴果3裂。果期7~12月。

功效主治：疏散风热、明目退翳。主治目翳、头痛、齿痛、喉痹等。

苦瓜小百科

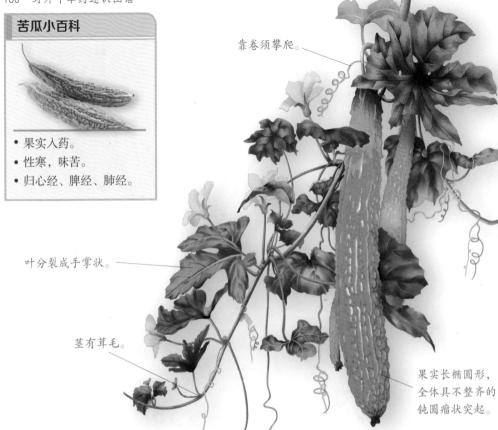

- 果实入药。
- 性寒，味苦。
- 归心经、脾经、肺经。

靠卷须攀爬。

叶分裂成手掌状。

茎有茸毛。

果实长椭圆形，
全体具不整齐的
钝圆瘤状突起。

辨识苦瓜

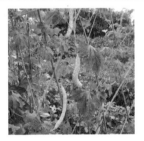

苦瓜初为青白色，成熟后
为橘黄色，外表具有许多
瘤状突起。

Momordica charantia

苦瓜

外形: 攀缘草本。叶长宽各5~12厘米。花雌雄同株，雄花单生，花冠黄色，5裂，裂片卵状椭圆形，长1.5~2厘米；雌花单生，有柄，长5~10厘米，基部有苞片；子房纺锤形，具刺瘤，先端有喙；果实多为长椭圆形，长8~30厘米，全体具钝圆不整齐的瘤状突起，成熟时橘黄色。花果期5~10月。

功效主治: 清暑涤热、明目、解毒。主治暑热烦渴、消渴、赤眼疼痛、痢疾、疮痈肿毒等。

天花粉小百科

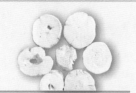

- 栝楼根部入药，称作天花粉。
- 性微寒，味甘、微苦。
- 归肺经、胃经。

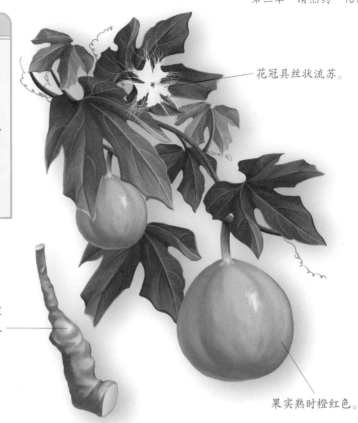

花冠具丝状流苏。

根圆柱形，富含淀粉，秋、冬两季采挖根部入药。

果实熟时橙红色。

辨识栝楼

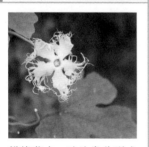

攀缘藤本，叶片常分裂成手掌状。白色花冠边缘分裂为流苏，是其特异之处。

Trichosanthes kirilowii

栝楼

外形： 攀缘藤本。块根圆柱状；茎较粗，具纵棱及槽，被白色伸展柔毛。叶互生；卷须被柔毛；叶片纸质，常3~7浅裂至中裂，两面沿脉有硬毛。花雌雄异株；雄总状花序长10~20厘米；花冠白色，先端中央具1个绿色尖头，两侧具丝状流苏，被柔毛。花期5~8月。果实椭圆形，果期8~10月。

功效主治： 天花粉为葫芦科植物栝楼的根，具有泻火润燥、消肿等功效。可用于治疗痔漏、疮疡肿毒等。

经验名方： 治脾经火盛之牙龈肿痛：天花粉15克，白芍药、薄荷各6克，甘草3克，水煎服。（参考《本草汇言》）

栀子小百科

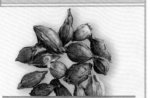

- 干燥成熟果实入药。
- 性寒，味苦。
- 归肺经、心经、三焦经。

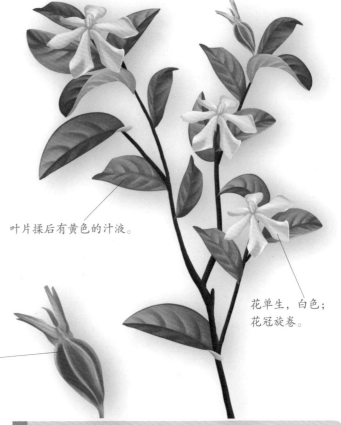

叶片揉后有黄色的汁液。

花单生，白色；花冠旋卷。

果实表面有纵棱。

辨识栀子

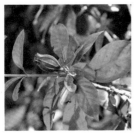

叶革质，全缘，两面光滑，有短柄。果实黄色。

Gardenia jasminoides

栀子

外形：灌木，高 0.5~3 米。幼枝有细毛；叶革质，长圆状披针形或卵状披针形，长 7~14 厘米，全缘，两面光滑，有短柄。花单生，白色；花梗短，常有棱；花冠旋卷，裂片 5 或更多。花期 3~7 月。果倒卵形或长椭圆形，有翅状纵棱 5~8 条，黄色，果顶端有宿存花萼。果期 5 月至翌年 2 月。

功效主治：泻火除烦、清热凉血。主治外感热病引起的心胸烦闷不眠、咽痛、血痢、热毒疮疡等。

经验名方：治热病心烦，烦躁不安：栀子 9 克，香豉 4 克。先煎栀子，入香豉再煎，去渣，分 2 次服用。（参考《伤寒论》栀子豉汤）

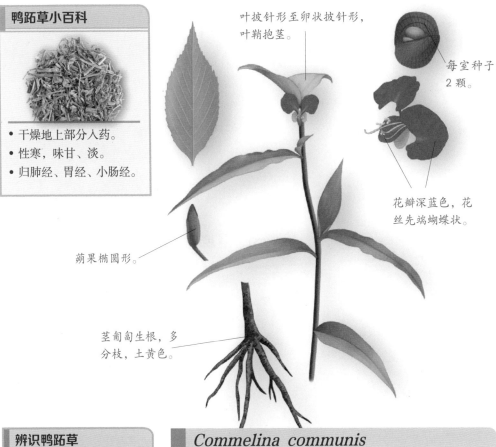

叶披针形至卵状披针形，叶鞘抱茎。

每室种子2颗。

花瓣深蓝色，花丝先端蝴蝶状。

蒴果椭圆形。

茎匍匐生根，多分枝，土黄色。

辨识鸭跖草

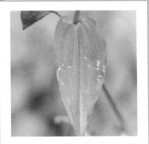

叶互生，带肉质，披针形至卵状披针形。

Commelina communis

鸭跖草

外形：草本。单叶互生；叶片基部下延成膜质鞘，抱茎；总苞片佛焰苞状，与叶对生，先端短而急尖。花3瓣，深蓝色，较小的1片卵形，较大的2片近圆形，有长爪，长约15毫米，花丝先端蝴蝶状。蒴果椭圆形，每室种子2颗。种子长2~3毫米，表面凹凸不平。

功效主治：清热泻火、利水消肿、凉血解毒。主治风热感冒、咽喉肿痛、疟腮、黄疸性肝炎、热痢、疟疾等。

清热燥湿药

黄芩 *Scutellaria baicalensis*

夏天是黄芩的花朵开放的时节。它的花形状就像嘴唇，数朵小花在枝的顶端偏向一侧生长，又像一群正在仰首歌唱的鹅。花冠为紫色、紫红色至蓝紫色。叶片对生。

🌱 黄芩小百科

入药部位：

根部入药。

性味归经：

性寒。

味苦。

归肺经、胆经、脾经、大肠经、小肠经。

采收：

春、秋两季采挖，除去泥沙、茎叶及须根，晒后撞去粗皮，晒干。此外，还可生用、酒炒或炒炭用均可。

🌱 黄芩的用途

功效主治：

泻实火、除湿热、止血。主治烦热消渴、肺热咳嗽、湿热泻痢、黄疸、崩漏、带下、目赤肿痛、痈疮肿毒等。

经验名方：

1. 治热泻热痢、泻下赤白、腹痛里急、肛门灼热：黄芩9克，炙甘草、芍药各6克，大枣12枚。水煎，去渣，温服，早晚服用。具有清热止利、和中止痛的作用。（参考《伤寒论》黄芩汤）

2. 治胃经有热致牙龈作肿：黄芩、黄连、生地黄、牡丹皮、升麻、石膏各3克。水煎，食后服。（参考《外科正宗》清胃散）

3. 治肺痨潮热、咳嗽：黄芩、丹参各9克，百部12克。水煎服。若作片剂、丸剂长服，尤为方便。（出自上海中医学院《方剂学》芩部丹）

家用养生：

1. 黄芩柴胡粥：黄芩、柴胡各10克，水煎取汁，加大米煮为稀粥，待熟时调入白糖，再煮一二沸服食。每日1剂，连续5~7日。对发热头痛、全身酸痛有明显疗效。

2. 黄芩茶：黄芩6克，用水煎沸后取汁，冲泡绿茶5~10分钟即可，冲饮至味淡。也可直接冲泡服用。可清热除烦、降压利尿。

小贴士

脾胃虚寒、食少便溏者禁服。

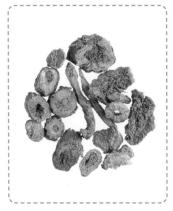

辨别黄芩饮片：表面为棕黄色，断面黄色，中间红棕色。

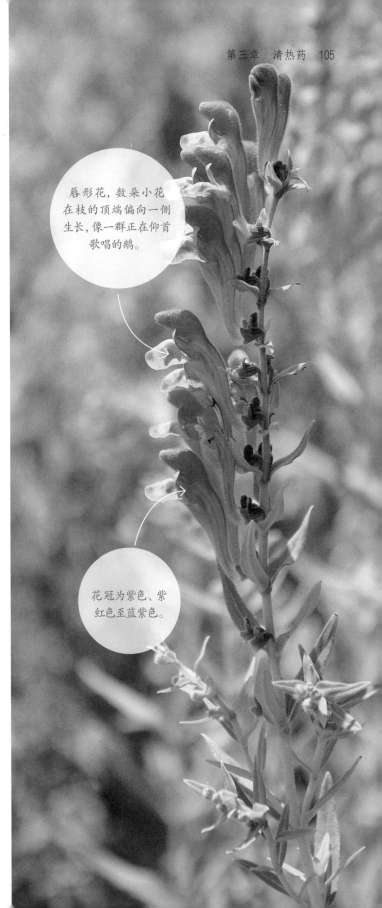

唇形花，数朵小花在枝的顶端偏向一侧生长，像一群正在仰首歌唱的鹅。

花冠为紫色、紫红色至蓝紫色。

含羞草小百科

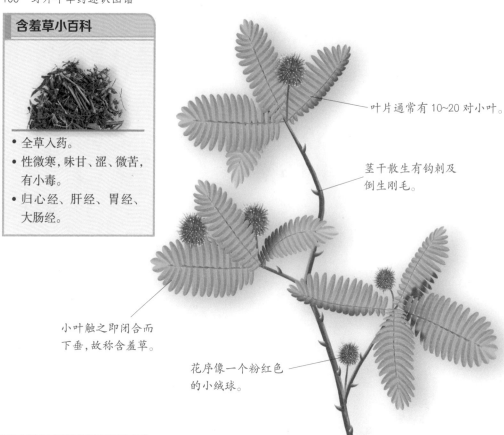

- 全草入药。
- 性微寒,味甘、涩、微苦,有小毒。
- 归心经、肝经、胃经、大肠经。

叶片通常有10~20对小叶。

茎干散生有钩刺及倒生刚毛。

小叶触之即闭合而下垂,故称含羞草。

花序像一个粉红色的小绒球。

辨识含羞草

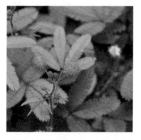

叶片如遇到触碰,会立即合拢起来,触动的力量越大,闭合得越快。

Mimosa pudica

含羞草

外形: 半灌木状草本,可高达1米。茎干散生有钩刺及倒生刚毛。叶对生,羽片通常4枚,指状排列于总叶柄之顶端;小叶10~20对,触之即闭合而下垂。头状花序具长梗;花小,淡红色;花冠钟形;雄蕊4个,基部合生,伸出花瓣外。花期3~10月。荚果扁平弯曲,长约14毫米,先端有喙,有3~4节,每节有1颗种子。种子阔卵形。果期5~11月。

功效主治: 清热利尿、化痰止咳、安神止痛。用于感冒、小儿高热、急性结膜炎、支气管炎、胃炎、肠炎、泌尿系统结石等病症。

苦参小百科

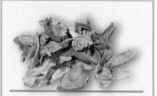

- 干燥根入药。
- 性寒，味苦。
- 归心经、肝经、胃经、大肠经、膀胱经。

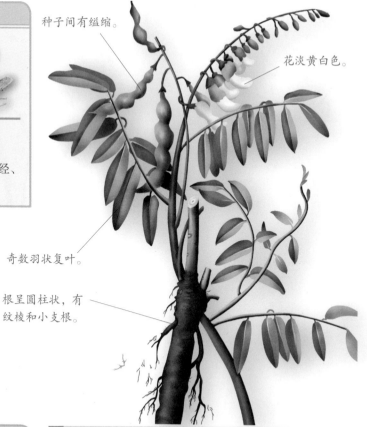

种子间有缢缩。

花淡黄白色。

奇数羽状复叶。

根呈圆柱状，有纹棱和小支根。

辨识苦参

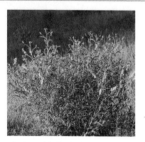

叶小，枝条密集，淡黄白色的蝶形花冠偏向一侧开放。

Sophora flavescens

苦参

外形：亚灌木，高 50~120 厘米。奇数羽状复叶，互生，下具线形托叶。总状花序顶生，长 10~20 厘米，被短毛；苞片线形；花淡黄白色；花冠蝶形，旗瓣较其他的花瓣稍长，先端近圆形。花期 5~7 月。荚果线形，先端具长喙，成熟时不开裂。种子通常 3~7 枚，黑色，近球形。果期 7~9 月。

功效主治：清热燥湿、杀虫。主治热痢、痔疮便血、黄疸、赤白带下等。

狗尾草小百科

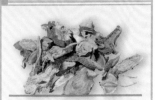

- 全草入药。
- 性温，味甘、涩。
- 归心经、肝经。

穗形像小狗的尾巴。

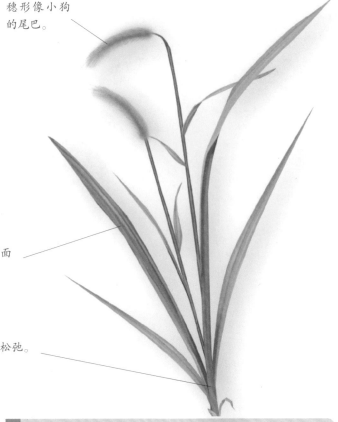

叶长条形，下面粗上面细。

叶鞘松弛。

辨识狗尾草

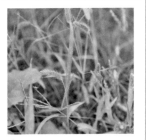

花序紧密呈圆柱形，微弯垂或直立，绿色、黄色或紫色。

Setaria viridis

狗尾草

外形：草本，高 10~100 厘米。秆直立或基部膝曲，基部直径达 3~7 毫米。叶鞘松弛；叶片扁平，多长三角状狭披针形，边缘粗糙。花序紧密呈圆柱形，长 2~15 厘米，微弯垂或直立，绿色、黄色或紫色。花期 5~8 月。颖果灰白色，谷粒长圆形，顶端钝，具细点状皱纹。果期 9~10 月。

功效主治：祛风明目、清热利尿。主治风热感冒、沙眼、目赤疼痛、黄疸性肝炎、小便不利等病症。

经验名方：治远年眼目不明：狗尾草研末，拌蒸羊肝服食。(参考《分类草药性》)

桦木皮小百科

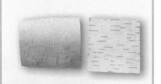

- 白桦的柔软树皮入药。
- 性平，味苦。
- 归肺经、胃经、大肠经。

羽状叶脉清晰。

果穗球穗状，下垂。

叶为三角状卵形。

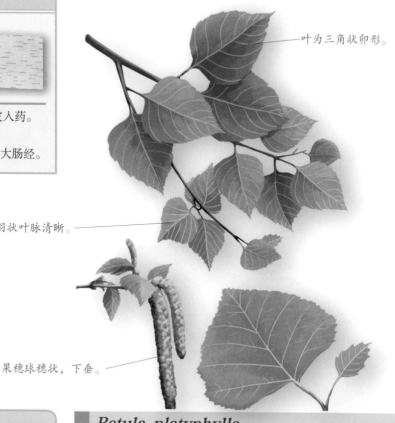

辨识白桦

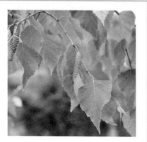

叶有长柄；叶片三角状卵形，边缘有不规则的粗锯齿。

Betula platyphylla

白桦

外形：落叶乔木，高15米左右。枝干树皮白色，易剥落；嫩枝红褐色，光滑无毛，上有白色皮孔。叶三角状卵形，长5~6厘米，宽3~4厘米，先端渐尖，基部楔形，边缘有不规则的粗锯齿，侧脉5~7对。花单性，雌雄花均集成荑葇花序。花期5~6月。果穗为球穗状，窄而长，下垂。果熟期10月。

功效主治：桦木皮有清热利湿、解毒的功效。内服可治支气管炎、肺炎、肠炎、肝炎、尿少色黄等；外用治烧烫伤、痈疖肿毒等。

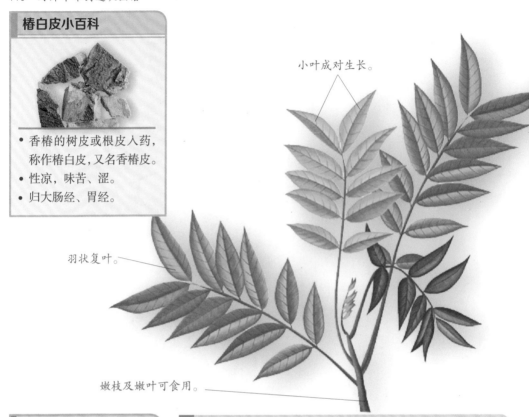

椿白皮小百科

- 香椿的树皮或根皮入药，称作椿白皮，又名香椿皮。
- 性凉，味苦、涩。
- 归大肠经、胃经。

小叶成对生长。

羽状复叶。

嫩枝及嫩叶可食用。

辨识香椿

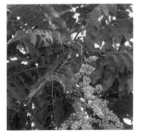

叶片呈大型羽毛状，小叶成对生长。夏季会开出大型花序，有特殊气味。

Toona sinensis

香椿

外形： 落叶乔木，高可达16米。树皮暗褐色，成片状剥落，小枝有时具柔毛。偶数羽状复叶互生，长25~50厘米，有特殊气味；叶柄红色，基部肥大；小叶8~10对，长圆形至披针状长圆形。花小，两性，圆锥花序顶生；花芳香，花瓣5，白色。花期5~6月。蒴果椭圆形或卵圆形，长约2.5厘米，先端开裂为5瓣。种子椭圆形，一端有翅。

功效主治： 椿白皮有清热燥湿、涩肠、止血、止带、杀虫的功效。主治肠风便血、崩漏、带下等。

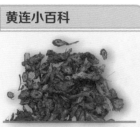
花瓣顶端尖，中央有蜜槽。

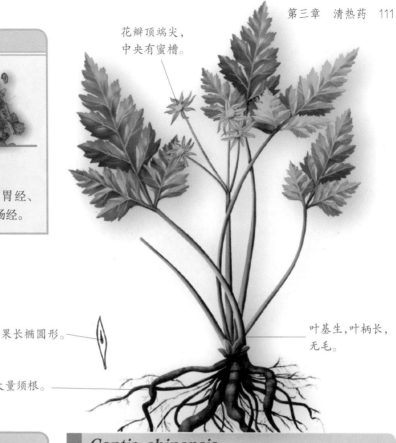

果长椭圆形。

叶基生，叶柄长，无毛。

根黄色，长有大量须根。

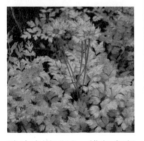
Coptis chinensis

黄连

外形： 草本，高15~25厘米。叶基生，叶柄长6~16厘米，无毛；叶片稍带革质，卵状三角形，宽达10厘米，3全裂，裂片再作羽状深裂，深裂片4~5对，边缘具针刺状锯齿。花瓣线形或线状披针形，长5~6.5毫米，先端尖，中央有蜜槽。花期2~4月。果具柄，长椭圆形，长约2毫米，褐色。果期3~6月。

功效主治： 能泻火燥湿、杀虫解毒。主治温病高热、口渴烦躁、痞满呕逆等。

秦皮小百科

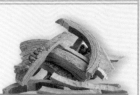

- 白蜡树干燥的枝皮或干皮入药，称作秦皮。
- 性寒，味苦、涩。
- 归肝经、胆经、大肠经。

花序圆锥形，花小。

叶边缘有钝齿。

春、秋两季剥取枝皮入药。

辨识白蜡树

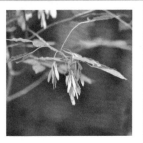

果实狭长犁头状。秋叶橙黄，是优良的行道树。

Fraxinus chinensis

白蜡树

外形： 乔木，高 10 米左右。叶对生，奇数羽状复叶；小叶通常 5 片，宽卵形或倒卵形，长 4~11 厘米，宽 4~6 厘米，边缘具钝齿，叶背沿叶脉有褐色柔毛；小叶柄对生处膨大。花序圆锥形，花小；两性花异株，雄性花通常无花瓣；花轴节上常有淡褐色短柔毛。花期 5~6 月。翅果扁平，倒披针形，翅长于果。果期 8~9 月。

功效主治： 秦皮是木犀科植物白蜡树的干燥枝皮或干皮，有清热燥湿、收涩止带的功效。主治细菌性痢疾、肠炎、白带、目赤肿痛等。

经验名方： 治睑腺炎：秦皮 15 克，大黄 10 克，水煎服。孕妇忌服。（参考《河北中药手册》）

茄子小百科

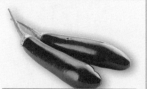

- 果实入药。
- 性凉，味甘。
- 归脾经、胃经、大肠经。

单叶互生。

花萼钟形。

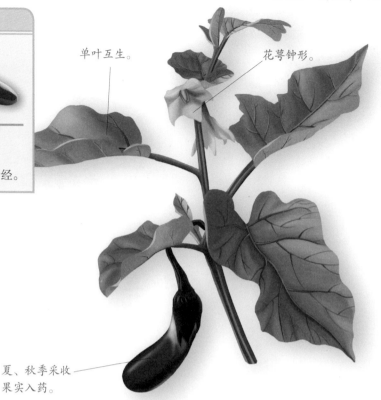

夏、秋季采收
果实入药。

辨识茄子

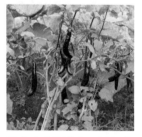

果实多为深紫色、淡绿色
或黄白色。

Solanum melongena

茄子

外形：草本。茎直立，高 60~100 厘米；基部木质化，绿色或紫色，无刺或有疏刺。单叶互生；叶片卵状椭圆形，先端钝尖，基部常歪斜，叶缘常波状浅裂，表面暗绿色。聚伞花序侧生，仅含花数朵；花萼钟形，顶端 5 裂，裂片披针形，具星状柔毛。花期 6~8 月。浆果长椭圆形、球形或长圆柱形，深紫色、淡绿色或黄白色。果期 7~10 月。

功效主治：清热、活血、消肿。主治肠风下血、热毒疮痈、皮肤溃疡等病症。

苦地丁小百科

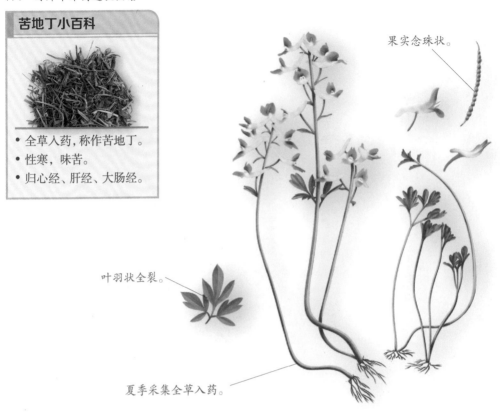

- 全草入药，称作苦地丁。
- 性寒，味苦。
- 归心经、肝经、大肠经。

果实念珠状。

叶羽状全裂。

夏季采集全草入药。

辨识地丁草

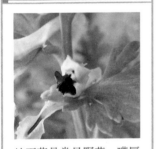

地丁草是常见野草，嘴唇形小花为淡紫色，有长长的距，下唇多有紫斑。

Corydalis bungeana

地丁草

外形：草本，高 10~30 厘米。根细直，长 3~10 厘米；茎丛生。茎叶互生；叶片长 1.5~3.5 厘米，灰绿色，2~3 回羽状全裂。总状花序顶生；花淡紫色，长 10~12 毫米；花 4 瓣，外轮 2 瓣先端兜状，中下部狭细成距，内轮 2 瓣，形小。花期 4~5 月。蒴果狭扁椭圆形。果期 5~6 月。

功效主治：清热解毒、消痈肿。主治流行性感冒、上呼吸道感染、肠炎、痢疾、腮腺炎等。

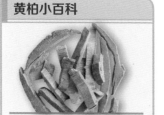

- 干燥树皮入药，称作黄柏。
- 性寒，味苦。
- 归肾经、膀胱经。

花瓣5片。

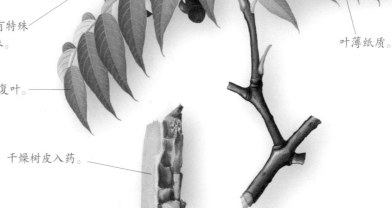

果实成熟后有特殊的香气与苦味。

叶薄纸质。

奇数羽状复叶。

干燥树皮入药。

辨识黄皮树

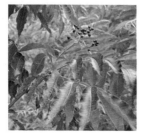

小叶片多长圆状披针形，秋季变金黄色。果实球形，成熟时紫黑色。

Phellodendron chinense

黄皮树

外形：落叶乔木，高10~25米。叶对生，奇数羽状复叶，小叶5~13片，叶柄短，小叶片多长圆状披针形，长5~11厘米。花序圆锥状，花轴及花枝幼时被毛；花单性，雌雄异株，较小；花萼卵形；花瓣长圆形，带黄绿色；雄花5蕊，伸出花瓣外；雌花有呈鳞片状雄蕊，雌蕊1。花期5~6月。浆果状核果圆球形，直径8~10毫米，成熟时紫黑色，有5个核。果期9~10月。

功效主治：黄柏为黄檗的干燥树皮，能清热燥湿。可用于治疗湿热泻痢、骨蒸痨热、疮疡肿毒等。

经验名方：治肿毒：黄柏、大黄各等分，研为末，用醋调搽；如干用，以水润之。（参考《痈疽神秘验方》二黄膏）

清热解毒药

重楼小百科

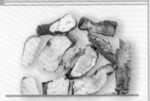

- 七叶一枝花根茎入药，称作重楼。
- 性微寒，味苦，有小毒。
- 归肝经。

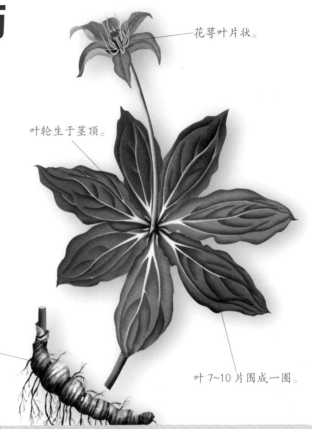

花萼叶片状。

叶轮生于茎顶。

根状茎粗壮，具多数环状结节，棕褐色，具多数须根。

叶 7~10 片围成一圈。

辨识七叶一枝花

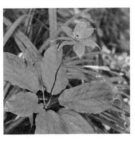

七叶一枝花 7~10 片叶围成一圈，生长在茎的顶端。全株只有 1 朵花，花生于叶片上端，花萼较大，与叶片很相似。

Paris polyphylla

七叶一枝花

外形：草本，高 50~100 厘米。根状茎粗壮，具多数环状结节，棕褐色，具多数须根；茎直立，圆柱形，不分枝。叶 7~10 片，轮生于茎顶，长 7~15 厘米，全缘，无毛。花单生于茎顶，在轮生叶片上端。花期 7~8 月。蒴果近球形，3~6 瓣裂。种子多数。果期 9~10 月。

功效主治：重楼为百合科植物七叶一枝花的根茎。主要外用，能消肿解毒。主治疔肿痈肿等。

地锦草小百科

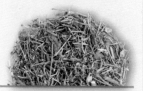

- 地锦干燥全草入药，称作地锦草。
- 性平，味辛。
- 归肝经、大肠经。

夏、秋二季采收全草入药。

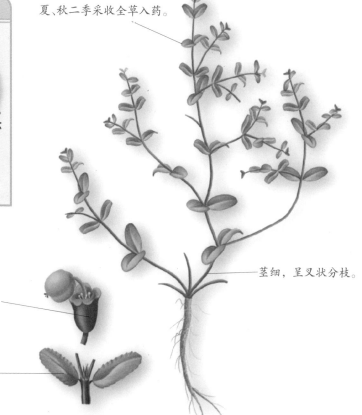

茎细，呈叉状分枝。

花淡红色，呈杯状。

叶对生。

辨识地锦

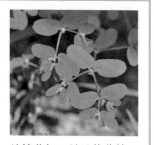

地锦茎细，呈叉状分枝，叶对生。

Euphorbia humifusa

地锦

外形：草本，含白色乳汁。叶2列对生，椭圆形，长5~10毫米，宽4~6毫米，边缘有细锯齿；叶柄短。杯状聚伞花序，单生于枝腋或叶腋；总苞倒圆锥形，淡红色，边缘4裂；雄花数朵和雌花1朵同生于总苞内。花期7~8月。蒴果扁卵形而小，有3棱，无毛。

功效主治：清热解毒、活血止血。主治痢疾、黄疸、跌打肿痛、热毒疮疡等。

余甘子小百科

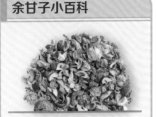

- 干燥成熟果实入药。
- 性凉，味甘、酸、涩。
- 归肺经、胃经。

果实肉质，圆而略带 6 棱。

叶密生于细弱的小枝上，似羽状复叶。

雌花有花萼 5~6 片，无花瓣。

树皮灰白色，易脱落。

辨识余甘子

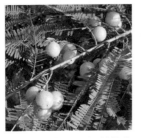

余甘子叶密生于细弱的小枝上，似羽状复叶。树皮灰白色，果实为球形或扁球形。

Phyllanthus emblica

余甘子

外形：落叶小乔木或灌木，高 3~8 米。叶互生于细弱的小枝上，2 列，密生，似羽状复叶；近无柄；落叶时整个小枝脱落；叶片长方线形或线状长圆形，长 1~2 厘米，宽 3~5 厘米。花簇生于叶腋，花小，黄色。花期 4~5 月。果实呈球形或扁球形，直径约 1.5 厘米，圆而略带 6 棱，味先酸涩而后回甜。果期 9~11 月。

功效主治：清热凉血、消食健胃、生津止咳。主治消化不良、腹胀、咳嗽、喉痛、口干等。

经验名方：治食积呕吐、腹痛：余甘子鲜果 5~10 枚或盐渍果 5~8 枚嚼食；或盐浸果液 1 汤匙，开水冲服。（参考《福建中草药》）

山豆根小百科

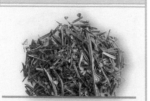

- 越南槐干燥根及根茎入药，称作山豆根。
- 性寒，味苦，有毒。
- 归肺经、胃经。

叶片无毛，有光泽。

蝶形花黄色。

根圆柱形，分枝多，秋季挖根入药。

果实呈串珠状。

辨识越南槐

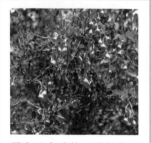

果实呈串珠状，稍扭曲，成熟时沿缝线开裂成2瓣，种子黑色。

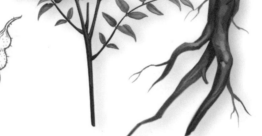

Sophora tonkinensis

越南槐

外形：灌木，茎纤细，有时攀缘状。羽状复叶，长 10~15 厘米；小叶 5~9 对，革质或近革质，对生或近互生，常椭圆形。花序顶生，花冠黄色；旗瓣近圆形，先端凹缺，基部圆形或微凹；翼瓣比旗瓣稍长，长圆形或卵状长圆形；龙骨瓣最大。花期 5~7 月。荚果串珠状，稍扭曲，疏被短柔毛，成熟时沿缝线开裂成2瓣，有种子 1~3 粒；种子卵形，黑色。果期 8~12 月。

功效主治：山豆根是越南槐的干燥根及根茎，有清热解毒、消肿止痛的功效。主治喉痹、牙龈肿痛等。

经验名方：治咽喉肿痛及牙龈肿痛，属实热证：山豆根、射干各 9 克，桔梗、牛蒡子各 6 克，甘草 3 克，水煎服。（参考《中药临床应用》喉痛方）

绿豆小百科

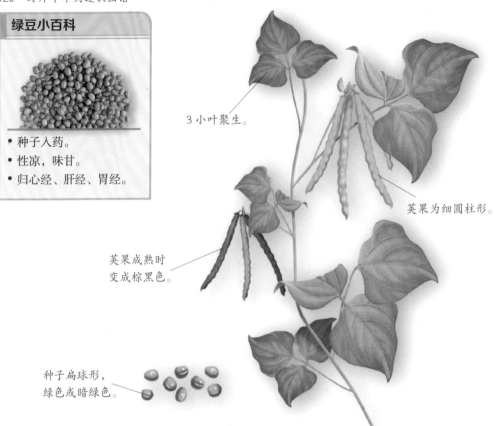

- 种子入药。
- 性凉，味甘。
- 归心经、肝经、胃经。

3 小叶聚生。

荚果为细圆柱形。

荚果成熟时
变成棕黑色。

种子扁球形，
绿色或暗绿色。

辨识绿豆

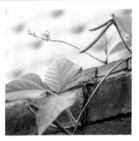

直立或末端微缠绕草本，
3 小叶聚生。荚果成熟时
变成棕黑色。种子扁球形，
绿色或暗绿色。

Vigna radiata

绿豆

外形：草本。小叶 3 片，阔卵形至棱状卵形，侧生
小叶偏斜，两面疏被长硬毛；托叶阔卵形；小托叶线形。
总状花序腋生；苞片卵形或卵状长椭圆形，有长硬毛；
花绿黄色。花期 6~7 月。荚果圆柱状，成熟时棕黑色，
长 6~10 厘米，被稀长硬毛。种子绿色或暗绿色。

功效主治：清热解毒、消暑、利水。主治暑热烦渴、
头痛目赤、疮疡痈肿、水肿、丹毒、药毒等。

经验名方：治热毒劳热、诸火热极：适量绿豆洗净，
煮熟，加盐食用，每天 3 次。（参考《景岳全书》绿豆饮）

青果小百科

- 橄榄的干燥成熟果实入药，称作青果。
- 性平，味甘、酸涩。
- 归肺经、胃经。

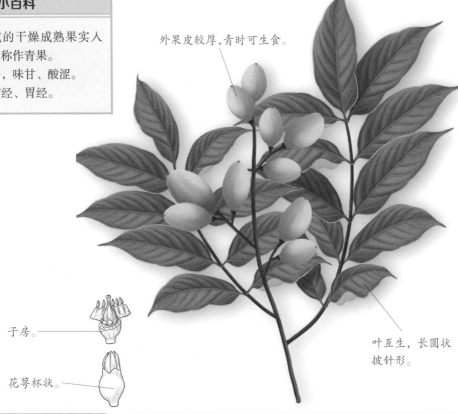

外果皮较厚，青时可生食。

叶互生，长圆状披针形。

子房。

花萼杯状。

辨识橄榄

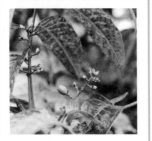

橄榄果卵圆形或纺锤形，外果皮较厚，无毛，青时可生食。

Canarium album

橄榄

外形：常绿乔木，高 10~20 米。羽状复叶互生；叶革质，长圆状披针形，长 6~19 厘米，宽 3~8 厘米，先端尾状渐尖。圆锥花序顶生或腋生；花小，两性或杂性；萼杯状，有 3 浅裂；花 3~5 瓣，白色，芳香；雄蕊 6 个，子房上位，3 室，每室有 2 个胚珠。花期 4~5 月。核果卵形，长约 3 厘米，青黄色。果期 8~10 月。

功效主治：青果是橄榄科植物橄榄的成熟果实，具有清热解毒、利咽生津、止咳化痰的功效。可用于治疗咽喉肿痛、烦渴、咳嗽吐血等。

半边莲小百科

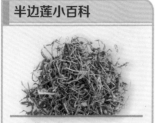

- 全草入药。
- 性平，味辛。
- 归心经、小肠经、肺经。

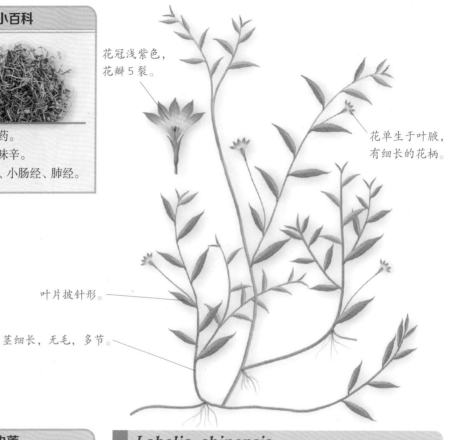

花冠浅紫色，花瓣5裂。

花单生于叶腋，有细长的花柄。

叶片披针形。

茎细长，无毛，多节。

辨识半边莲

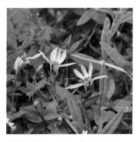

蔓性草本，高达20厘米。茎细长，无毛，多节。叶片披针形。花单生于叶腋，有细长的花柄。花冠浅紫色，花瓣5裂。

Lobelia chinensis

半边莲

外形：草本，高达20厘米。茎细长，直立或匍匐，绿色，无毛，多节；匍匐茎节上附生细小不定根。叶绿色，无柄，多数呈披针形，长1~2厘米，平滑无毛，叶缘具疏锯齿。花单生于叶腋，有细长的花柄；花冠浅紫色，花瓣5裂，偏向一侧，花冠喉部裂片连接处有绿色的小凸起物。花期5~8月。蒴果，基部锐尖。种子细小，椭圆形，微扁。果期8~10月。

功效主治：清热解毒、利水消肿。可以用于治疗痈肿疔疮、跌打损伤、湿热黄疸、痢疾等。

经验名方：治黄疸：半边莲、白茅根各30克，洗净，水煎，去渣，分2次温服。（参考《江西民间草药》）

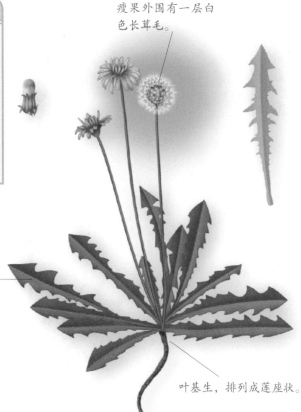

瘦果外围有一层白色长茸毛。

叶片边缘浅裂，或作不规则羽状分裂。

叶基生，排列成莲座状。

蒲公英小百科

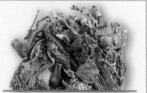

- 干燥全草入药。
- 性寒，味苦、甘。
- 归肝经、胃经。

辨识蒲公英

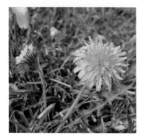

花长在顶端，花茎上部有大量白色丝状毛，花冠黄色。

Taraxacum mongolicum

蒲公英

外形：草本，含白色乳汁，高 10~25 厘米。叶基生，排成莲座状；叶片矩圆状披针形、倒披针形或倒卵形，边缘浅裂或作不规则羽状分裂。头状花序单一，顶生，全部为舌状花，两性；花冠黄色。花期 4~5 月。瘦果倒披针形，长 4~5 毫米，宽约 1.5 毫米，外具纵棱，有多数刺状突起，顶端具喙，着生白色冠毛。果期 6~7 月。

功效主治：清热解毒、利尿散结。可用于治疗淋巴腺炎、急性扁桃体炎、胃炎、肝炎、胆囊炎等。

经验名方：治乳痈初起：蒲公英 30 克，忍冬藤 60 克，甘草 6 克。水煎，去渣，食前服用。（参考《洞天奥旨》英藤汤）

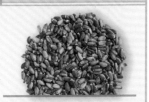
头状花序单生枝顶，花多紫红色或淡红色。

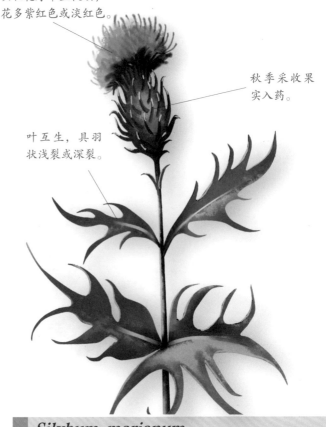

秋季采收果实入药。

叶互生，具羽状浅裂或深裂。

辨识水飞蓟

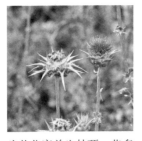

头状花序单生枝顶，花多紫红色或淡红色。

Silybum marianum

水飞蓟

外形：草本，高 40~120 厘米。茎直立，多分枝，光滑或被蛛丝状毛，有纵棱槽。叶互生，基部叶常平铺地面，成莲座状，长椭圆状披针形，羽状浅裂或深裂；叶片中上部渐小，上部叶披针形。头状花序单生枝顶，总苞宽球形；总苞片革质，顶端有长刺；管状花多紫红色或淡红色。花期 5~6 月。瘦果长椭圆形，暗褐色或黑色，有纵条纹及白色斑纹；冠毛多数，白色。果期 6~7 月。

功效主治：清热解毒、保肝利胆。主治急性或慢性肝炎、肝硬化、药物性肝损伤等。

家用养生：泡茶：将水飞蓟各部分处理干净，用来泡茶饮，对肝脏有一定的好处。

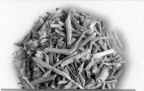

千里光小百科

- 干燥地上部分入药。
- 性寒，味苦。
- 归肺经、肝经。

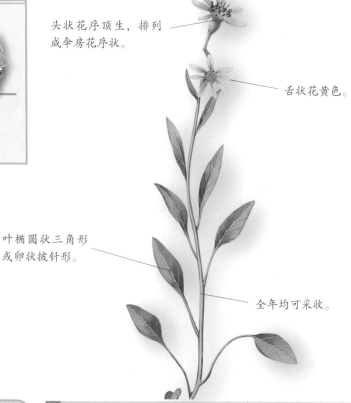

头状花序顶生，排列成伞房花序状。

舌状花黄色。

叶椭圆状三角形或卵状披针形。

全年均可采收。

辨识千里光

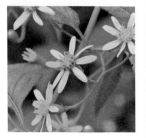

千里光花瓣为舌状，中央为细管状，均为黄色。

Senecio scandens

千里光

外形：草本，高 2~5 米。叶互生，椭圆状三角形或卵状披针形，长 7~10 厘米，宽 3.5~4.5 厘米。头状花序顶生，直径约 1 厘米；舌状花黄色，雌性；中央管状花，黄色，两性。花期 10 月到翌年 3 月。瘦果圆筒形，长约 3 毫米，有细毛；冠毛长约 7 毫米，白色。果期 2~5 月。

功效主治：可清热解毒、祛湿明目。主治各种急性炎症、风火赤眼、干湿癣疮等。

经验名方：治泄泻痢疾：千里光、蒲公英、白花蛇舌草、积雪草、白茅根、叶下珠、金银花各 15 克。水煎服，每 6 小时一次。（参考《江西草药手册》）

穿心莲小百科

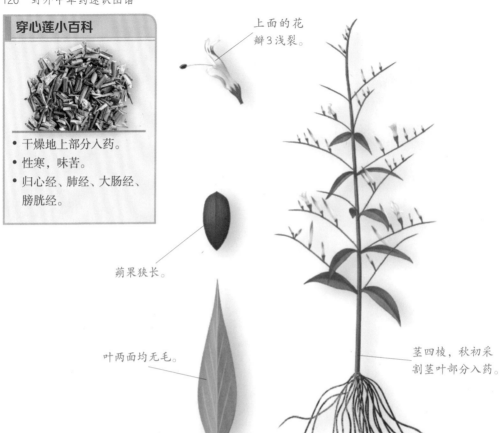

上面的花瓣3浅裂。

蒴果狭长。

叶两面均无毛。

茎四棱，秋初采割茎叶部分入药。

- 干燥地上部分入药。
- 性寒，味苦。
- 归心经、肺经、大肠经、膀胱经。

辨识穿心莲

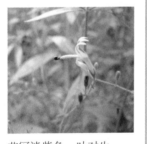

花冠淡紫色，叶对生。

Andrographis paniculata

穿心莲

外形：草本。茎直立，节处稍膨大，易断。叶对生，披针形或长椭圆形，边缘浅波状，两面均无毛。花冠淡紫色。花期9~10月。蒴果长椭圆形，长约1厘米，中间具1沟，微被腺毛。果期10~11月。

功效主治：清热解毒、凉血消肿。主治急性菌痢、胃肠炎、感冒发热、流脑、百日咳、肺结核、肺脓肿、胆囊炎、高血压等。

经验名方：治感冒发热头痛及热泻：穿心莲适量，研成细末，每次9克，日服3次，白汤送服。（参考《泉州本草》）

鸦胆子小百科

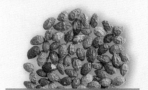

- 干燥成熟果实入药。
- 性寒，味苦，有小毒。
- 归大肠经、肝经。

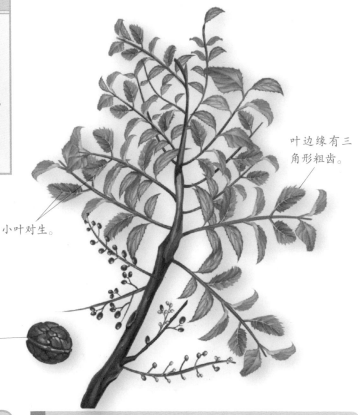

叶边缘有三角形粗齿。

小叶对生。

秋季采收果实入药。

辨识鸦胆子

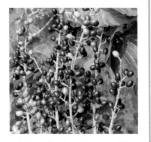

果实长卵形，表面光滑，熟后像一串串珠子挂在枝头。

Brucea javanica

鸦胆子

外形：常绿大灌木或小乔木，高可达3米。奇数羽状复叶互生，长10~30厘米，有长柄；小叶5~11枚，对生，长5~10厘米，宽2~4厘米，边缘有三角形粗齿。圆锥聚伞花序腋生，雌雄异株，花极小，红黄色。花期3~8月。核果长卵形，先端略向外弯，成熟时紫黑色。果期4~9月。

功效主治：清热解毒、截疟、止痢，外用可腐蚀赘疣。内服可治疗痢疾、疟疾等病症；外用可治鸡眼。

经验名方：治疣：鸦胆子、白酒各适量。鸦胆子去皮，研成细末，加入白酒搅拌均匀，涂抹于患处即可。（参考《医学衷中参西录》）

苦木小百科

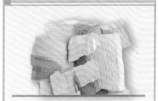

- 干燥枝和叶入药。
- 性寒，味苦，有小毒。
- 归肺经、大肠经。

小叶9~15片排成羽毛状，叶边缘具不整齐锯齿。

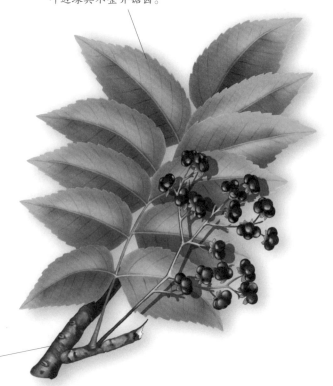

夏、秋二季采集枝和叶，处理后入药。

辨识苦木

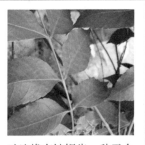

叶边缘有钝锯齿，秋天会变为红黄色。

Picrasma quassioides

苦木

外形：落叶小乔木或灌木，高7~10米。单数羽状复叶互生，小叶9~15片，叶卵状披针形或宽卵形，先端锐尖，基部楔形，偏斜（除顶生小叶外），边缘有钝锯齿，叶两面无毛。聚伞花序腋生；总花梗长，有柔毛；花黄绿色，簇生。花期5~6月。核果倒卵形。果期8~9月。

功效主治：清热、祛湿、解毒。主治风热感冒、咽喉肿痛、腹泻下痢、湿疹、疮疖等。

经验名方：治疮疖、体癣、湿疹：苦木树茎适量，水煎外洗。（参考《广西本草选编》）

金荞麦小百科

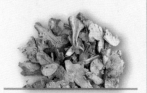

- 干燥根茎入药。
- 性凉，味微辛、涩。
- 归肺经。

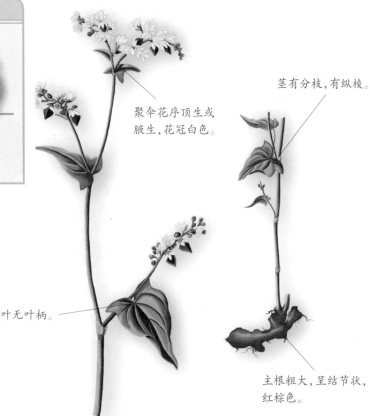

聚伞花序顶生或腋生，花冠白色。

茎有分枝，有纵棱。

叶无叶柄。

主根粗大，呈结节状，红棕色。

辨识金荞麦

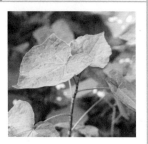

叶呈戟状三角形，基部像突出的2只小尖耳朵。

Fagopyrum dibotrys

金荞麦

外形：草本，高0.5~1.5米。主根粗大，呈结节状，横走，红棕色。茎直立，多分枝，全株微被白色柔毛。单叶互生，具柄，柄上有白色短柔毛；叶片为戟状三角形，先端长渐尖，基部心状戟形，顶端叶狭窄。花冠白色，花瓣5片，雄蕊8个。花期7~8月。瘦果呈卵状三棱形，红色。果期8~9月。

功效主治：清热解毒、活血化瘀、健脾利湿。主治疮毒、肺痈、肺热咳喘、咽喉肿痛等。

蓼大青叶小百科

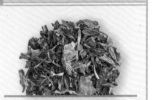

- 蓼蓝干燥叶入药，称作蓼大青叶。
- 性寒，味苦。
- 归心经、胃经。

小花紧密簇拥成穗状。

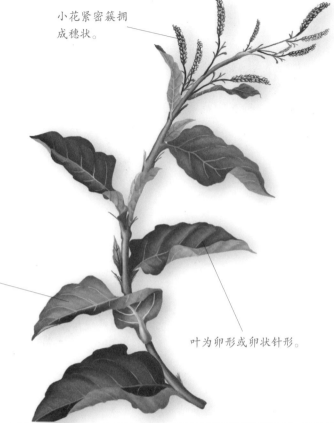

叶互生，含蓝汁，可做蓝色染料。

叶为卵形或卵状针形。

辨识蓼蓝

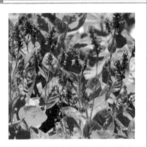

红色小花紧密排列，形成穗状花序。茎圆柱形，有明显的节。

Polygonum tinctorium

蓼蓝

外形： 草本，高 50~80 厘米。茎圆柱形，分枝或不分枝，无毛，具明显的节。单叶互生，叶片卵形或卵状针形，长 3~8 厘米，宽 1.5~5.5 厘米，全缘，干后两面均呈蓝绿色。穗状花序顶生或腋生，排列紧密；花小，红色，花被 5 裂，淡红色。花期 7~9 月。瘦果椭圆状三棱形或两凸形，褐色，有光泽，包于宿存花被内。果期 8~10 月。

功效主治： 蓼大青叶是蓼蓝的干燥叶，有清热解毒、凉血消斑的功效。主治温病发热、发斑发疹、喉痹、丹毒、痈肿等。

拳参小百科

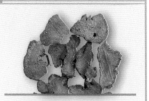

- 根茎入药。
- 性微寒，味苦、涩。
- 归肺经、肝经、大肠经。

穗状花序顶生。

果实为三棱状椭圆形。

花瓣5片，小花含苞不展，花蕊伸出。

根茎肥厚扭曲，春初发芽或秋季茎叶将枯萎时采挖根茎入药。

辨识拳参

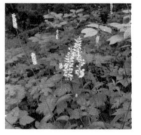

茎上部叶片细长且稀少，顶生花序圆柱形，花淡红色或白色。

Polygonum bistorta

拳参

外形：草本，高35~90厘米。根肥厚，弯曲，外皮紫棕色；茎直立，单一，无毛。基生叶有长柄，叶片革质，长10~20厘米，基部沿叶柄下延成翅状，边缘外卷，下面具网脉；茎生叶互生，向上柄渐短至抱茎。花序呈穗状顶生，圆柱形，长3~6厘米；小花密集，花淡红色或白色，花被5深裂。花期6~9月。瘦果三棱状椭圆形，红棕色。果期9~11月。

功效主治：清热解毒、消肿、止血。主治赤痢、热泻、肺热咳嗽、痈肿、痔疮出血等。

经验名方：治慢性支气管炎：拳参9克，陈皮9克，甘草6克，水煎服。（参考《西宁中草药》）

射干 *Belamcanda chinensis*

射干夏天开花，在路边就能找到。茎直立，实心。叶扁平，交互排列于茎两侧。花簇生于茎顶，橘黄色花瓣内部散生许多暗红色斑点。果实椭圆形，具3棱，成熟时裂为3瓣。

❧ 射干小百科

入药部位：
根茎入药。

性味归经：
性寒。
味苦。
归肺经。

采收：
初春刚发芽或秋末茎叶枯萎时采挖，除去须根及泥沙，干燥。

❧ 射干的用途

功效主治：

射干具有清热解毒、散血消痰的功效。可以用于治疗喉痹咽痛、咳逆上气、痰涎壅盛、瘰疬结核、痈肿疮毒等。

经验名方：

1.治喉痹肿痛：射干、生地黄各5克，桔梗、连翘、黄芩、贝母、玄参、甘草、牛蒡各3.5克，荆芥2.5克。水煎服。（参考《囊秘喉书》加味射干汤）

2.治瘰疬结核，因热气结聚者：射干、连翘、夏枯草各等分，为丸。每服10克，饭后白汤下。（参考《本草汇言》）

家用养生：

1.射干萱草饮：射干、萱草各适量。将射干和萱草研成细末，用蜂蜜搅拌均匀，每次服用10克，每日3次。能治乳痈初肿。

2.板蓝根射干蜜饮：板蓝根15克，射干10克，蜂蜜15克。将板蓝根、射干洗净，入锅，加适量水，煎煮2次，每次20分钟，合并滤汁。待药汁转温后，调入蜂蜜即成。可治疗咽喉肿痛。

脾虚便溏者不宜使用。孕妇忌用。

叶扁平，交互排列于茎两侧。

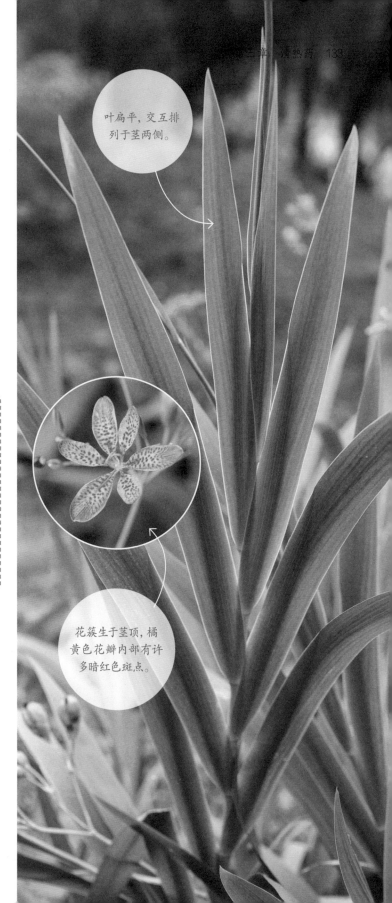

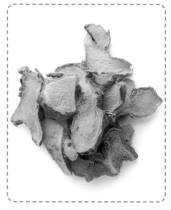

辨别射干饮片：有扭曲的环状皱纹。断面黄色，有密集颗粒。有残留的细根及根痕。

花簇生于茎顶，橘黄色花瓣内部有许多暗红色斑点。

半枝莲 *Scutellaria barbata*

半枝莲初夏开花，可以此时去野外潮湿的地方寻觅它的踪迹。花为紫蓝色，2朵长在一起，很多对花在茎上整齐地朝着同一个方向生长，在茎的顶端形成很长的花序。叶对生。茎直立，四棱形。

🌱 半枝莲小百科

入药部位：
干燥全草入药。

性味归经：
性寒。
味辛、苦。
归肺经、肝经、肾经。

采收：
夏、秋二季茎叶茂盛时采挖，洗净，晒干。

🌱 半枝莲的用途

功效主治：

清热解毒、散瘀止痛、止血。主治疔疮肿毒、咽喉肿痛、肺痈、血淋、赤痢、跌打损伤、黄疸等。

经验名方：

1. 治咽喉炎、扁桃体炎： 半枝莲、鹿茸、一枝黄花各9克。水煎，去渣，温服，每日1剂。（参考《浙江民间常用草药》）

2. 治尿道炎、小便尿血疼痛： 鲜半枝莲30克，冰糖适量。半枝莲洗净，煎汤，放入冰糖调味，每日2次。（参考《泉州本草》）

家用养生：

1. 半枝莲煮猪肉： 半枝莲、水龙骨各30克，猪瘦肉200克。猪瘦肉、半枝莲和水龙骨放入砂锅中煮熟，去药渣，食肉喝汤。能辅助治疗淋巴结核。

2. 半枝莲乌贼汤： 乌贼鱼150克，半枝莲15克，料酒、葱、姜、盐各适量。将乌贼鱼清洗切块，加入适量料酒和葱段抓匀，去除腥味；将洗净的半枝莲、乌贼鱼、姜片一同放入砂锅中，加入适量清水，武火煮沸，转成文火再炖40分钟左右，加盐稍煮，即可关火。可清热解毒。

小贴士

孕妇和脾胃虚寒者慎服。

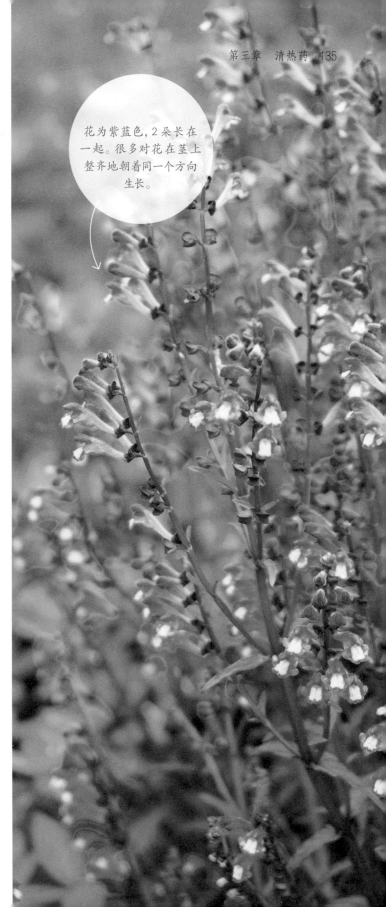

花为紫蓝色，2朵长在一起。很多对花在茎上整齐地朝着同一个方向生长。

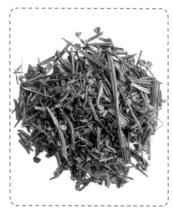

辨别半枝莲饮片：茎四棱形，中空，表面暗紫色或棕绿色。

长春花 *Catharanthus roseus*

长春花栽培品种比野生品种多，从春到秋花开从不间断，有"四时春"之美名。花瓣5片，花有红色、紫色、粉色等多种颜色，宽倒卵形；花心颜色多变深；花冠为圆筒状，没有花蕊。叶对生，摸起来像薄膜。

🌱 长春花小百科

入药部位：
全草入药。

性味归经：
性寒。
味苦。
归肝经、肾经。

采收：
全年可采收。洗净，切段，晒干备用或鲜用。

🌱 长春花的用途

功效主治：

凉血解毒、清热平肝。主治高血压、痈肿疮毒、烫伤等。

经验名方：

1. 治急性淋巴细胞白血病：长春花15克，水煎服。（参考《抗癌本草》）

2. 治高血压：长春花6克，夏枯草、豨莶草、木蝴蝶各9克，水煎服。（参考《青岛中草药手册》）

3. 治疮疡肿毒、烧烫伤：长春花鲜叶适量，捣烂外敷。（参考《广西本草选编》）

家用养生：

1. 长春花泡水：在日常生活中可以用长春花泡水喝，一定要选择它的干燥花蕾，每次用量不能超过5克。可清火消炎。

2. 长春花炖肉：鲜长春花20克，猪肉200克，盐适量。将长春花水煎取汁。爆炒猪肉兑入长春花汁焖煮，熟透后加适量盐即可。可清热平肝。

小贴士

长春花不宜多服或
久服,无肿痛或炎
症者应少用。

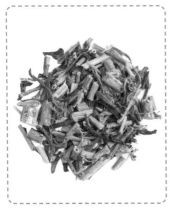

辨别长春花饮片: 类圆柱
形,有棱,折断面纤维性,
髓部中空。

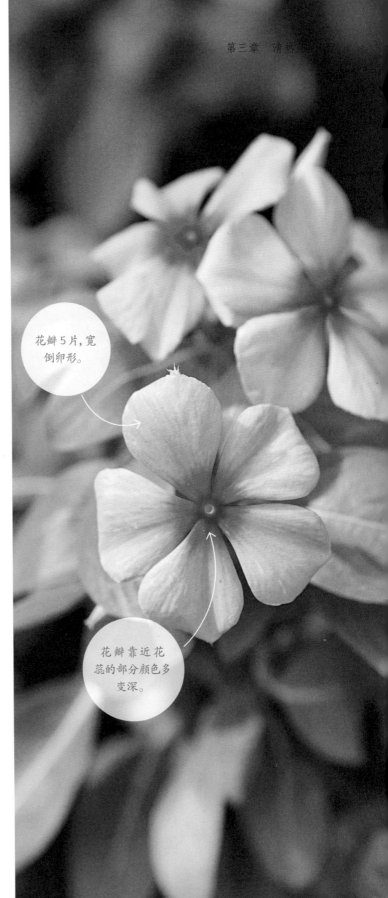

花瓣5片,宽
倒卵形。

花瓣靠近花
蕊的部分颜色多
变深。

鸡蛋花 *Plumeria rubra*

鸡蛋花常栽培作观赏用，花期为5~10月。其花朵的颜色像剖开的煮鸡蛋，中心鲜黄色，外面乳白色，气味香。叶片很大，光滑无毛，叶脉羽毛状。小枝肥厚而多肉质，有叶聚生在顶部。

🌱 鸡蛋花小百科

入药部位：
干燥花或茎皮入药。

性味归经：
性凉。
味甘，微苦。
归肺经、大肠经。

采收：
夏、秋季采集茎皮；
花开时采摘盛开的花朵，晒干。

🌱 鸡蛋花的用途

功效主治：

清热解毒、利湿、止咳。主治中暑、肠炎、细菌性痢疾、消化不良、小儿疳积、传染性肝炎、支气管炎等。

经验名方：

1. 治百日咳、气管炎：鸡蛋花或茎皮3~9克，配灯台树叶，水煎服。（参考《云南思茅中草药选》）

2. 治传染性肝炎：鸡蛋花或茎皮3~9克，水煎服。（参考《云南思茅中草药选》）

3. 治细菌性痢疾：鸡蛋花、木棉花、金银花各9克，水煎服。（参考《全国中草药汇编》）

4. 治感冒发热：鸡蛋花、叶15~30克，水煎服。（参考《广西本草选编》）

家用养生：

1. 鸡蛋花炖鸡：鸡蛋花干花15克，党参30克，鸡半只，猪瘦肉150克，蜜枣2枚，生姜3片，盐少许，一起置入炖盅，加1.5升冷开水，大火炖开后文火慢炖，共150分钟左右，服食时加盐调味。清润可口，可润燥益肺。

2. 鸡蛋花沙参煲猪蹄：鸡蛋花干花20克，沙参30克，猪蹄400克，姜3片，水1.5升，一起放入煲中，大火煮沸后转文火煲90分钟左右。此汤可养肺。

3. 鸡蛋花粥：新鲜鸡蛋花10朵，粳米60克，加适量水，一起煮粥。可清热除湿、解毒润燥。

小贴士

暑湿兼寒、肺寒咳
嗽者慎用。

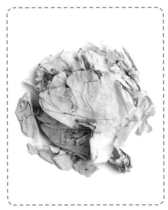

辨别鸡蛋花饮片：黄褐色
至棕褐色，皱缩。

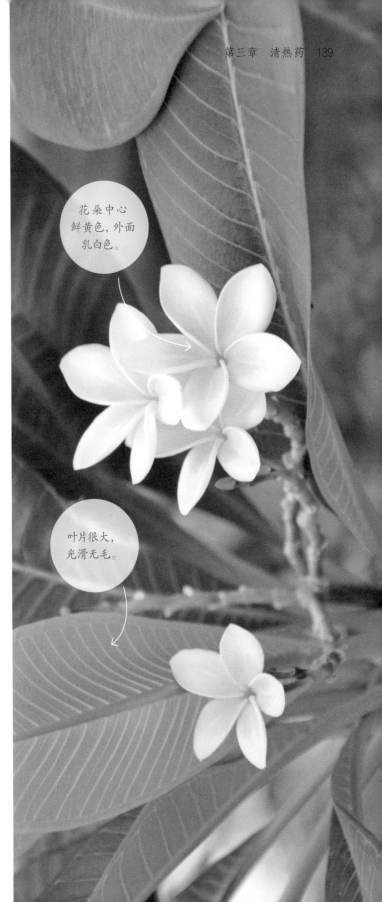

花朵中心
鲜黄色，外面
乳白色。

叶片很大，
光滑无毛。

金莲花 *Trollius chinensis*

金莲花夏天开花，可以去稀疏的林下寻找。金莲花外层花瓣状的组织其实是花萼，里面狭长的是花瓣，看上去就像金色的莲花一样，非常好识别。叶片呈五角形。果实有弯形长尖。

🌱 金莲花小百科

入药部位：

干燥花入药。

性味归经：

性寒。

味苦。

归肺经、胃经。

采收：

夏季花开放时采收，晾干。

🌱 金莲花的用途

功效主治：

清热解毒。主治急性或慢性扁桃体炎、急性中耳炎、急性鼓膜炎、急性结膜炎、急性淋巴管炎等。

经验名方：

治急性或慢性扁桃体炎： 金莲花6克，蒲公英15克。开水沏，当茶饮，并可含漱。（参考《全国中草药汇编》）

家用养生：

1. 金莲花枸杞茶： 金莲花、枸杞子、甘草、玉竹、冰糖适量，开水冲泡。长期饮用可清咽润喉、提神醒脑、消食去腻。

2. 金莲花薄荷茶： 金莲花2朵，薄荷3克，薰衣草半匙（一杯量），沸水冲泡，代茶饮用。可以滋润舒缓喉咙，防止喉咙沙哑干涩。

3. 柠檬金莲花茶： 金莲花10~15朵，沸水冲泡，稍凉后加点柠檬片。清热解毒，苦酸爽口，常喝可除口臭。

小贴士

体寒、脾胃虚寒者，
不要服用金莲花。

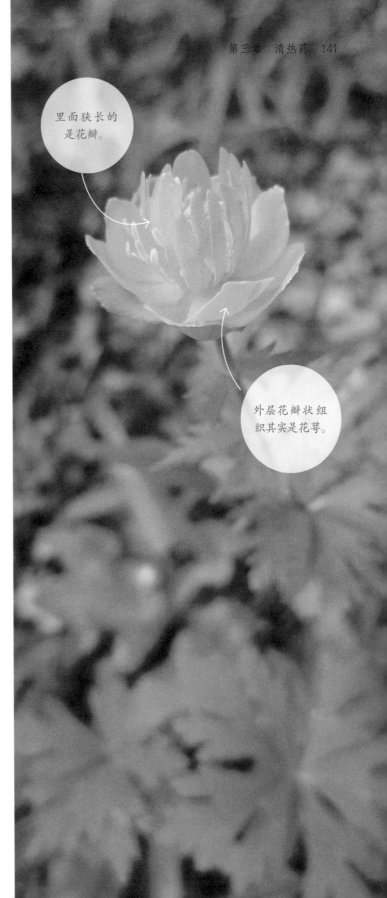

里面狭长的
是花瓣。

外层花瓣状组
织其实是花萼。

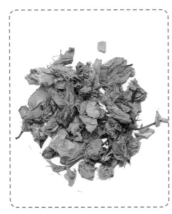

辨别金莲花饮片：金黄色，
质轻柔，多皱缩，花心颜
色渐深，呈黄褐色。

木棉 *Gossampinus malabarica*

比起野生植株，木棉人工栽培的更多。木棉春天还没长出叶片的时候，高大的树上就开满了火红的花朵。叶在花开之后长出，呈手掌状。木棉花是南方的特产，是广州市和攀枝花市的市花。

🌱 木棉花小百科

入药部位：
木棉干燥的花入药，称作木棉花。

性味归经：
性凉。
味甘、淡。
归大肠经。

采收：
春季采收盛开的花朵，除去杂质晒干或烘干。

🌱 木棉花的用途

功效主治：
　　清热、利湿、解毒。主治泄泻、痢疾等。

经验名方：
　　1.治湿热腹泻、痢疾：木棉花15克，凤尾草30克，水煎服。（参考《四川中药志》）
　　2.治细菌性痢疾、急性或慢性胃肠炎：鲜木棉花60克，水煎，冲冬蜜服。（参考《福建药物志》）
　　3.治咯血、呕血：木棉花14朵，呕血加猪瘦肉，咯血加冰糖同炖服。（参考《福建药物志》）
　　4.治暑天汗出烦热：木棉花适量，开水泡服。（参考《四川中药志》）

家用养生：
　　1. 木棉花薏米排骨汤：木棉花（干）10克，薏米30克，猪排500克，葱、姜、盐适量。先将排骨汆水沥干，汤锅加水足量，加入排骨、木棉花、薏米、葱、姜，大火烧开，文火炖2小时，加盐调味即可。可健脾祛湿。
　　2. 木棉花鲫鱼汤：木棉花(干)5朵，小鲫鱼2条，蜜枣2枚，盐、姜片各适量。先将木棉花掰开，清洗干净，稍浸泡一下去除涩味。小鲫鱼剖洗干净。起锅烧油下姜片，鲫鱼下锅两面煎至微黄，加清水和蜜枣烧滚至鱼汤发白，下木棉花煮1小时，加盐调味即可食用。可清热利湿。

小贴士

虚寒体质者不宜
服用。

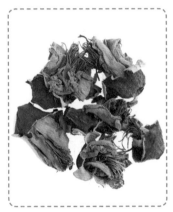

辨别木棉饮片： 外表棕黑
色，具不规则纵皱，内有
疏毛。

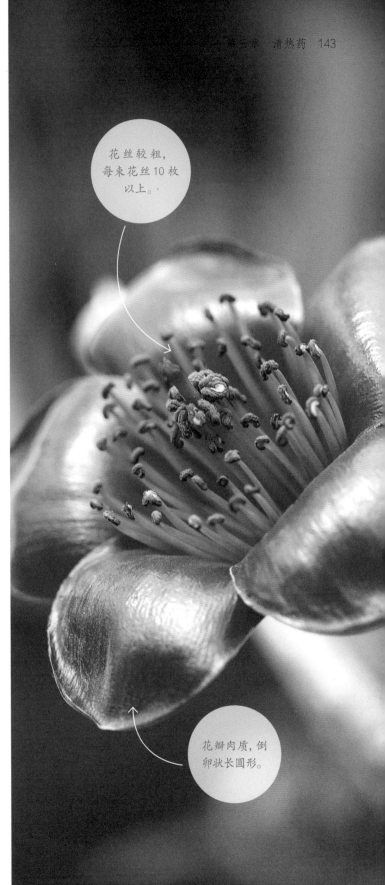

花丝较粗，
每束花丝10枚
以上。

花瓣肉质，倒
卵状长圆形。

连翘 *Forsythia suspensa*

早春时分，连翘花就开放了，金黄色的花朵为 4 瓣花，开满枝条，花瓣通常有橘红色条纹。初生的叶片边缘有不整齐的锯齿，摸起来有点厚。

❧ 连翘小百科

入药部位：

干燥果实入药。

性味归经：

性微寒。

味苦。

归肺经、心经、小肠经。

采收：

秋季果实初熟尚带绿色时采收，除去杂质，蒸熟，晒干，习称"青翘"；果实熟透时采收，晒干，除去杂质，习称"老翘"。

❧ 连翘的用途

功效主治：

清热解毒、消肿散结。主治温热、瘰疬、痈疮肿毒、热淋等。

经验名方：

治温病初起而发热、微恶风寒、头痛口渴：连翘、金银花各 30 克，苦桔梗、薄荷、牛蒡子各 18 克，竹叶、芥穗各 12 克，淡豆豉、甘草各 15 克。将以上 9 味中药研成细末，每服 18 克，鲜苇根汤煎服。（参考《温病条辨》银翘散）

家用养生：

1. **连翘牛蒡子茶：**连翘、牛蒡子各 9 克，荆芥 5 克。装入纱布袋内水煎，取汁，加入白糖调味，当茶饮，每日 1 剂。有清热解毒的作用。

2. **蒲公英连翘茶：**连翘、野菊花各 15 克，蒲公英 30 克，王不留行 9 克。水煎服，每日 1 剂。对乳腺炎引起的不适有一定的缓解作用。

3. **连翘黑豆汤：**大枣、黑豆各 50 克，连翘 5 克。大枣、黑豆洗净，用清水浸泡 30 分钟，浸泡的水不用换，直接下锅熬汤，加入连翘，先用大火煮 10~30 分钟，再改用文火煮至黑豆熟烂即可。有清热解毒、益精生发的作用。

小贴士

脾胃虚寒者，不宜服用连翘。

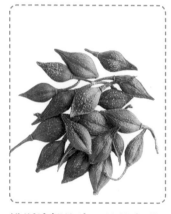

辨别连翘饮片： 呈长卵形或卵形，顶端锐尖。表面黄棕色，有突起的小斑点。

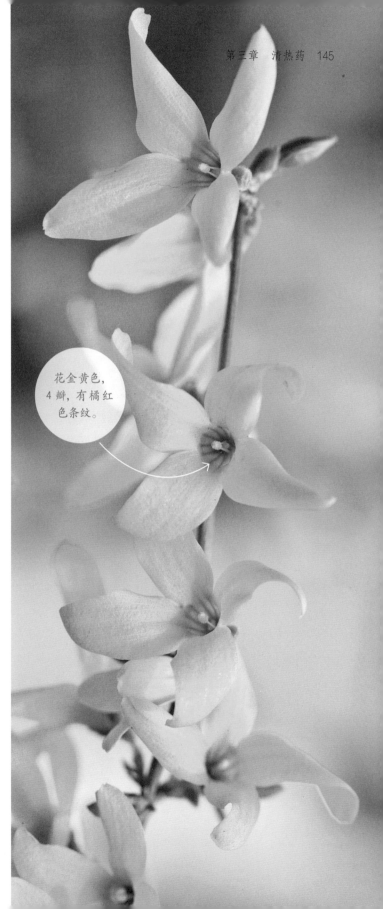

花金黄色，4 瓣，有橘红色条纹。

忍冬 *Lonicera japonica*

忍冬花初开时像一根根细小的棒槌，为白色，有时基部向阳面呈微红，后变为黄色。花开放后花瓣反卷，花蕊伸到花冠之外。叶对生，摸起来像纸一样。

❤ 金银花小百科

入药部位：

忍冬干燥花蕾或初开的花入药，称作金银花。

性味归经：

性寒。

味甘。

归肺经、心经、胃经。

采收：

夏初花开放前采收，除去杂质，干燥。

❤ 金银花的用途

功效主治：

清热解毒、凉散风热。主治温病发热、热毒血痢、痈疽肿毒、瘰疬、痔漏等。

经验名方：

治乳脉不行，结成痈肿，疼痛不可忍者：金银花、当归、黄芪（蜜炙）、甘草各7.5克。水煎，入酒半盏，食后温服。（参考《济阴纲目》金银花散）

家用养生：

1. **金银花绿豆粥：** 金银花、杏仁、绿豆、糯米、蜂蜜各适量，一起煮粥。能止痒、燥湿、泻火、解毒。

2. **金银花玄参茶：** 金银花30克，玄参15克，知母、黄芩、桔梗、甘草各10克，蜂蜜适量。水煎，去渣，代茶时时饮之。可缓解因肺火过旺导致的咽喉不适。

3. **金银花荸荠汤：** 鲜荸荠500克，金银花30克，白糖适量。将鲜荸荠、金银花冲洗干净，控干水分，放入砂锅内，加入白糖及适量清水，炖煮1小时，取荸荠和汤食用。可清热解毒、生津止渴。

小贴士

脾胃虚寒者
慎服。

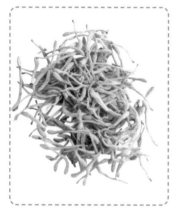

辨别金银花饮片：黄白色
或绿白色，呈棒状，上粗
下细。

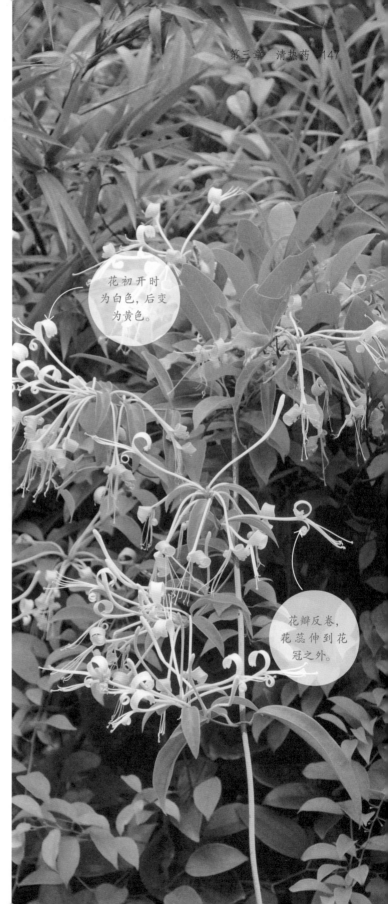

花初开时
为白色，后变
为黄色。

花瓣反卷，
花蕊伸到花
冠之外。

马齿苋小百科

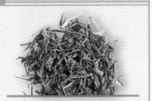

- 干燥地上部分入药。
- 性寒，味酸。
- 归肝经、大肠经。

叶扁平，肥厚，
倒卵形。

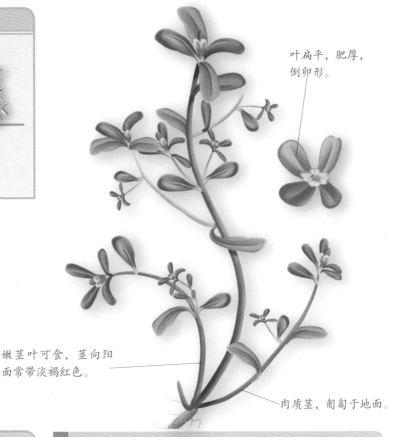

嫩茎叶可食，茎向阳
面常带淡褐红色。

肉质茎，匍匐于地面。

辨识马齿苋

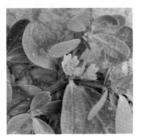

花常 3~5 朵簇生于枝顶，
中午前后开花，花通常
5 瓣。

Portulaca oleracea

马齿苋

外形：草本，无毛，高 10~30 厘米。茎圆柱形，多分枝，向阳面常带淡褐红色。叶互生或近对生，倒卵形、长圆形或匙形，上面绿色，下面暗红色。花常 3~5 朵簇生于枝端；花瓣 5 片，淡黄色，倒卵形；花柱 4~5 裂，线形，伸出雄蕊外。花期 5~8 月。蒴果短圆锥形，长约 5 毫米，棕色，盖裂。果期 7~10 月。

功效主治：清热解毒、散血消肿、止痢。主治痢疾脓血、热淋、血淋、带下、痈肿恶疮、丹毒、瘰疬等。

经验名方：治肛门肿痛：马齿苋叶、酢浆草各等分。水煎，去渣取汁，用药液熏洗患处，每日 2 次。（参考《濒湖集简方》）

白头翁小百科

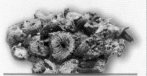

- 根部入药。
- 性寒，味苦。
- 归胃经、大肠经。

根呈长圆柱形或圆锥形，春、秋采挖根部入药。

花萼花瓣状，蓝紫色。

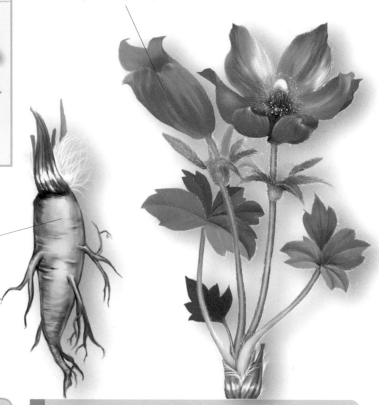

辨识白头翁

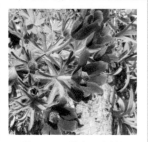

花单生，蓝紫色花瓣状的其实是萼片，共6片。

Pulsatilla chinensis

白头翁

外形：草本，高10~30厘米，全株密被白色茸毛。根状茎粗，直径8~15毫米。基生叶4~5片，3全裂；中央裂片通常有柄，3深裂；侧生裂片较小，倒卵形；叶柄长5~7厘米。花单生；萼6片，蓝紫色；雄蕊多数。花期4~5月。瘦果多数，聚成头状，宿存花柱羽毛状，长3.5~6.5厘米。果期5~6月。

功效主治：清热解毒、凉血。主治热毒痢疾、鼻出血、血痔、带下、阴痒、痈疮、瘰疬等。

经验名方：治热毒痢疾、腹痛、肛门灼热：白头翁15克，黄柏、秦皮各12克，黄连6克。水煎，去渣，温服。（参考《伤寒论》白头翁汤）

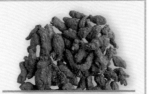
花单生于叶腋,
花小,白色。

叶片卵圆形。

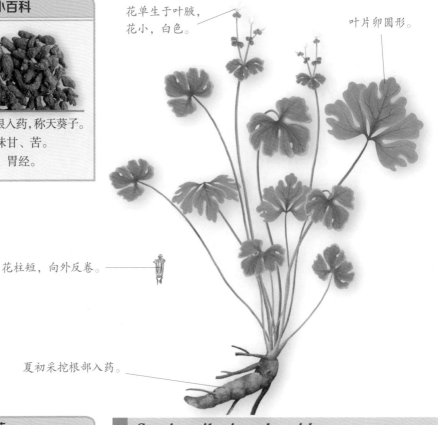

花柱短,向外反卷。

夏初采挖根部入药。

辨识天葵

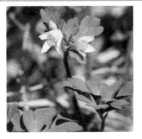

天葵的花洁白,小巧俊秀。

Semiaquilegia adoxoides

天葵

外形:草本,高15~40厘米。块根略呈纺锤形或椭圆形;茎丛生,纤细,直立,有分枝,表面有白色细柔毛。根生叶丛生,1回3出复叶,小叶再3裂,裂片先端圆,上面绿色,下面紫色,光滑无毛。花单生于叶腋,花小,白色;萼5片,花瓣状;花瓣5片,楔形,较萼片稍短;花柱短。花期3~4月。蓇葖果3~4枚,荚状,熟时开裂。种子细小,倒卵形。果熟期5~6月。

功效主治:清热解毒、消肿散结。可治痈肿疔疮、瘰疬等。

大血藤小百科

- 干燥藤茎入药。
- 性平，味苦。
- 归大肠经、肝经。

茎皮富含纤维，可制绳索。秋、冬二季采收藤茎入药。

花瓣小，6片，菱状圆形。

果实成熟时蓝黑色。

辨识大血藤

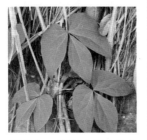

叶互生，每枚叶有3片小叶，两侧的小叶比中间的小叶略大。

Sargentodoxa cuneata

大血藤

外形：落叶攀缘灌木。茎褐色，圆柱形，有条纹，光滑无毛。3出复叶，互生；叶柄长，上面有槽；中间小叶菱状卵形，长7~12厘米，全缘，有柄。花单性，雌雄异株；总状花序腋生，下垂，花多数，芳香；花黄色，长圆形，花瓣小，6片，菱状圆形。花期3~5月。浆果卵圆形。种子卵形，黑色，有光泽。果期8~10月。

功效主治：败毒消痈、活血通络、祛风杀虫。主治风湿痹痛、跌打损伤、赤痢等。

白蔹小百科

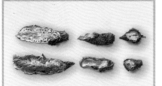

- 干燥块根入药。
- 性微寒，味苦。
- 归心经、胃经。

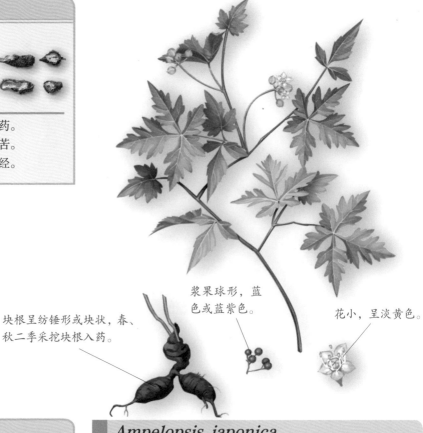

浆果球形，蓝色或蓝紫色。

块根呈纺锤形或块状，春、秋二季采挖块根入药。

花小，呈淡黄色。

辨识白蔹

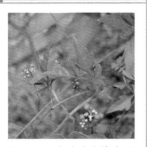

叶互生，小叶片边缘有不规则缺刻状粗齿，均光滑无毛。浆果球形。

Ampelopsis japonica

白蔹

外形：藤本。块根纺锤形或块状，深棕红色；小枝光滑，具纵纹。叶互生，掌状复叶；小叶片掌状或羽状分裂，边缘有不规则缺刻状粗齿。总花梗长 4~9 厘米，花小，淡黄色，花瓣 5 片。花期 6~7 月。浆果球形，蓝色或蓝紫色。果期 8~9 月。

功效主治：清热解毒、散结止痛、生肌敛疮。主治疮疡肿毒、瘰疬等。

经验名方：治耳上冻疮：白蔹、黄柏各 15 克。将 2 味药研成细末，分成 2 份。1 份水煎，去渣，用药液清洗患处；1 份用香油搅拌均匀，涂于患处。（参考《仁斋直指方》白蔹散）

千屈菜小百科

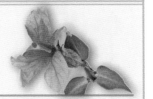

- 全草入药。
- 性寒，味苦。
- 归大肠经、肝经。

花呈红紫色
或淡紫色。

秋季采收全草入药。

茎直立，多分
枝，有四棱。

辨识千屈菜

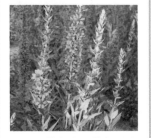

花呈红紫色或淡紫色，小
花多而密。

Lythrum salicaria

千屈菜

外形： 草本，高 30~100 厘米，全株具柔毛，有
时无毛。茎直立，多分枝，有四棱。叶对生或 3 片轮
生，狭披针形，先端稍钝或短尖，基部圆或心形，有时
稍抱茎。总状花序顶生；花两性，数朵簇生于叶状苞片
腋内；花瓣 6 片，红紫色或淡紫色。花期 7~8 月。蒴果
椭圆形，全包于萼内，成熟时 2 瓣裂；种子多数，细小。
果期 9~10 月。

功效主治： 清热解毒、收敛止血。主治痢疾、泄泻、
疮疡溃烂等。

委陵菜小百科

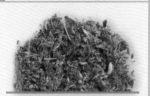

- 干燥全草入药。
- 性寒，味苦。
- 归肝经、大肠经。

花瓣5片，黄色，倒卵状圆形。

聚伞花序顶生。

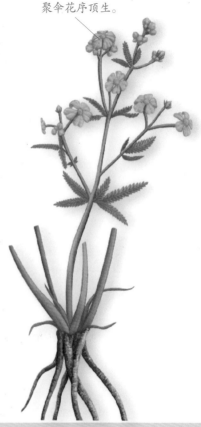

叶密被白色长绵毛。

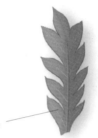

辨识委陵菜

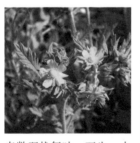

奇数羽状复叶，互生，小叶片长圆形至长圆状披针形，背面密被白色绵毛。聚伞花序顶生，黄色花瓣5枚。

Potentilla chinensis

委陵菜

外形： 草本，高30~70厘米。奇数羽状复叶，互生；小叶片长圆形至长圆状披针形，背面密被白色绵毛，羽状深裂，边缘反卷；茎生小叶少，较小。聚伞花序顶生；花瓣5枚，黄色，倒卵状圆形，先端凹；雄蕊多数。花期6~8月。瘦果多数，卵圆形，长约2毫米，褐色，有毛，具皱纹，着生于干燥的花托上，集成聚合果。果期8~10月。

功效主治： 清热解毒、凉血止痢。主治赤痢腹痛、痈肿疮毒等。

家用养生： 凉拌委陵菜：委陵菜适量，洗净后入沸水锅焯几分钟捞出，加适量食盐、醋，搅拌均匀食用。可缓解便秘。

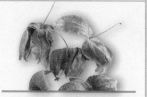
花为白色，花瓣5片，呈钟形。

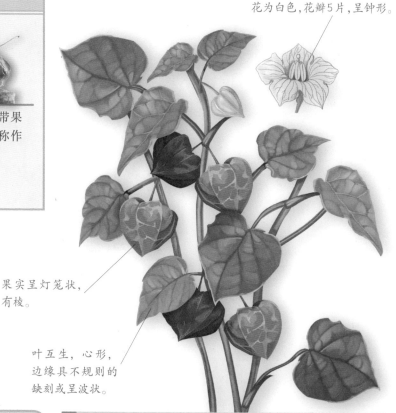

果实呈灯笼状，有棱。

叶互生，心形，边缘具不规则的缺刻或呈波状。

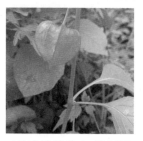
Physalis alkekengi

酸浆

外形： 草本，高35~100厘米。叶互生，叶片边缘具稀疏不规则的缺刻或呈波状。花单生于叶腋；花冠钟形，5裂，裂片广卵形，先端急尖。花期7~10月。浆果圆球形，光滑无毛，成熟时呈橙红色，厚膜质膨胀如灯笼。果期8~11月。

功效主治： 锦灯笼是酸浆的宿萼[1]或带果实的宿萼，具有清热解毒、利咽化痰等功效。主治咽痛音哑、痰热咳嗽、小便不利、热淋涩痛等。

---

①宿萼是指果实外部呈灯笼状的果皮。

龙葵小百科

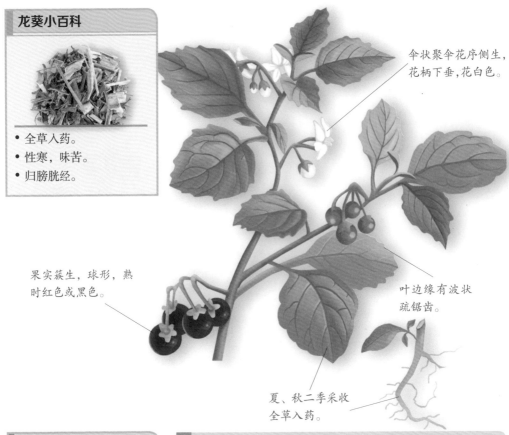

- 全草入药。
- 性寒，味苦。
- 归膀胱经。

伞状聚伞花序侧生，花柄下垂，花白色。

果实簇生，球形，熟时红色或黑色。

叶边缘有波状疏锯齿。

夏、秋二季采收全草入药。

辨识龙葵

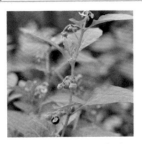

叶卵形，边缘波状疏锯齿。浆果熟时为红色或黑色。

Solanum nigrum

龙葵

外形：草本，高约 60 厘米。茎直立或下部偃卧，有棱角。叶互生，卵形，大小相差很大，大者长可达 13 厘米；叶缘具波状疏锯齿，叶柄长 15~35 毫米。聚伞花序侧生，花柄下垂，花白色；花冠无毛，裂片轮状伸展，5 片。花期 6~7 月。浆果球状，有光泽，成熟时红色或黑色。种子扁圆形。果期 8~9 月。

功效主治：清热解毒、活血消肿。主治疔疮、痈肿、丹毒、跌打扭伤、慢性支气管炎、急性肾炎等。

经验名方：治痢疾：龙葵叶 40 克（鲜者用量加倍），白糖 40 克，水煎服。（参考《江西民间草药》）

鱼腥草小百科

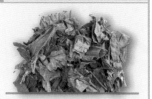

- 蕺菜新鲜全草或干燥地上部分入药，称作鱼腥草。
- 性微寒，味辛。
- 归肺经。

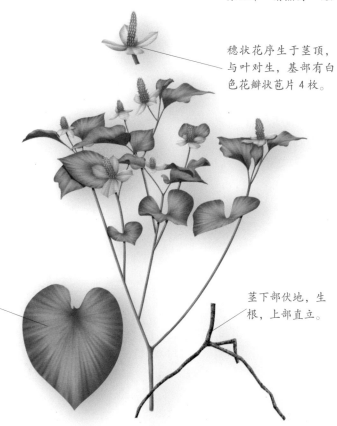

穗状花序生于茎顶，与叶对生，基部有白色花瓣状苞片4枚。

叶基部为心形，叶搓碎有鱼腥气，夏季采割地上部分入药。

茎下部伏地，生根，上部直立。

辨识蕺菜

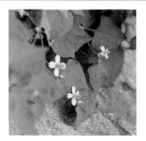

4枚白色花瓣状的其实是苞片，花蕊圆柱状的才是无数小花组成的花序。

Houttuynia cordata

蕺菜

外形：草本，高15~50厘米，有腥臭气。茎下部伏地，生根，上部直立。叶互生，心形或阔卵形，长3~8厘米，宽4~6厘米，先端渐尖，全缘；叶柄长3~5厘米。穗状花序生于茎顶，与叶对生，基部有白色花瓣状苞片4枚；花小，无花被，有1个线状小苞。花期5~8月。蒴果卵圆形，顶端开裂。果期7~10月。

功效主治：清热解毒、利尿消肿。可用于治疗肺炎、热痢、疟疾、水肿、淋病、白带、痔疮、脱肛、湿疹、疥癣等。

紫花地丁小百科

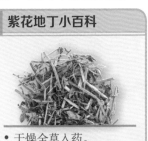

- 干燥全草入药。
- 性寒，味苦、辛。
- 归心经、肝经。

蒴果长圆形，无毛。

种子卵球形。

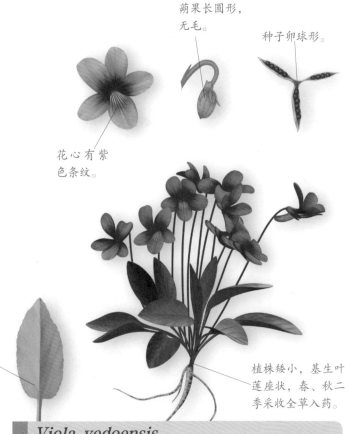

花心有紫色条纹。

上部叶片多呈长圆形。

植株矮小，基生叶莲座状，春、秋二季采收全草入药。

辨识紫花地丁

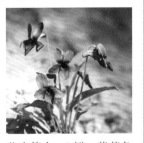

花中等大，5 瓣，紫堇色或淡紫色，喉部色较淡并带有紫色条纹。

Viola yedoensis

紫花地丁

外形：草本，高 4~14 厘米，果期高可达 20 厘米。茎多数，基生，莲座状；下部叶片通常较小，呈三角状卵形或狭卵形；上部较长，通常呈长圆形。花中等大，5 瓣，紫堇色或淡紫色，喉部色较淡并带有紫色条纹。花期 4~9 月。蒴果长圆形，无毛。种子卵球形，长约 1.8 毫米。果期 5~10 月。

功效主治：清热解毒、凉血消肿。主治疗疮肿毒、痈疽发背、丹毒等。

马蔺子小百科

- 种子入药。
- 性平，味甘。
- 归肝经、胃经、脾经、肺经。

花辮狭长。

花蓝紫色，花被6片。

蒴果具6条纵肋。

叶质较硬，条形。

花莛从叶丛中抽出，顶端有花1~3朵。

叶灰绿色，两面具7~10条突起的平行脉。

辨识马蔺

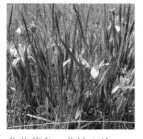

花蓝紫色，花被6片。

Iris lactea

马蔺

外形：草本，高40~60厘米。叶基生，坚韧，条形，长达40厘米，宽约6毫米，灰绿色，全缘，两面具7~10条突起的平行脉。花莛从叶丛中抽出，高10~30厘米，顶端有花1~3朵；花蓝紫色，花被6片，两轮排列。花期5~6月。蒴果长椭圆形，具6条纵肋，先端具尖喙。果期7~9月。

功效主治：清热解毒、利尿、止血。主治咽痛、黄疸、吐血、衄血、崩漏、痈肿疮毒等。

清热凉血药

牡丹 *Paeonia suffruticosa*

比起野生植株，牡丹人工栽培的更多。初夏开花，花大型，单生于枝顶端，花瓣 5 片或多数，一般栽培品种多为重瓣花。花瓣顶端有缺裂，玫瑰色、红色、紫色、白色均有。

🌱 牡丹皮小百科

入药部位：

牡丹干燥根皮入药，称作牡丹皮。

性味归经：

性微寒。

味苦、辛。

归心经、肝经、肾经。

采收：

秋季采挖根部，除去细根，剥取根皮，晒干；或刮去粗皮，除去木心，晒干。前者习称"连丹皮"，后者习称"刮丹皮"。

🌱 牡丹皮的用途

功效主治：

清热凉血、活血散瘀。主治温热病，热入营血，骨蒸潮热，以及血滞经闭、痈肿疮毒、跌打损伤等。

经验名方：

1. 治肺结核：牡丹皮 9 克，青蒿、知母各 6 克，鳖甲 15 克，生地黄 12 克。水煎，去渣取汁，温服。（参考《温病条辨》青蒿鳖甲汤）

2. 治产后血晕，血崩，经水不调，远年干血气：红花、干荷花、牡丹皮、当归、蒲黄（炒）各等分。上药共为细末，每服 15 克，酒煎，连渣温服。（参考《素问病机气宜保命集》红花散）

家用养生：

1. 白芍牡丹皮炖猪肉：牡丹皮、柴胡各 6 克，白芍 10 克，猪瘦肉 300 克，盐适量。以上 3 味药材与猪瘦肉一起炖煮，至肉烂熟，加盐调味即可。可疏肝解郁、柔肝清热。

2. 牡丹皮粥：牡丹皮 15 克水煎取汁。将药液和大米 100 克一起煮粥。能活血化瘀。

血虚有寒、月经过多者不宜使用。

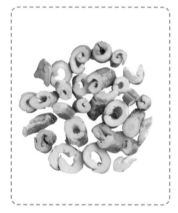

辨别牡丹皮饮片： 卷曲呈圆筒状或半筒状，断面显粉质。

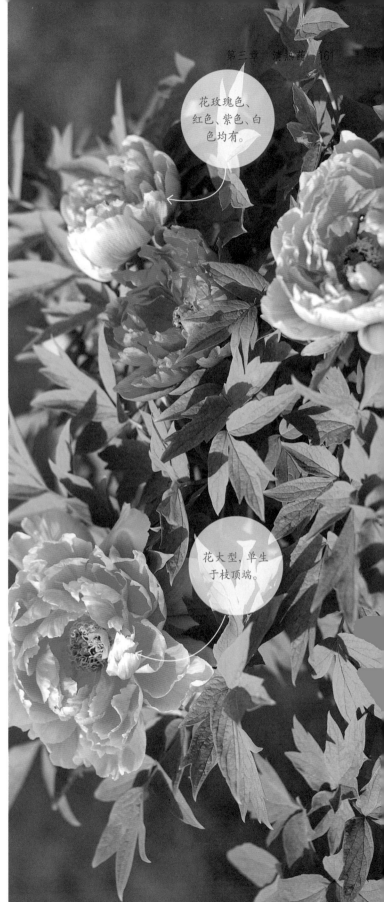

花玫瑰色、红色、紫色、白色均有。

花大型，单生于枝顶端。

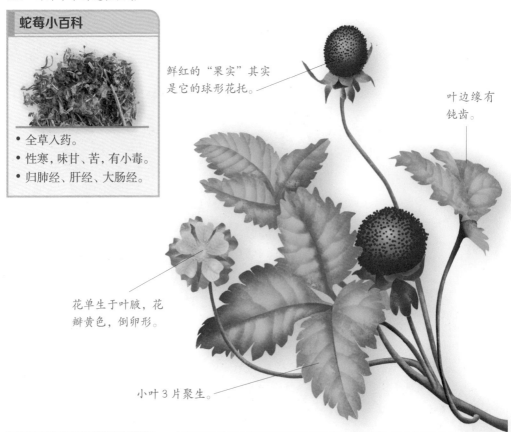

鲜红的"果实"其实是它的球形花托。

叶边缘有钝齿。

花单生于叶腋，花瓣黄色，倒卵形。

小叶3片聚生。

辨识蛇莓

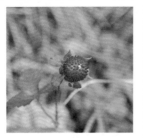

"果实"与草莓看起来很像，但小很多，而且有毒，不宜食用。

Duchesnea indica

蛇莓

外形：草本，多被毛。掌状复叶具长柄，疏离；小叶通常3枚，倒卵形，两侧小叶较小而基部偏斜，边缘有钝齿，基部楔尖而全缘。花单生于叶腋，直径12~15毫米；花柄通常长于叶柄，柔弱，被疏长毛；花瓣黄色，倒卵形。花期6~8月。花托球形或长椭圆形，鲜红色，覆以无数红色的小瘦果，并为宿萼所围绕。果期8~10月。

功效主治：清热凉血、消肿解毒。主治热病、惊痫、咳嗽、吐血、咽喉肿痛、疔疮等。

玄参小百科

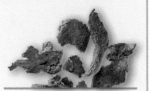

- 干燥根入药。
- 性微寒，味甘、苦、咸。
- 归肺经、胃经、肾经。

聚伞花序
疏散开展。

茎直立，四棱形。

根圆柱形，下部
常分叉。

叶片卵形或
卵状椭圆形。

辨识玄参

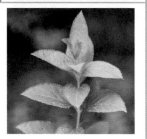

茎直立，四棱形。叶对生，
叶片卵形或卵状椭圆形。

Scrophularia ningpoensis

玄参

外形： 草本，高 60~120 厘米。根圆柱形，下部常
分叉，外皮灰黄褐色。茎直立，四棱形。叶对生；叶片
卵形或卵状椭圆形，先端渐尖，基部圆形或近截形，边
缘具钝锯齿。聚伞花序疏散开展，呈圆锥状；花冠暗紫
色，管部斜壶状，长约 8 毫米，有 5 裂片。花期 7~8 月。
蒴果卵圆形，先端短尖，深绿或暗绿色，长约 8 毫米，
萼宿存。果期 8~9 月。

功效主治： 泻火解毒、滋阴除烦。主治热病烦渴、
骨蒸痨热、夜寐不宁、大便干燥、消渴等。

清虚热药

青蒿小百科

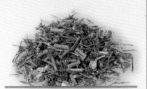

- 黄花蒿的干燥地上部分入药，称作青蒿。
- 性寒，味苦、辛。
- 归肝经、胆经。

茎直立，具纵条纹，秋季采割地上部分，除去老茎，阴干入药。

全株有独特香味。

头状花序小，球形。

总苞片 3~4 层。

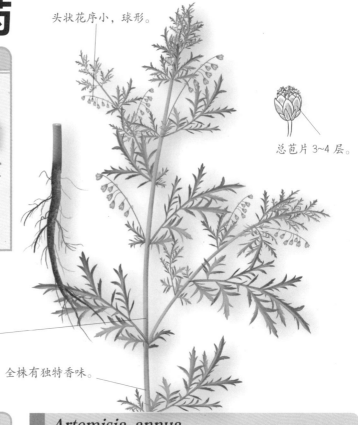

辨识黄花蒿

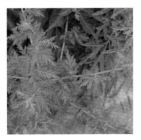

黄花蒿有特殊的香气，叶片分裂成羽毛状，摸起来像纸。

Artemisia annua

黄花蒿

外形： 草本。茎下部与中部叶多宽卵形或三角状卵形，3~4 回羽状深裂，每侧有裂片 5~8 枚；中上部叶与苞叶 1~3 回羽状全裂。头状花序小，球形，直径 1.5~2.5 毫米；总苞片 3~4 层，中肋绿色，边缘宽膜质；雌花 10~18 朵，花冠狭管状；中央两性花 15~30 朵，花冠管状。花期 8~10 月。瘦果小，椭圆状卵形。果期 10~11 月。

功效主治： 清透解暑、凉血除蒸。主治温病、暑热、劳热骨蒸、疟疾、痢疾、黄疸、疥疮、瘙痒等。

经验名方： 治疟疾寒热：青蒿 6 克，竹茹、茯苓、碧玉散、黄芩各 9 克，法半夏、枳壳各 5 克。水煎，去渣取汁，温服。（参考《通俗伤寒论》蒿芩清胆汤）

白薇小百科

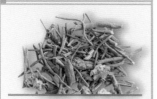

- 干燥根及根茎部分入药。
- 性寒，味苦、咸。
- 归胃经、肝经、肾经。

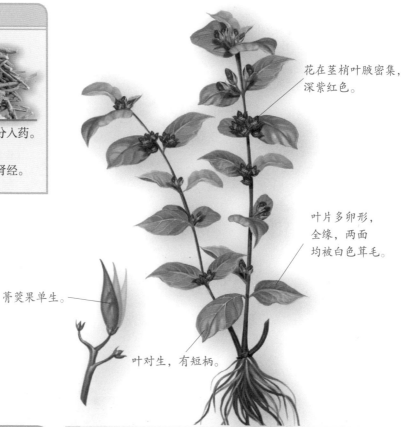

花在茎梢叶腋密集，深紫红色。

叶片多卵形，全缘，两面均被白色茸毛。

蓇葖果单生。

叶对生，有短柄。

辨识白薇

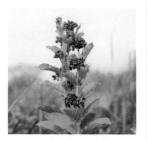

茎通常不分枝，密被短柔毛。花朵在茎梢叶腋密集，深紫红色，花冠辐状。

Cynanchum atratum

白薇

外形：草本，高 40~70 厘米，具白色乳汁。根茎短，簇生细长的条状根，外皮土黄色；茎密被短柔毛。叶对生，有短柄；叶片多卵形，全缘，两面均被白色茸毛。花多数，在茎梢叶腋密集，深紫红色；花冠辐状，5 深裂；副花冠 5 裂。花期 5~7 月。蓇葖果单生，先端渐尖，基部钝形，中间膨大。果期 8~10 月。

功效主治：清热凉血、利尿通淋、解毒疗疮。主治阴虚发热、热淋、血淋、痈疽肿毒等。

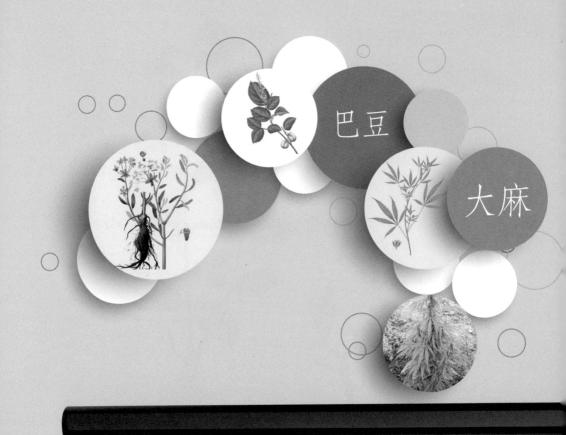

巴豆

大麻

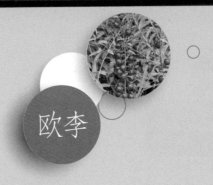

欧李

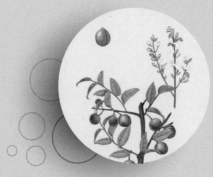

第四章
泻下药

泻下药能润肠通便，清除体内毒素，排除体内热邪；还能消退水肿，使水邪湿邪随大小便排出。泻下药与行气药配合使用，可以协同增效，增强泻下效果，比如泻下的大黄，配上理气的枳壳，泻下效果更佳，但需因人制宜。使用泻下药时需慎之又慎，体质瘦弱的女性朋友、儿童及青少年、素来体虚的老年人，应慎用泻下药，尽量用缓下药；孕妇禁用泻下药。

巴豆小百科

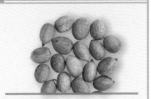

- 干燥成熟果实入药。
- 性热，味辛，有大毒。
- 归胃经、大肠经。

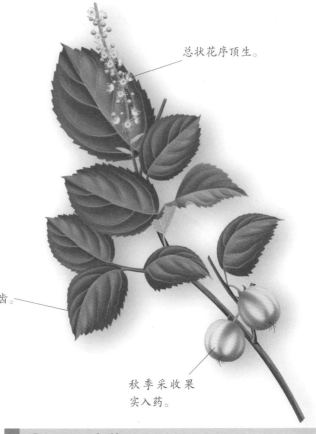

总状花序顶生。

叶边缘有细锯齿。

秋季采收果实入药。

辨识巴豆

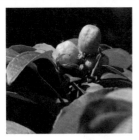

果实呈长圆形或倒卵形，有明显的三个钝角。有大毒，不可自行使用。

Croton tiglium

巴豆

外形: 常绿乔木，高 6~10 米。幼枝绿色；二年生枝灰绿色。叶互生；叶片卵形或长圆状卵形，长 5~13 厘米，宽 2.5~6 厘米，近叶柄处有 2 腺体，主脉 3 出。花单性，雌雄同株；总状花序顶生，上部着生雄花，下部着生雌花；雄花绿色，较小，花 5 瓣，反卷，内面密生细的绵状毛；雌花花萼 5 裂，无花瓣。花期 3~5 月。蒴果长圆形至倒卵形，有 3 个钝角。种子长卵形，3 枚，淡黄褐色。果期 6~7 月。

功效主治: 一般外用。多用于治疗恶疮疥癣、疣痣等。孕妇禁用，不可与牵牛子同用。

京大戟小百科

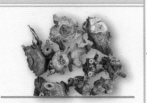

- 大戟的干燥根部入药，称作京大戟。
- 性寒，味苦，有毒。
- 归肺经、脾经、肾经。

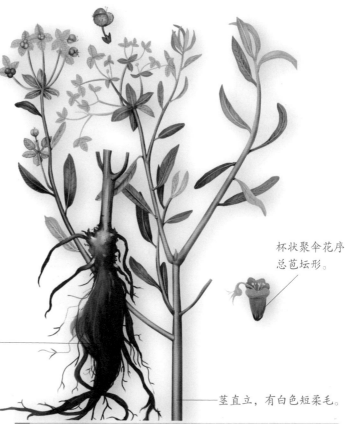

杯状聚伞花序总苞坛形。

根粗大，很长，秋、冬采挖根部入药。

茎直立，有白色短柔毛。

辨识大戟

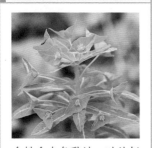

全株含白色乳汁，叶片似柳叶而狭长，枝顶通常5个花梗轮生成为一束。

Euphorbia pekinensis

大戟

外形：草本，全株含乳汁。茎直立，被白色短柔毛，上部分枝。叶互生，长圆状披针形至披针形，全缘。伞形聚伞花序顶生，通常有5个伞梗，伞梗顶生1个杯状聚伞花序，其基部轮生卵形或卵状披针形苞5片；杯状聚伞花序总苞坛形。花期4~5月。蒴果三棱状球形，表面有疣状突起。果期6~7月。

功效主治：京大戟即大戟的干燥根部，有泄水逐饮、消肿散结的效果。主治水肿胀满、气逆喘咳、二便不利等。孕妇禁用，不宜与甘草同用。

郁李仁小百科

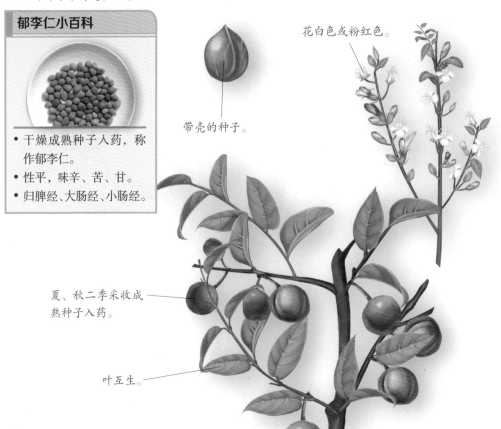

- 干燥成熟种子入药，称作郁李仁。
- 性平，味辛、苦、甘。
- 归脾经、大肠经、小肠经。

带壳的种子。

花白色或粉红色。

夏、秋二季采收成熟种子入药。

叶互生。

辨识欧李

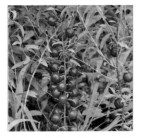

欧李果实颜色鲜艳，且酸甜可口。

Prunus humilis

欧李

外形： 落叶灌木，高 1~1.5 米。树皮灰褐色，小枝被柔毛。叶互生，长圆形或椭圆状披针形，长 2.5~5 厘米，宽 1~2 厘米，先端尖，边缘有浅细锯齿。花与叶同时开放，单生或 2 朵并生；萼 5 片；花 5 瓣，白色或粉红色。花期 4~5 月。核果近球形，熟时鲜红色。果期 7~8 月。

功效主治： 润肠通便、利水下气。主治大肠气滞、津枯肠燥、小便不利、脚气等。功效较火麻仁稍强。

经验名方： 治产后肠胃燥热、大便秘涩：郁李仁、朴硝各 50 克，当归、生地黄各 100 克。将以上 4 味研成粗末，每服 15 克，水煎，去渣，温服。（参考《圣济总录》郁李仁饮）

火麻仁小百科

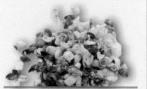

- 干燥成熟果实入药，称作火麻仁。
- 性平，味甘。
- 归脾经、胃经、大肠经。

掌状复叶互生或下部对生。

叶缘有粗锯齿。

雄花黄绿色。

辨识大麻

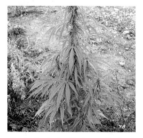

大麻为直立草本，叶呈手掌状。

Cannabis sativa

大麻

外形：直立草本，高 1~3 米。掌状复叶互生或下部对生；小叶 3~11 枚，披针形，两端渐尖，边缘有粗锯齿；叶柄细长；托叶线状披针形。花单性异株；雄花呈疏生的圆锥花序，黄绿色；雌花丛生于叶腋，绿色，每花有 1 阔卵形苞片，花被 1 片，雌蕊 1 个。花期 6~8 月。瘦果扁卵形，外围有黄褐色苞片。果期 9~10 月。

功效主治：润肠滑肠。主治肠燥便秘、血虚津亏等。

经验名方：治汤火伤[1]：火麻仁、黄柏、黄栀子，共研末，调猪脂涂抹。（参考《四川中药志》）

---

[1]汤火伤：因热水、热油或火灼伤而导致的肌肤溃疡。

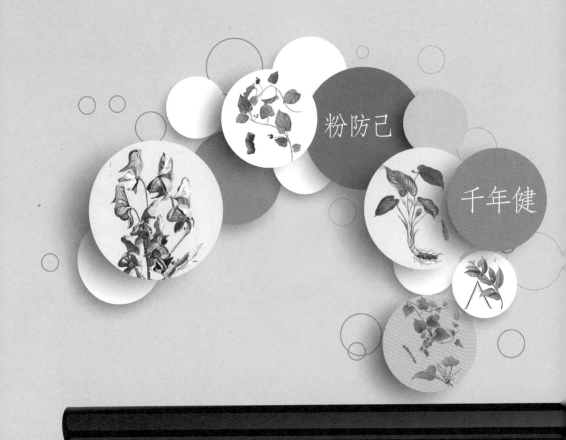

粉防己

千年健

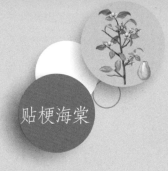

贴梗海棠

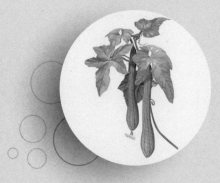

第五章
祛风湿药

祛风湿药既能治风寒引起的关节疼痛、四肢麻木等，还能治风湿引起的筋骨无力、肌肉萎缩、半身不遂等。不过，此类药容易伤阴耗血，阴虚血亏者应慎用。现代研究表明，某些祛风湿药对风湿性关节炎、类风湿性关节炎、坐骨神经痛、腰肌劳损等有一定的治疗作用。部分祛风湿药对于中风偏瘫、高血压、心脏病等疾病有一定的辅助治疗作用。

祛风寒湿药

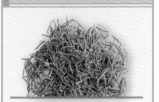
圆锥花序顶生于叶腋，总花柄多分枝，花梗细柔。

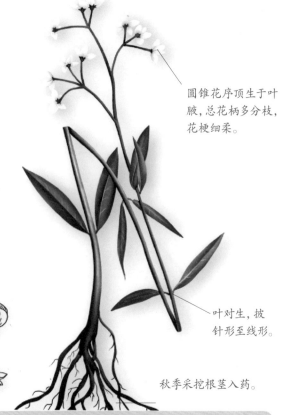

花冠5处深裂，广卵形。

副花冠5枚。

叶对生，披针形至线形。

秋季采挖根茎入药。

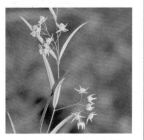
Cynanchum paniculatum

徐长卿

外形： 草本，高约65厘米。叶对生，披针形至线形，长5~14厘米，全缘，边缘有缘毛，基部渐狭，下面中脉隆起。圆锥花序顶生于叶腋，总花柄多分枝，花梗细柔，花多数；花冠5处深裂，广卵形，黄绿色；副花冠5枚，黄色，肉质。花期6~7月。蓇葖果角状。种子顶端着生多数银白色茸毛。果期9~10月。

功效主治： 祛风、化湿、止痒。主治风湿痹痛、牙痛、跌扑伤痛、风疹等。

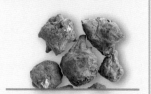

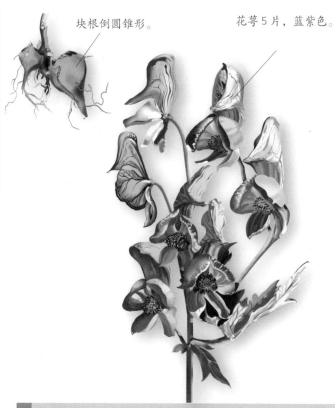

块根倒圆锥形。

花萼5片，蓝紫色。

辨识乌头

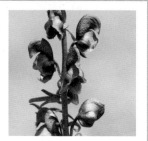

花序又细又长，花萼蓝紫色。叶互生，摸起来很光滑。

Aconitum carmichaelii

乌头

外形：草本，高60~120厘米。叶互生，有柄；叶片卵圆形，有3裂，裂片边缘有粗齿或缺刻。总状圆锥花序；萼5片，蓝紫色，上萼片盔形，侧萼片近圆形；花2瓣，无毛。花期6~7月。蓇葖果长圆形，具横脉。果期7~8月。

功效主治：川乌是乌头的干燥母根。生用常外用，能镇痛；内服多炙用，能祛风湿、温经止痛，主治风寒湿痹等。孕妇禁用，不宜与瓜蒌、瓜蒌子、天花粉、川贝母、浙贝母、平贝母、伊贝母、湖北贝母、白蔹、白及、半夏等同用。因此药有大毒，切不可自行服用。

威灵仙小百科

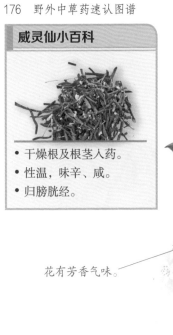

- 干燥根及根茎入药。
- 性温，味辛、咸。
- 归膀胱经。

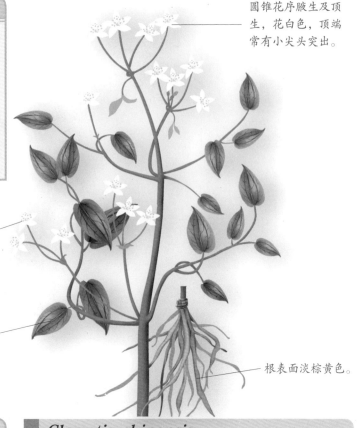

圆锥花序腋生及顶生，花白色，顶端常有小尖头突出。

花有芳香气味。

叶光滑，有3条主脉。

根表面淡棕黄色。

辨识威灵仙

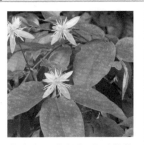

花白色，内部与盛开的菊花相仿，外部4片花瓣状的为萼片。

Clematis chinensis

威灵仙

外形： 攀缘性灌木，高4~10米。根表面淡棕黄色，下侧着生多数细根。叶对生，羽状复叶，小叶通常5片，卵形或卵状披针形。圆锥花序腋生及顶生，长12~18厘米；萼多4片，有时5片，花瓣状，长圆状倒卵形，白色，顶端常有小尖头突出。花期5~6月。瘦果扁平状卵形，略生细短毛。果期6~7月。

功效主治： 祛风湿、通经络。主治痛风顽痹、腰膝冷痛、屈伸不利、肢体麻木等。

穿山龙小百科

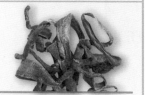

- 穿龙薯蓣的干燥根茎入药，称作穿山龙。
- 性温，味甘、苦。
- 归肝经、肾经、肺经。

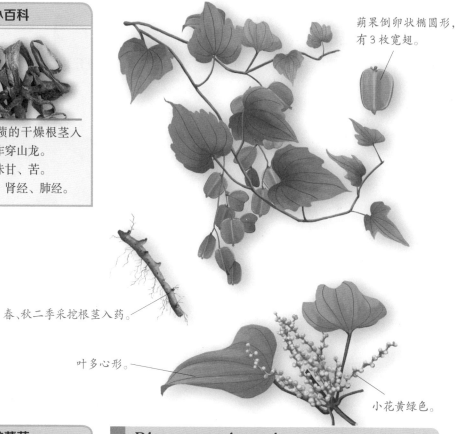

蒴果倒卵状椭圆形，有3枚宽翅。

春、秋二季采挖根茎入药。

叶多心形。

小花黄绿色。

辨识穿龙薯蓣

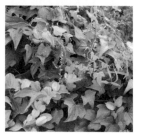

叶片呈心形，边缘有不等大的三角形分裂。

Dioscorea nipponica

穿龙薯蓣

外形： 缠绕草质藤本。叶互生，掌状心形，变化较大，边缘有不等大的三角状分裂，顶生裂片较小，全缘。花单性异株，穗状花序腋生；雄花无柄，花被6裂；雌花常单生，花被6裂。花期6~8月。蒴果倒卵状椭圆形，有3枚宽翅。种子每室2枚，有时仅一室发育，着生于中轴基部，四周有不等宽的薄膜状翅。果期8~10月。

功效主治： 活血舒筋、止咳平喘。主治风湿痹痛、慢性支气管炎、咳嗽气喘等。

祛风湿热药

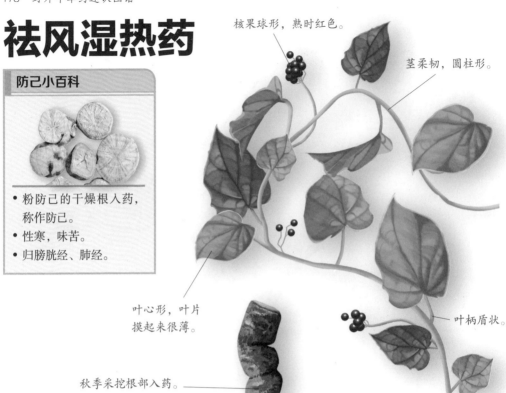

核果球形，熟时红色。

茎柔韧，圆柱形。

叶柄盾状。

叶心形，叶片摸起来很薄。

秋季采挖根部入药。

防己小百科

- 粉防己的干燥根入药，称作防己。
- 性寒，味苦。
- 归膀胱经、肺经。

辨识粉防己

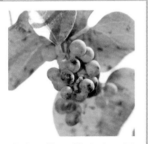

果实一簇一簇聚生，圆球形，成熟后呈红色。

Stephania tetrandra

粉防己

外形：缠绕藤本。根圆柱状，有时呈块状，外皮淡棕色或棕褐色。茎柔韧，圆柱形，长达 2.5~4 米，具细条纹，枝光滑无毛。叶互生，质薄较柔，叶柄盾状，与叶片等长；叶片外形近圆形，有 3~5 个角，先端锐尖，全缘。花小，雌雄异株，为头状的聚伞花序。花期 4~5 月。核果球形，熟时红色，直径 3~5 毫米。果期 5~6 月。

功效主治：行水、祛风止痛。主治水肿鼓胀、小便不利、湿热脚气、湿疹疮毒、风湿痹痛等。

丝瓜络小百科

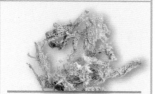

- 干燥成熟果实的维管束入药，称作丝瓜络。
- 性平，味甘。
- 归肺经、胃经、肝经。

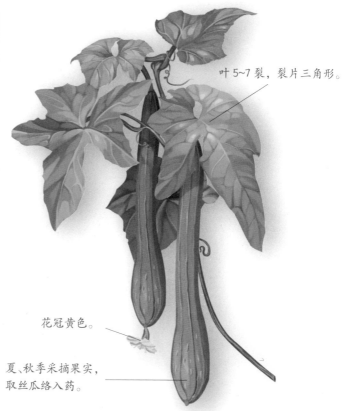

叶 5~7 裂，裂片三角形。

花冠黄色。

夏、秋季采摘果实，取丝瓜络入药。

辨识丝瓜

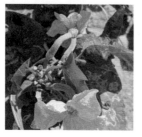

丝瓜是夏、秋常见的蔬菜之一。花冠黄色，裂片 5 枚，长圆形。瓜圆柱状，常有深色纵条纹。

Luffa cylindrica

丝瓜

外形: 攀缘草本。叶互生；叶柄粗糙，长 10~12 厘米；叶片三角形或近圆形，长宽均为 10~12 厘米，通常掌状 5~7 裂，裂片三角形，边缘有锯齿，具白色长柔毛。花单性，雌雄同株；雄花通常 10~20 朵生于总状花序的顶端，花冠黄色，裂片 5 枚，长圆形；雌花单生。花期 6~7 月。瓠果圆柱状，通常有深色纵条纹。果期 7~8 月。

功效主治: 祛风、通经络、活血。主治风湿痹痛、筋脉拘挛、肢体麻痹、乳痈、跌打损伤、胸痹等。

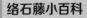

络石藤小百科

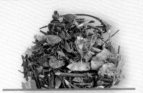

- 络石干燥带叶藤茎入药。
- 性微寒，味苦。
- 归心经、肝经、肾经。

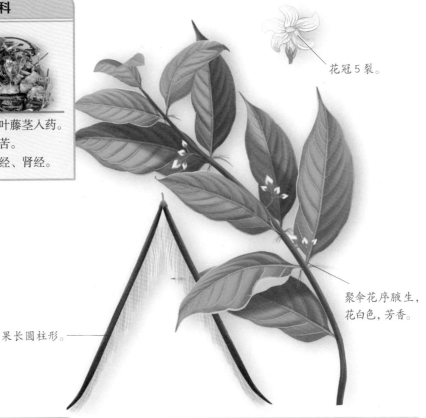

花冠5裂。

聚伞花序腋生，
花白色，芳香。

果长圆柱形。

辨识络石

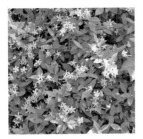

络石叶无毛。花冠5裂。
花白色，有香味。

Trachelospermum jasminoides

络石

外形： 常绿攀缘灌木。茎赤褐色，多分枝，表面有点状皮孔，幼枝有细柔毛。叶对生，椭圆形或卵状披针形，长2~8厘米，宽1.5~4厘米，全缘。聚伞花序腋生，长可达5厘米，花白色，芳香；花冠圆柱形，外被细柔毛，花冠5裂，裂片长椭圆状披针形。花期4~5月。果长圆柱形，长约15厘米，近于水平展开。果期10月。

功效主治： 祛风通络、凉血消肿。主治风湿痹痛、筋脉拘挛、喉痹、痈肿、跌打损伤等。

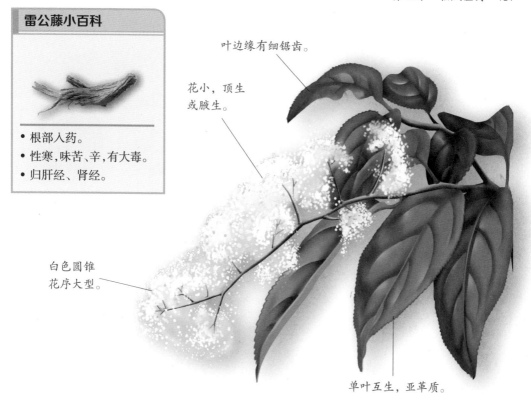

雷公藤小百科

- 根部入药。
- 性寒，味苦、辛，有大毒。
- 归肝经、肾经。

叶边缘有细锯齿。

花小，顶生或腋生。

白色圆锥花序大型。

单叶互生，亚革质。

Tripterygium wilfordii

雷公藤

外形：攀缘藤本，高 2~3 米。单叶互生，亚革质，卵形、椭圆形或广卵圆形，长 5~10 厘米，宽 3~5 厘米，边缘有细锯齿，叶柄长约 5 毫米。花小，白色，为顶生或腋生的大型圆锥花序；花 5 瓣，椭圆形。花期 5~6 月。翅果，膜质，先端圆或稍成截形，基部圆形，长约 1.5 厘米，宽约 1 厘米，黄褐色，3 棱，中央通常有种子 1 粒。种子细长。果期 8~9 月。

功效主治：消炎、解毒、杀虫。主治风湿顽痹、关节红肿热痛、关节变形、湿疹、疥疮、疔疮肿毒等。

祛风湿强筋骨药

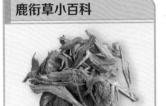

- 鹿蹄草干燥全草入药，称作鹿衔草。
- 性温，味甘、苦。
- 归肝经、肾经。

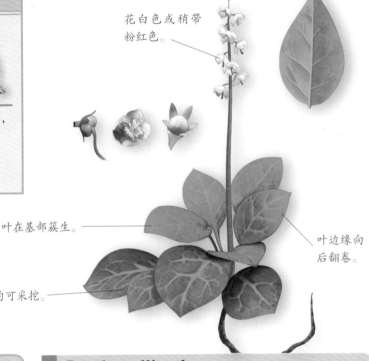

花白色或稍带粉红色。

叶在基部簇生。

全年均可采挖。

叶边缘向后翻卷。

辨识鹿蹄草

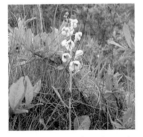

花茎细长，花序疏松，有花香；花瓣先端钝圆，花柱很长。

Pyrola calliantha

鹿蹄草

外形：常绿草本，高 20~30 厘米。地下茎细长，有不明显的节。叶于基部丛生，圆形至卵圆形，边缘向后反卷明显；叶柄长可2倍于叶片。花茎细圆柱形，具棱角，直径 15~20 毫米；总状花序；花瓣 5 片，椭圆形，先端钝圆，白色或稍带粉红色。花期 5~6 月。蒴果扁球形，具 5 棱，成熟时开裂。果期 9~10 月。

功效主治：祛风除湿、补肾强骨、止咳、止血。主治风湿性关节痛、崩漏、泻痢、白带、久咳痨嗽等。

木瓜小百科

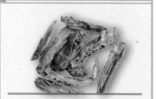

- 贴梗海棠干燥近成熟果实入药，称作木瓜。
- 性温，味酸。
- 归肝经、脾经。

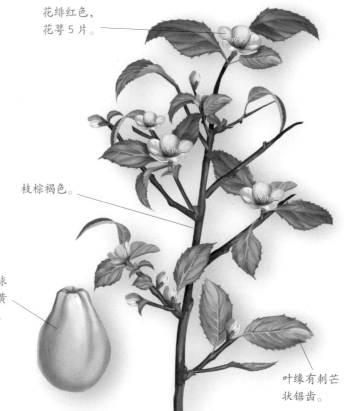

花绯红色，花萼5片。

枝棕褐色。

梨果卵形或球形，黄色或黄绿色，芳香。

叶缘有刺芒状锯齿。

辨识贴梗海棠

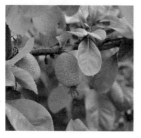

贴梗海棠枝棕褐色，有刺，皮孔明显。叶片卵形至椭圆状披针形，叶缘有刺芒状锯齿。

Chaenomeles speciosa

贴梗海棠

外形：灌木，高2~3米。枝棕褐色，有刺，皮孔明显；叶片卵形至椭圆状披针形，长2.5~14厘米，宽1.5~4.5厘米。花绯红色，也有白色或粉红色，花梗短；萼5片，直立，紫红色，边缘和内面有黄色柔毛；花5瓣，近圆形，长约1.7厘米；花先于叶片开放。花期3~4月。梨果卵形或球形，长约8厘米，黄色或黄绿色，芳香。果期9~10月。

功效主治：舒经活络、和胃化湿。主治风湿痹痛、筋脉拘挛、脚气肿痛、吐泻转筋等。

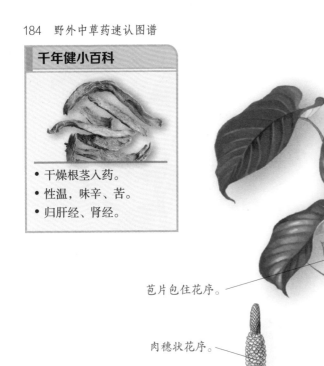
叶互生，具长柄，肉质，绿色。

苞片包住花序。

肉穗状花序。

根肉质，粗糙。

辨识千年健

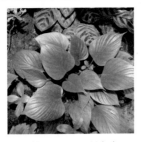

千年健叶互生，具长柄，肉质，绿色。

Homalomena occulta

千年健

外形： 草本。根茎肉质，细长，粗糙。叶互生，具长柄，肉质，绿色，基部扩大成淡黄色叶鞘，包着根茎；叶片卵状箭形，长 11~15 厘米，全缘。花序 1~3 柄，花序柄短于叶柄；佛焰苞绿白色，长圆形至椭圆形，长 5~6.5 厘米，花前席卷成纺锤形，盛开时上部略展开成短舟状；肉穗花序，长 3~5 厘米。花期 7~9 月。

功效主治： 祛风湿、强筋骨。主治风湿痹痛、肢节酸痛等。

经验名方： 固精强骨：千年健、远志、茯神、当归各等分。将以上 4 味中药研成细末，炼蜜为丸，如梧桐子大，每服 50 丸，温酒送服。（参考《濒湖集简方》）

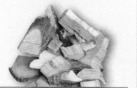
叶中脉上有刺。

叶和果皮可提取芳香油。

果皮红褐色，顶端有短芒尖。

主根粗壮，支根多，全年均可采挖根部入药。

辨识两面针

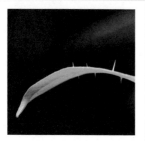

两面针的茎、枝、叶轴下面和小叶中脉两面均着生钩状皮刺。

Zanthoxylum nitidum

两面针

外形： 幼龄植株为直立的灌木，成龄植株为攀缘于其他树上的木质藤本。老茎有翼状蜿蜒而上的木栓层，茎枝及叶轴均有弯钩锐刺。单数羽状复叶，小叶5~11片；小叶对生，革质，多阔卵形。花序腋生，花4基数；花瓣淡黄绿色，卵状椭圆形或长圆形，长约3毫米。花期3~5月。果皮红褐色，单个分果瓣径5.5~7毫米，顶端有短芒尖。果期9~11月。

功效主治： 活血化瘀、祛风通络。内服可用于气滞血淤引起的风湿痹痛、跌打损伤等；外用可治烧烫伤。不可过量服用。不可与酸味食物同服。

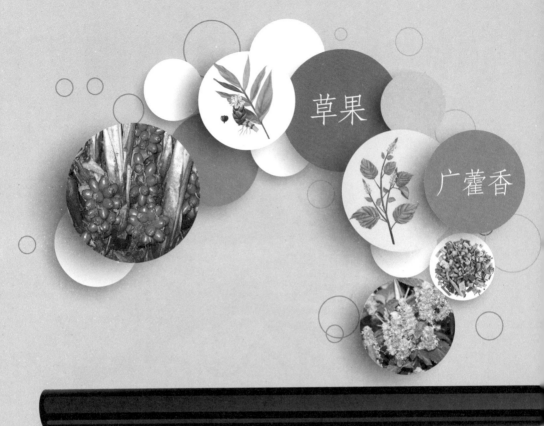

草果

广藿香

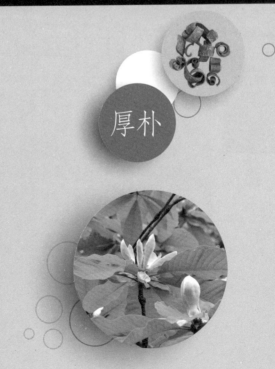

厚朴

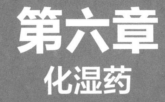

第六章
化湿药

脾胃"喜燥而恶湿"。脾胃一旦被湿浊所困，就会出现身体疲倦、胃肠胀满、食欲减退、大便溏稀等症状，这时就需要除湿药来化除湿浊、醒脾利胃。脾胃另一特点是"爱暖而喜芳香"，而化湿药多辛温，且气味芳香，既能温暖脾胃，也能刺激嗅觉、味觉，从而增强食欲，促进消化，排出肠道积气。不过这类药容易耗气伤阴，阴虚血燥及气虚者要慎用。同时，为防止其香味挥发，煎汤时不宜久煎。

厚朴 *Magnolia officinalis*

4~5月厚朴花开的时候，去山野寻找吧。叶互生，叶片宽大，顶端圆而有短急尖头。花单生于枝顶，白色，芳香。果实长椭圆状卵形，顶端有弯尖头。

🌱 厚朴小百科

入药部位：

干燥干皮、根皮及枝皮入药。

性味归经：

性温。

味苦、辛。

归脾经、胃经、肺经、大肠经。

采收：

4~6月剥取根皮及枝皮直接阴干；干皮置于沸水中微煮后，堆置阴湿处"发汗"，至内表面变紫褐色或棕褐色时再蒸软，取出后卷成筒状，干燥备用。

🌱 厚朴的用途

功效主治：

温中下气、燥湿除满。主治食积气滞、脘腹胀满、反胃呕吐、痰饮咳喘、寒湿泻痢等。

经验名方：

1. 治腹满、大便燥结： 厚朴10克，大黄20克，枳实5枚。水煎，去渣，温服。每天1剂，以利为度。（参考《金匮要略》厚朴三物汤）

2. 治脾胃不和、不思饮食： 厚朴125克，炙甘草75克，苍术200克，陈皮125克。将以上4味中药研成细末，炼蜜为丸，如梧桐子大。每服10丸，盐汤嚼下。（参考《博济方》平胃散）

3. 治小儿吐泻、胃虚及有痰惊： 厚朴30克，半夏（淹泡7次，姜汁浸半日，晒干）3克。以米泔水600毫升同浸1昼夜，水尽为度。如未尽，稍加火熬干，去厚朴，只研半夏。每服1.5克，以薄荷汤调下。（参考《小儿药证直诀》厚朴散）

家用养生：

1. 猪肚瘦肉厚朴汤： 猪肚250克，大枣10枚，薏苡仁15克，厚朴12克，猪瘦肉150克。放入汤煲内，加水4碗，煲4个小时，即可食用。能开胃消食，用于脾胃湿滞、胃病初愈、便秘等。

2. 夏朴蜜汁： 半夏6克，厚朴6克，蜂蜜适量。将半夏、厚朴煎取药汁，然后加入蜂蜜和开水服用。可用于烦躁不安、脘腹胀满等。

小贴士

气虚、津伤血枯者
及孕妇慎用。

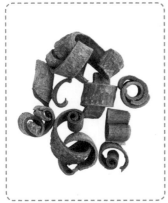

辨别厚朴饮片: 呈卷筒状或
双卷筒状, 质脆, 易折断。

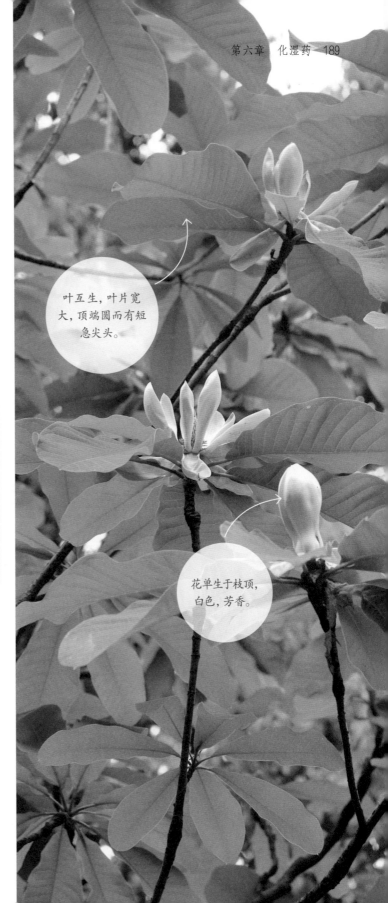

叶互生, 叶片宽
大, 顶端圆而有短
急尖头。

花单生于枝顶,
白色, 芳香。

广藿香小百科

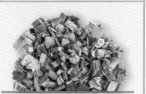

- 干燥地上部分入药。
- 性微温，味辛。
- 归脾经、胃经、肺经。

叶对生，圆形至宽卵形，两面均被毛。

花冠紫色。

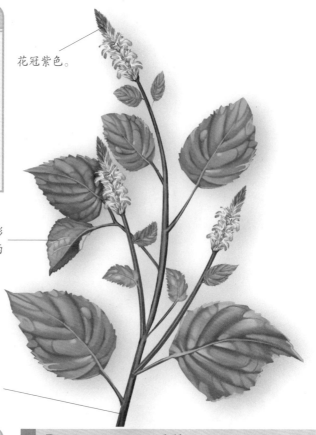

茎直立，上部多分枝，老枝粗壮，近圆形。

辨识广藿香

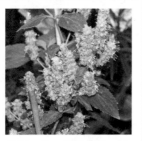

花期4月，花萼筒状，花冠紫色，我国产者很少开花。

Pogostemon cablin

广藿香

外形： 草本或灌木，高 30~100 厘米。茎直立，上部多分枝；老枝粗壮，近圆形；幼枝方形，密被灰黄色柔毛。叶对生，圆形至宽卵形，边缘有粗钝齿或有时分裂，两面均被毛，脉上尤多。轮伞花序密集成假穗状花序，密被短柔毛；花萼筒状，具5齿；花冠紫色，具4裂，前裂片向前伸。花期4月。我国产者绝少开花。小坚果近球形，稍压扁。

功效主治： 芳香化浊、开胃止呕、发表解暑。主治湿浊中阻、脘痞呕吐、鼻渊头痛等。

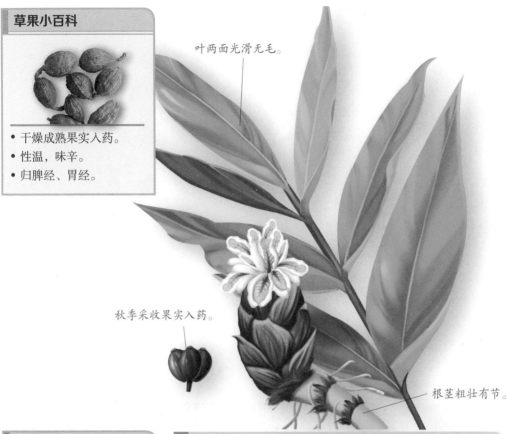

叶两面光滑无毛。

秋季采收果实入药。

根茎粗壮有节。

草果小百科

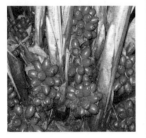

- 干燥成熟果实入药。
- 性温，味辛。
- 归脾经、胃经。

辨识草果

果实密集，成熟时为红色。能除肉类腥气。

Amomum tsaoko

草果

外形： 草本，丛生，高可达 2.5 米。叶 2 列，叶片长椭圆形或狭长圆形，全缘，边缘干膜质。穗状花序从根茎生出，长约 13 厘米，直径约 5 厘米。花期 5~6 月。蒴果密集，长圆形或卵状椭圆形，顶端具宿存的花柱，呈短圆状突起，熟时红色，外表面呈不规则的纵皱纹；小果梗长 2~5 毫米。果期 9~10 月。

功效主治： 燥湿温中、除痰截疟。主治疟疾、痰饮痞满、脘腹冷痛、反胃呕吐、泻痢等。

经验名方： 治腹泻、小便多：草果、附子各等分。将以上 2 味中药研成细末。每服 15 克，加生姜和大枣水煎，去渣，温服，不拘时候。（参考《济生方》果附汤）

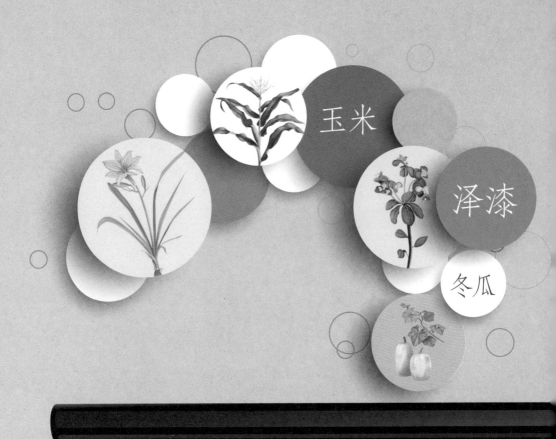

玉米

泽漆

冬瓜

车前

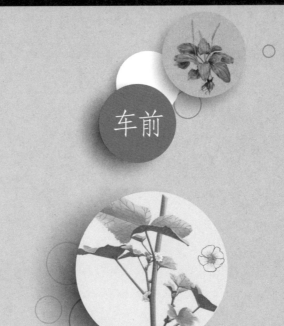

第七章
利水渗湿药

利水渗湿药是中药中的利尿药。除了利尿外，这类药还能消除水肿、祛除痰饮（比如慢性支气管炎难以排出的痰液，胃炎造成的胃部积水，体腔内的胸水、腹水，以及泌尿系统感染引起的淋浊等）。部分药物还能降血糖、降血脂，调节免疫功能。中医有"气行则水行，气滞则水停"的说法，因此，利水渗湿药多与行气药配伍使用，比如枳实、青皮、佛手、薤白、香附、川楝子等。另外，此类药易伤津液，阴亏津少、肾虚遗精者应慎用或忌用。

利水消肿药

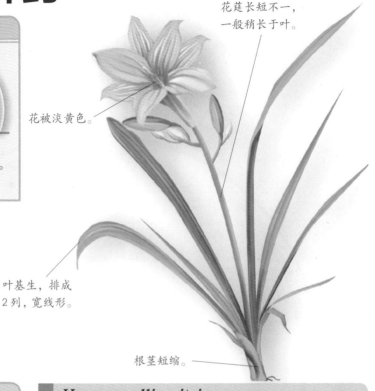
花莛长短不一，一般稍长于叶。

花被淡黄色。

叶基生，排成2列，宽线形。

根茎短缩。

辨识黄花菜

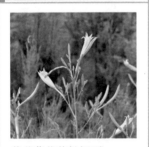

黄花菜花莛长短不一，一般稍长于叶。花被淡黄色，狭长喇叭形。

Hemerocallis citrina

黄花菜

外形：草本。根茎短缩。叶基生，排成2列，宽线形，长50~100厘米。花莛长短不一，一般稍长于叶；花梗短；花3~5朵或更多；花被淡黄色，有时花蕾顶端带黑色；花盛开时花被裂片向外弯。花期6~8月。蒴果钝三角状椭圆形，长3~5厘米；种子黑色，有棱，有光泽。果期7~9月。

功效主治：利尿消肿、祛风止痛。用于小便不利、水肿、淋病、乳痈肿痛等。

家用养生：黄花猪蹄汤：干黄花菜50克（浸泡），猪蹄1只。将猪蹄洗净，斩成小块，与黄花菜同放入锅内，加生姜、胡椒、盐少许，炖至猪蹄烂熟即可食用。可行气催乳、美容养颜。

泽漆小百科

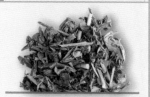

- 全草入药。
- 性微寒，味辛、苦，有毒。
- 归肺经、小肠经、大肠经。

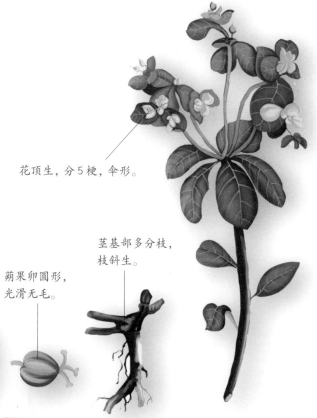

花顶生，分5梗，伞形。

茎基部多分枝，枝斜生。

蒴果卵圆形，光滑无毛。

花无花被，有5个伞梗。

辨识泽漆

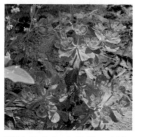

泽漆茎基部多分枝，枝斜生。单叶互生，叶片倒卵形或匙形。新鲜泽漆汁液有毒，采收要小心。

Euphorbia helioscopia

泽漆

外形： 草本，高10~30厘米，全株含有白色乳汁。茎基部多分枝，枝斜生。单叶互生，叶片倒卵形或匙形；茎顶端有5片轮生的叶状苞片，与茎叶相似，但较大。无花被，有5个伞梗，每伞梗再分2~3个小伞梗，分枝处有3枚轮生倒卵形苞叶，每小伞梗又第3回分为2叉状；雌花单生于总苞的中央。花期5~6月。蒴果卵圆形，光滑无毛。果期7~8月。

功效主治： 行水消痰、杀虫解毒。主治水气肿满、痰饮喘咳、疟疾、菌痢、瘰疬、骨髓炎等。

经验名方： 治癣疮：泽漆适量，晒干研成细末，以香油调搽。（参考《卫生易简方》）

薏苡仁小百科

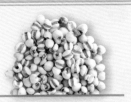

- 薏苡干燥成熟种仁入药，称作薏苡仁。
- 性凉，味甘、淡。
- 归脾经、胃经、肺经。

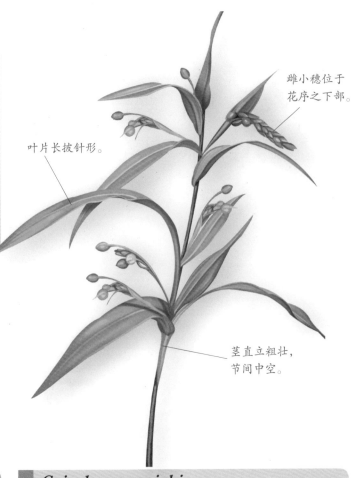

叶片长披针形。

雌小穗位于花序之下部。

茎直立粗壮，节间中空。

辨识薏苡

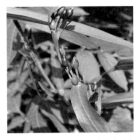

果期为 9~10 月，果实外包坚硬的总苞，卵形或卵状球形。

Coix lacryma-jobi

薏苡

外形：草本，高 1~1.5 米。须根较粗；秆直立。叶片线状披针形，边缘粗糙，中脉粗厚，于背面凸起。总状花序腋生成束；雌小穗位于花序之下部，外面包以骨质念珠状的总苞；雄小穗常 2~3 枚生于一节。花期 7~9 月。颖果外包坚硬的总苞，卵形或卵状球形。果期 9~10 月。

功效主治：健脾渗湿、除痹止泻、清热排脓。可用于水肿、脚气、小便不利、脾虚泄泻、扁平疣等。孕妇禁用。

家用养生：薏苡仁猪肝粥：薏苡仁、糯米各 25 克，木耳 10 克，猪肝 50 克。木耳泡发，猪肝切碎末，加水，与薏苡仁、糯米煮粥食用。能补血养颜，并有助于治疗缺铁性贫血。

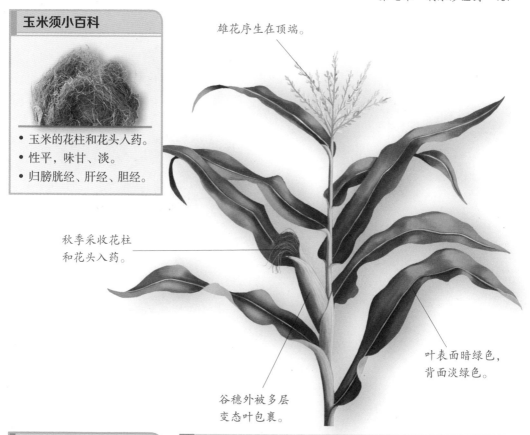

雄花序生在顶端。

叶表面暗绿色，
背面淡绿色。

谷穗外被多层
变态叶包裹。

玉米须小百科

- 玉米的花柱和花头入药。
- 性平，味甘、淡。
- 归膀胱经、肝经、胆经。

秋季采收花柱
和花头入药。

辨识玉米

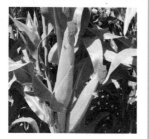

大型的聚合果生于叶腋。
叶片宽大，边缘有波状皱
褶，中间有强壮的叶脉。

Zea mays

玉米

  外形：栽培植物，高 1~4 米。秆粗壮，直立，通常
不分枝，基部节处常有气生根。叶片宽大，线状披针形，
具强壮中脉。秆顶着生雄性展开的圆锥花序；雄花序的
分枝三棱状，每节有 2 个雄小穗；每 1 个雄小穗含 2 朵
小花；在叶腋内抽出圆柱状的雌花序，雌花序外包有多
数鞘状苞片，雌小穗密集成纵行排列于粗壮的穗轴上。
果实为颖果，花期、果期 7~9 月。

  功效主治：利尿消肿、清肝利胆。主治肾炎水肿、
脚气等。

冬瓜皮小百科

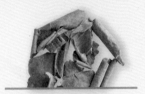

- 冬瓜干燥外层果皮入药。
- 性凉，味甘。
- 归脾经、小肠经。

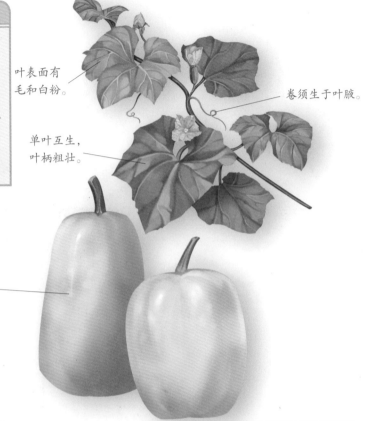

叶表面有毛和白粉。

卷须生于叶腋。

单叶互生，叶柄粗壮。

果皮有一层白粉。

辨识冬瓜

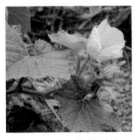

花期5~6月，雌雄同株，生于叶腋处；花冠黄色，分裂成5片。

Benincasa hispida

冬瓜

外形： 蔓生或架生草本。单叶互生；叶柄粗壮，被黄褐色硬毛及长柔毛；叶片肾状近圆形，有5~7浅裂或中裂。卷须生于叶腋，2~3歧，被粗硬毛和长柔毛。花单性，雌雄同株；花单生于叶腋；花冠黄色，5裂至基部，外展。花期5~6月。瓠果大型，肉质，长圆柱状或近球形，表面有硬毛和蜡质白粉。种子多数，扁形。果期6~8月。

功效主治： 冬瓜皮具有利水消肿、清热解暑的功效。可以用于治疗水肿、小便不利、暑热口渴、小便短赤等。

花瓣 3 片。

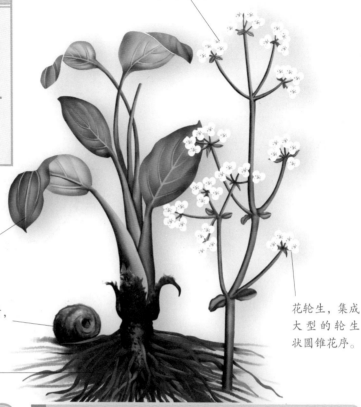

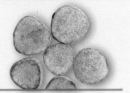
叶基生，叶片先端急尖或短尖，全缘，两面均光滑无毛。

冬季茎叶开始枯萎时，采挖块茎入药。

密生大量须根。

花轮生，集成大型的轮生状圆锥花序。

辨识泽泻

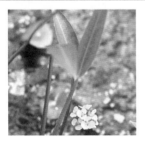

多生于沼泽中，白色的小花生于茎顶端，花序呈大型圆锥形。

Alisma orientale

泽泻

外形：沼泽植物，高 50~100 厘米。地下有块茎，球形，直径可达 4.5 厘米，外皮褐色，密生多数须根。叶基生，叶片先端急尖或短尖，全缘，两面均光滑无毛。花茎由叶丛中生出，花轮生，集成大型的轮生状圆锥花序；花瓣 3 片，白色，倒卵形。花期 6~8 月。瘦果多数，扁平，倒卵形，长 1.5~2 毫米，宽约 1 毫米，褐色。果期 7~9 月。

功效主治：利尿渗湿、清热。用于水肿、小便不利、痰饮、淋浊、黄疸等。

经验名方：治痰饮停聚而头目昏眩：泽泻 15 克，白术 6 克。水煎，去渣，温服。（参考《金匮要略》泽泻汤）

利尿通淋药

车前子小百科

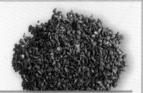

- 车前干燥成熟种子入药。
- 性寒，味甘。
- 归肝经、肾经、肺经、小肠经。

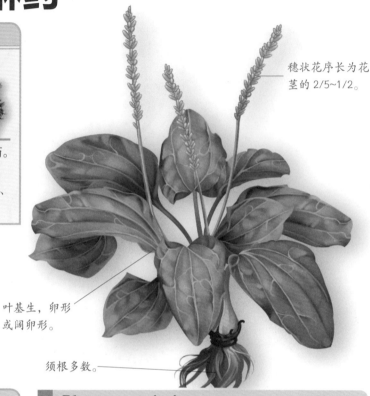

穗状花序长为花茎的 2/5~1/2。

叶基生，卵形或阔卵形。

须根多数。

辨识车前

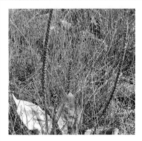

车前叶基生，卵形或阔卵形。穗状花序长为花茎的2/5~1/2。

Plantago asiatica

车前

外形：草本，连花茎高可达50厘米。叶基生，卵形或阔卵形，长4~12厘米，宽4~9厘米，顶端圆钝，基部下延；叶柄长5~20厘米。花茎数个，高12~50厘米，穗状花序长为花茎的2/5~1/2；花淡绿色；花冠小，膜质，先端4裂片，三角形，向外反卷。花期6~7月。蒴果卵状圆锥形。种子4~9颗，近椭圆形，黑褐色。果期8~9月。

功效主治：清热利尿、渗湿通淋、明目、祛痰。用于水肿胀满、热淋涩痛、痰热咳嗽等。

经验名方：治小便痛不可忍：车前子15克，淡竹叶、荆芥穗、赤茯苓、灯芯草各7.5克。以上5味中药分作2剂，用新汲水煎，任意服。（参考《仁斋直指方论》车前子散）

冬葵果小百科

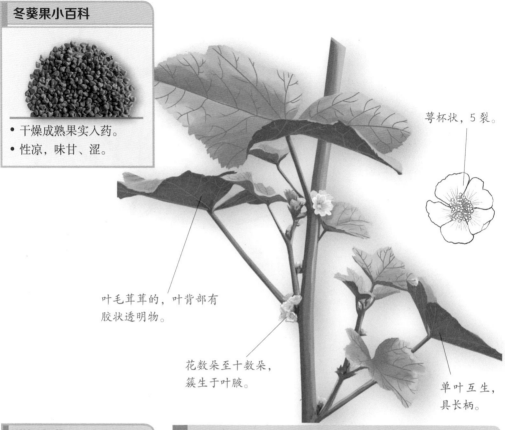

- 干燥成熟果实入药。
- 性凉，味甘、涩。

萼杯状，5 裂。

叶毛茸茸的，叶背部有胶状透明物。

花数朵至十数朵，簇生于叶腋。

单叶互生，具长柄。

辨识冬葵

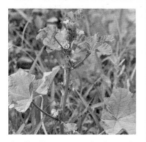

冬葵叶互生，叶片上有 5~7 个浅裂，裂片圆形或三角形。

Malva verticillata

冬葵

外形：草本，高 20~60 厘米。根细长，有时分枝，黄白色；茎直立，单一，具纵条棱，被星状毛。单叶互生，具长柄；叶片圆肾形，掌状 5~7 浅裂，两面被分叉毛或平伏糙毛。花数朵至十数朵，簇生于叶腋，花梗短；萼杯状，5 裂，副萼 3 片；花瓣淡红色，倒卵形。蒴果扁球形，由 10~11 枚心皮组成，熟后心皮彼此分离并与轴脱离，形成分果。果期 7~9 月。

功效主治：清热利尿、消肿。主治热淋、尿闭、水肿等。

地肤子小百科

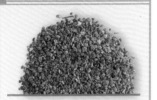

- 地肤干燥成熟果实入药。
- 性寒，味辛、苦。
- 归肾经、膀胱经。

叶互生，披针形
至线状披针形。

幼嫩叶可以作
蔬菜食用。

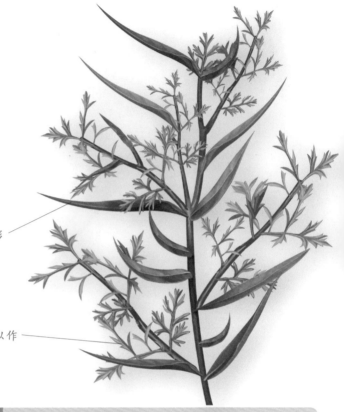

辨识地肤

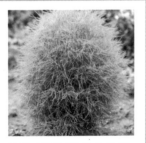

地肤叶片浓密，枝条密集，常被称为"扫帚苗"。

Kochia scoparia

地肤

外形：草本，高 50~80 厘米。茎直立，秋后常变为红色。叶互生，披针形至线状披针形，长 2~5 厘米，宽 1~7 毫米，全缘。花两性或杂性，1~2 朵生于叶腋；花被 5 片，基部合生，花被近球形，淡绿色；翅端附属物三角形至倒卵形，有时近扇形。花期 7~9 月。胞果扁球形；种子横生，扁平。果期 8~10 月。

功效主治：清热利湿、祛风止痒。主治小便涩痛、阴痒带下、风疹、湿疹、皮肤瘙痒等。

经验名方：治阴虚血亏、小便不利：地肤子 5 克，熟地黄 50 克，生龟板、生杭芍各 25 克。水煎，去渣，温服。（参考《医学衷中参西录》济阴汤）

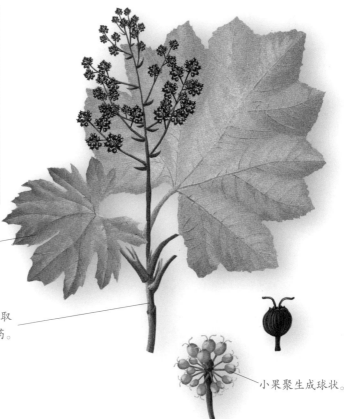

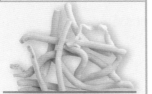
叶大型，手掌状。

秋季割取茎，取茎髓加工后入药。

小果聚生成球状。

辨识通脱木

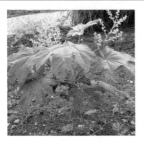

叶比蓖麻叶大，掌状分裂，基部心脏形，叶边缘有细锯齿。

Tetrapanax papyrifer

通脱木

外形：灌木，高可达6米。茎木质而不坚，中有白色的髓。叶大，通常聚生于茎的上部，掌状分裂，基部心脏形，叶片5~7裂，边缘有细锯齿；叶柄粗壮，长30~50厘米。花小，有柄，多数球状伞形花序排列成大圆锥花丛；苞片披针形；萼不明显；花4瓣，卵形，头锐尖。花期8月。核果状浆果近球形而扁，外果皮肉质，硬而脆。果期9月。

功效主治：通草是五加科植物通脱木的干燥茎髓，能泻肺、利尿、下乳。主治淋病涩痛、目昏鼻塞等。

经验名方：治淋病涩痛、小便不利：通草9克，冬葵子8克，滑石12克，石韦6克。水煎，去渣，分温3服。（参考《普济方》通草饮子）

木通

木通有木通、川木通、关木通3种。关木通因含有马兜铃酸，国家药品监督管理局已明令禁止使用。

木通：为木通科植物木通的干燥茎藤。

川木通：为毛茛科植物小木通或绣球藤的干燥藤茎。

关木通：为马兜铃科植物东北马兜铃的干燥藤茎。

木通 *Akebia quinata*

木通春天开花，适合去山坡上寻找。植株全株无毛，手掌状的叶有5片小叶，小叶顶端圆，常微凹至有一细短尖。花雌雄同株，花序底部生1~2朵雌花，上部着生密而较细的雄花；花瓣3片。果实肉质，成熟后沿腹缝线开裂。

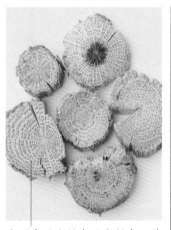

木通表面灰棕色至灰褐色，外皮粗糙而有许多不规则的裂纹或纵沟纹。

性味归经：性寒，味苦。归心经、小肠经、膀胱经。

功效主治：有清热利尿、活血通脉的功效。主治小便赤涩、胸中烦热、咽喉疼痛、口舌生疮、风湿痹痛、乳汁不通、经闭、痛经等。

经验名方：治妇人经闭及月经不调：木通、牛膝、生地黄、延胡索各适量。水煎，去渣，温服。（参考《神农本草经疏》）

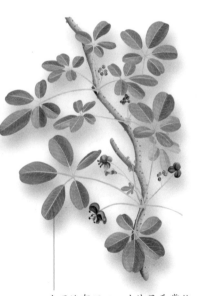

叶顶端有凹口，叶片呈手掌状。

川木通 *Clematis armandii*

川木通为毛茛科植物小木通或绣球藤的干燥藤茎。

性味归经：性寒，味苦。归心经、小肠经、膀胱经。

功效主治：有通淋利尿、清心除烦、通经下乳的功效，可用于治疗淋证、水肿、急性肾炎、小便不利、湿热癃闭、心烦尿赤、口舌生疮、湿热痹痛、血淤经闭、乳汁稀少或不通、关节不利等。

注意事项：小便过多、遗尿、精滑、气弱者及孕妇忌用木通。

积雪草小百科

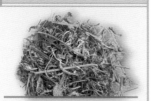

- 干燥全草入药。
- 性寒，味苦、辛。
- 归肝经、脾经、肾经。

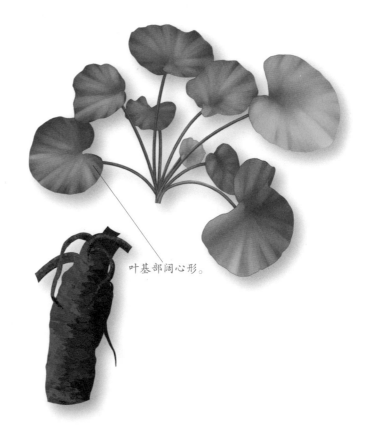

叶基部阔心形。

辨识积雪草

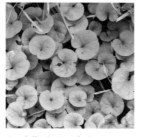

积雪草叶子基部阔心形。

Centella asiatica

积雪草

外形：草本，茎匍匐，节上生根。叶肾形或马蹄形，两面无毛或下面脉上疏生柔毛。伞形花序；花瓣卵形。果两侧扁，有毛或平滑。花果期4~10月。

功效主治：利湿清热、消肿解毒。主治湿热黄疸、痈肿疮毒、石淋血淋、中暑腹泻、跌扑损伤等。

瞿麦 *Dianthus superbus*

瞿麦的花瓣分丝成缕，与常见的花截然不同。它的花瓣之所以变成这样，是为了减少大风对它的伤害，是一种自我保护进化行为。它和石竹是近亲，只是石竹的花瓣不是流苏状的。

🌱 瞿麦小百科

入药部位：
干燥地上部分入药。

性味归经：
性寒。
味苦。
归心经、小肠经。

采收：
夏、秋两季花果期采割，除去杂质，干燥。

🌱 瞿麦的用途

功效主治：
瞿麦具有清热利水、活血通经的功效，用于治疗小便不通、水肿、经闭、痈肿、视物不清、痈疽肿痛等。

经验名方：
1. 治热淋：瞿麦、车前子、萹蓄、滑石、山栀子仁、炙甘草、木通、大黄各 50 克。将以上 8 味中药研成细末。每服 6 克，以灯芯草煎汤送服。（参考《太平惠民和剂局方》八正散）

2. 治妇人经血不通：瞿麦、木通、大黄各 60 克。上为细末，以酒一盏煎至七分，食前温服。(参考《普济方》)

家用养生：
1. 瞿麦粥：鲜瞿麦根 30~60 克，水煎去渣取汁。药汁加入大米 60 克共煮成粥。每日分 1~2 次温服。能清热利湿。

2. 瞿麦汤：瞿麦根 15 克。先将瞿麦根用淘米泔水洗净，再放入砂锅水煎，去渣，温服。每日 1 剂。能治小便不利。

小贴士

瞿麦具有兴奋子宫平滑肌的作用，孕妇禁用。

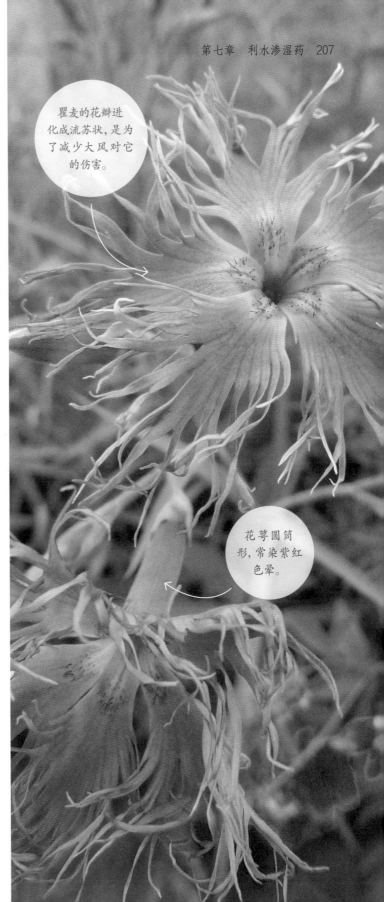

瞿麦的花瓣进化成流苏状，是为了减少大风对它的伤害。

花萼圆筒形，常染紫红色晕。

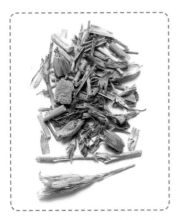

辨别瞿麦饮片：茎圆柱形，表面淡绿色或黄绿色，切片中空。叶多破碎。

利湿退黄药

枝条细弱易垂吊。

花瓣黄色，披针形至长圆形。

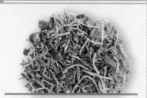
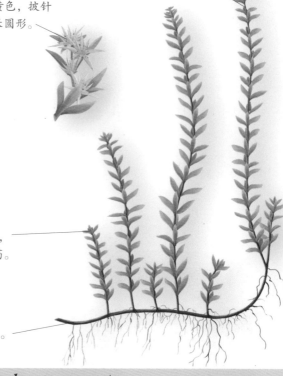

3 片叶围绕茎长成一圈，夏、秋二季采收全草入药。

接近地面的节处易生根。

辨识垂盆草

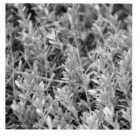

叶常为 3 片轮生，叶片倒披针形至长圆形。

Sedum sarmentosum

垂盆草

外形：肉质草本，全株无毛。根纤维状，不育茎匍匐，长 10~25 厘米，接近地面的节处易生根。叶常为 3 片轮生；叶片长 1.5~2.5 厘米，全缘。聚伞花序，顶生，有 3~5 个分枝，花小，无梗；花瓣黄色，披针形至长圆形。花期 5~7 月。蓇葖果，内有多数细小的种子。果期 7~8 月。

功效主治：利湿退黄、清热解毒。可以用于治疗湿热黄疸、小便不利、痈肿疮疡、急性或慢性肝炎、喉痛等。

虎杖小百科

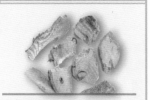

- 干燥根茎和根入药。
- 性微寒，味微苦。
- 归肝经、胆经、肺经。

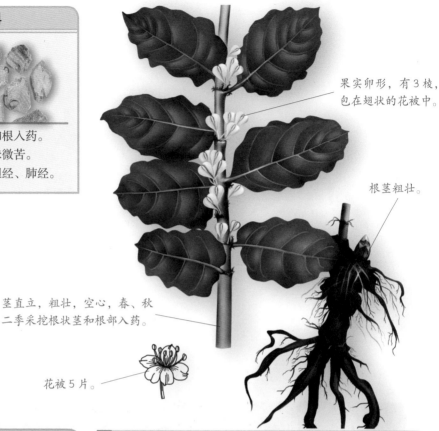

果实卵形，有3棱，包在翅状的花被中。

根茎粗壮。

茎直立，粗壮，空心，春、秋二季采挖根状茎和根部入药。

花被5片。

辨识虎杖

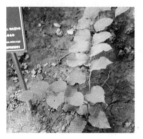

虎杖茎部分节明显，呈圆柱形。叶阔卵形至近圆形。

Polygonum cuspidatum

虎杖

外形： 灌木状草本，高达1米以上。根茎横卧地下，木质，黄褐色，节明显。茎直立，圆柱形，表面无毛，中空。单叶互生，阔卵形至近圆形，叶柄长1~2.5厘米。花单性，雌雄异株，圆锥花序腋生；花小而密，白色，花被5片，外轮3片，背面有翅，结果时增大。花期7~9月。瘦果卵形，具3棱。果期9~10月。

功效主治： 祛风利湿、散瘀止痛。可以用于治疗风湿筋骨疼痛、湿热黄疸、淋浊、带下、痈肿疮毒等。

经验名方： 治小便涩痛、淋浊、带下：虎杖适量，研成细末，每服10克，米汤送服。（参考《集验方》）

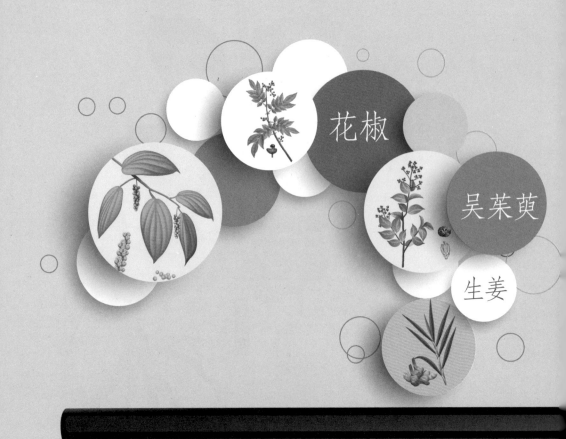

花椒

吴茱萸

生姜

山奈

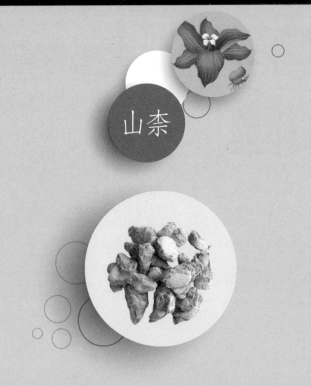

第八章
温里药

《黄帝内经》中有"寒者温之"的说法。顾名思义，温里药能温暖身体，祛除体内寒凉，治疗里寒证。如果寒邪内侵，阳气受困，出现胸腹寒凉、呕吐腹泻等症状，可用干姜、花椒、丁香等温里药；如果心肾虚而内生阴寒，造成四肢厥冷、阳痿、宫冷等症状，可服用附子、肉桂等；如果寒邪入侵肝经，可用吴茱萸等。温里药多辛热燥烈，实热证、阴虚火旺、津亏血虚者均应忌用。孕妇慎用。

胡椒小百科

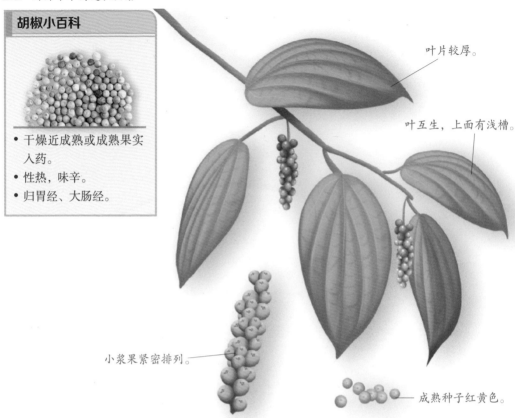

- 干燥近成熟或成熟果实入药。
- 性热，味辛。
- 归胃经、大肠经。

叶片较厚。

叶互生，上面有浅槽。

小浆果紧密排列。

成熟种子红黄色。

辨识胡椒

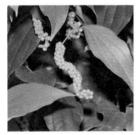

红黄色珠状浆果稠密排列在一起，呈略微弯曲的圆柱形，很像色泽晶莹的珠串。

Piper nigrum

胡椒

外形： 常绿藤本。茎长可达 5 米，多节，节处略膨大。叶互生，上面有浅槽；叶革质，阔卵形或卵状长椭圆形，全缘，基出脉 5~7 条。花单性，雌雄异株，杂性，呈穗状花序，侧生茎节上；每花有 1 盾状或杯状苞片，陷入花轴内；无花被。花期 4~10 月。浆果球形，稠密排列，果穗圆柱状，幼时绿色，熟时红黄色。

功效主治： 温中散寒、下气、消痰。可用于治疗胃寒食积、胃腹冷痛、呕吐清水、冷痢等。

经验名方： 治反胃呕哕吐食，数日不定：胡椒 1.5 克（末），生姜 50 克（微煨，切），以水两大盏，煎取一盏，去滓，分温 3 服。（参考《太平圣惠方》）

山奈小百科

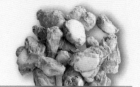

- 干燥根茎入药。
- 性温，味辛。
- 归胃经。

花为白色，有香味。

叶圆形或阔卵
形，几乎平卧
于地面上。

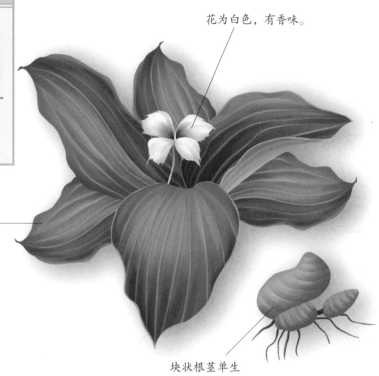

块状根茎单生
或数枚连生。

辨识山奈

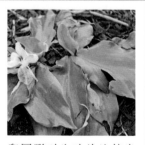

卵圆形对生叶片比较光
滑、阔大，几乎无柄，直
接在地上平铺开来。白色
花有香味，容易凋谢。

Kaempferia galanga

山奈

外形： 宿根草本。块状根茎，单生或数枚连生，淡黄色或黄白色，芳香；根粗壮。叶几乎无柄，平卧地面上，圆形或阔卵形，质薄，绿色，有时叶缘及尖端有紫色渲染。花序自叶鞘中出生，具花 4~12 朵，芳香。花期 8~9 月。蒴果。

功效主治： 温中化食、止痛。适用于胃寒导致的心腹冷痛、纳谷不香、不思饮食，以及食积、停食不化、跌打损伤、牙痛等。

肉桂小百科

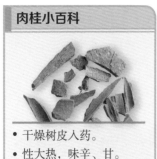

- 干燥树皮入药。
- 性大热，味辛、甘。
- 归肾经、脾经、心经、肝经。

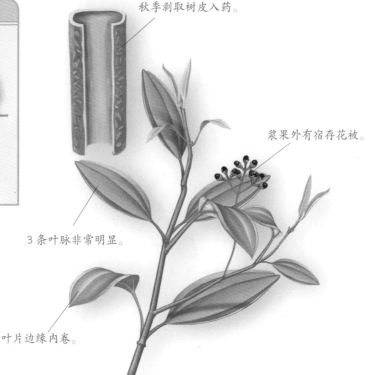

秋季剥取树皮入药。

浆果外有宿存花被。

3条叶脉非常明显。

叶片边缘内卷。

辨识肉桂

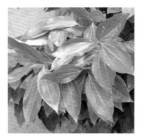

叶片厚，光滑无毛，3条叶脉从叶底部发出，非常明显。

Cinnamomum cassia

肉桂

外形：常绿乔木，高 12~17 米。叶互生，革质，长椭圆形至近披针形，长 8~17 厘米，全缘；具离基 3 出脉；叶柄粗壮，长 1~2 厘米。圆锥花序腋生或近顶生，长 10~19 厘米；花小，直径约 3 毫米；花被管长约 2 毫米，裂 6 片，黄绿色，椭圆形，长 3 毫米，内外密生短柔毛。花期 5~7 月。浆果椭圆形或倒卵形，先端稍平截，暗紫色，外有宿存花被。果期 10 月至次年 2~3 月。

功效主治：补火助阳、散寒暖脾。主治腹痛腹泻、阳痿、宫冷、虚寒吐泻等。

经验名方：治白带腥臭、多悲不乐、体大寒：黄柏(为引用)、知母各 1.5 克，肉桂 3 克，附子 9 克。水两盏煎至一盏。去渣，食远热服。(参考《兰室秘藏》桂附汤)

花椒小百科

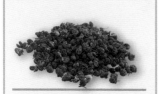

- 成熟果皮入药。
- 性温，味辛。
- 归脾经、胃经、肾经。

枝有短刺。

叶有香气。

成熟时，果皮开裂，内有黑色种子。

果实略呈球状，裂开为两瓣，秋季采收成熟果实加工后入药。

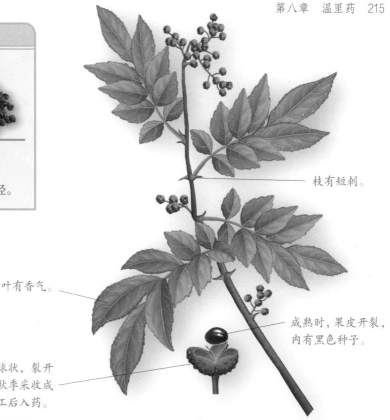

辨识花椒

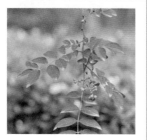

果实球形，成熟时红色至紫红色。花椒气味芳香，可去除肉类的腥膻气。

Zanthoxylum bungeanum

花椒

外形： 落叶灌木或小乔木，具香气。奇数羽状复叶，互生，叶柄两侧常有 1 对扁平、基部特宽的皮刺；小叶 5~11 片，对生，卵形或卵状矩圆形，边缘有细钝锯齿，齿缝处有粗大透明的腺点，下面中脉基部两侧常被一簇锈褐色长柔毛。聚伞状圆锥花序顶生。花期 3~5 月。果实成熟时红色至紫红色，密生疣状突起的油点。果期 7~10 月。

功效主治： 温中止痛、杀虫止痒。对于寒冷导致的腹痛、腹泻、呕吐有一定的缓解作用。

家用养生： 花椒红糖水：将 30 克花椒在水中泡 1 小时，取花椒水大火煮 10 分钟，出锅时加入 30 克红糖拌匀即可。每日服用 1 次。能温中补虚、暖胃止痛。

吴茱萸小百科

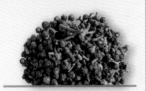

- 干燥近成熟果实入药。
- 性热,味辛、苦,有小毒。
- 归肝经、脾经、胃经、肾经。

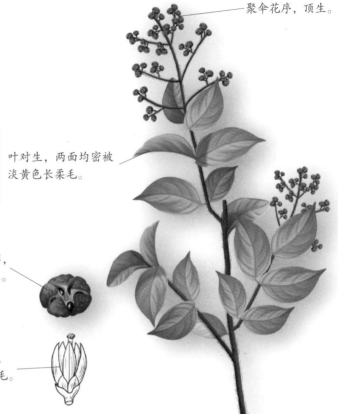

聚伞花序,顶生。

叶对生,两面均密被淡黄色长柔毛。

果实扁球形,熟时紫红色。

花瓣5片,长圆形,内侧密生白色长柔毛。

辨识吴茱萸

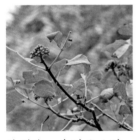

叶对生,小叶2~4对,两面均密生淡黄色长柔毛,厚纸质或纸质。

Euodia rutaecarpa

吴茱萸

外形:常绿灌木或小乔木,高 2.5~5 米。幼枝、叶轴、小叶柄均密被黄褐色长柔毛。叶对生;小叶 2~4 对,全缘,两面均密被淡黄色长柔毛,有油点。花单性,雌雄异株,聚伞花序,顶生;花小,黄白色;花 5 瓣,长圆形,内侧密被白色长柔毛;雌花较大。花期 6~8 月。蒴果扁球形,长约 3 毫米,直径约 6 毫米,熟时紫红色,表面有腺点。果期 9~10 月。

功效主治:散寒止痛、理气燥湿。主治呕逆吞酸、厥阴头痛、寒疝腹痛、疝气、湿疹、齿痛等。

经验名方:治呕而胸满、干呕吐涎沫、头痛:吴茱萸、人参各9克,生姜18克,大枣4枚。水煎,去渣,温服,每日3服。(参考《金匮要略》吴茱萸汤)

姜
Zingiber officinale

在中医的眼里，姜的用法很多，因为不同的加工炮制工艺，分为生姜、干姜、炮姜、煨姜、生姜皮、姜汁6种，一些老中医习惯称为"姜六药"。"姜六药"同出一物，但是功效却有不同。

生姜：温中止呕、解毒、发汗解表、温肺止咳。

干姜：温中散寒、回阳通脉、温肺化饮。

炮姜：温经止血、温中止痛。

煨姜：和中止呕。

生姜皮：止汗、利尿、消肿。

姜汁：和胃健脾、促进食欲。

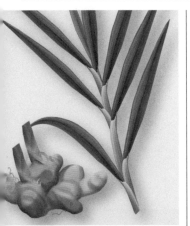

叶片狭长，披针形至条状披针形，排成2列，没有叶柄。

生姜

姜、葱和蒜并称为"三大佐料"，极大地丰富了每个家庭的餐桌。生姜的根茎断面黄白色，有浓厚的辛辣气味。叶互生，排成2列。花葶从根茎中抽出，花冠黄绿色，花瓣3片。

经验名方：1.治胃气不和、呕哕不安：半夏12克，生姜适量。半夏煎汤取汁，生姜榨汁，将2种药汁一同煎沸。分4次服用。有开胃和中的功效。（参考《金匮要略》生姜半夏汤）

2.治咳嗽痰多、恶心呕吐、心悸：生姜10克，乌梅1枚，半夏、橘红各15克，茯苓9克，炙甘草4.5克。水煎，去渣，温服，不拘时候。（参考《太平惠民和剂局方》二陈汤）

干姜

干姜的制作方法有很多种，较为常见的就是除去杂质，略泡，洗净，润透，切厚片或块，干燥即可。

家用养生：1.干姜粥：干姜5克水煎取汁，加大米煮粥，待沸时调入白糖，煮至粥熟即成。每日1剂，连食3~5天。可缓解脾肺虚寒、心腹冷痛。

2.干姜绿茶：干姜、绿茶各6克。放入杯中，用开水冲泡，代茶饮。有清热解毒、利湿和胃的作用，可缓解急性肠胃炎导致的腹部绞痛。

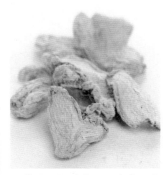

干姜呈不规则块状，略扁。表面灰棕色，粗糙，有纵皱纹。

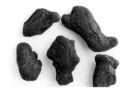

炮姜呈不规则膨胀的块状，表面棕黑色或棕褐色。

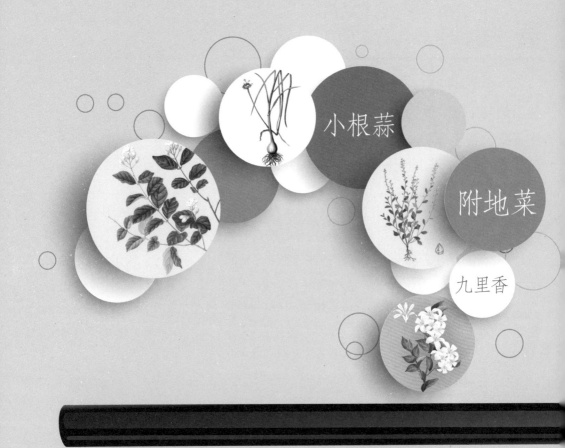

小根蒜

附地菜

九里香

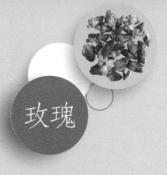

玫瑰

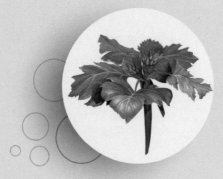

第九章
理气药

理气药既能调理气血、舒畅气机，又能行散气滞，可用于脾胃气滞所致的腹脘胀痛、恶心呕吐、腹泻、便秘等，也可用于肝气郁滞所致的胁肋胀痛、乳房胀痛、月经不调等，还可用于肺气郁滞所致咳嗽气喘、胸闷胸痛等。应用理气药时，应根据气滞病证的不同部位及程度，选择相应的药物。理气药多辛温而芳香，容易耗气伤阴，所以气阴不足者慎用。

现代药理研究表明，大部分理气药有健胃、助消化的作用，还有不少药能促进胆汁分泌，因此被广泛应用于消化不良、急性胃肠炎等病的治疗。

玫瑰 *Rosa rugosa*

玫瑰初夏开花，常栽培作观赏用。玫瑰与月季很像，主要的区别是玫瑰叶片有皱褶，茎枝上有很多锐刺，而月季叶片光滑，茎上的刺较稀疏；其次，玫瑰花期短，花香浓郁，而月季花期长，条件适宜时可四季开花，香气很淡。

🌱 玫瑰花小百科

入药部位：

玫瑰干燥花蕾入药。

性味归经：

性温。

味甘、微苦。

归肝经、脾经。

采收：

春末夏初花将开放时分批采收，及时低温干燥。

🌱 玫瑰花的用途

功效主治：

行气解郁、和血散瘀。主治肝胃气痛、吐血咳血、乳房胀痛、月经不调、赤白带下、泄泻痢疾、跌打损伤、风痹、痈肿等。

经验名方：

1. 治肠炎下痢：玫瑰花9克，白头翁15克，马齿苋30克，茯苓12克，水煎服。（参考《山东草药手册》）

2. 治肝郁吐血、月经不调：玫瑰花300朵，初开者，去心蒂。新汲水砂铫内煎取浓汁，滤去渣，再煎，白冰糖1斤收膏，早晚开水冲服。瓷瓶密收，切勿泄气。如专调经，可用红糖收膏。（参考《饲鹤亭集方》玫瑰膏）

家用养生：

1. 玫瑰花粥：玫瑰花10克，大米50克，红糖适量。大米淘洗干净，玫瑰花洗净。用大米煮粥，将熟时加入玫瑰花、红糖，再略煮即可。可行气解郁。

2. 玫瑰菊花青皮茶：玫瑰花、菊花各10克，青皮5克。开水冲泡，代茶饮。不拘时服。能缓解乳腺增生。

3. 玫瑰红豆浆：煮熟的红豆125克，干玫瑰花8克，红糖40克。将玫瑰花的蒂把去掉，只取花瓣；将玫瑰、红豆、红糖用豆浆机加开水，制成豆浆即可。可美容养颜。

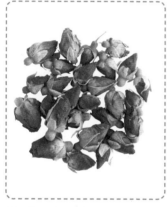

辨别玫瑰饮片： 花紫红色，
体轻，质脆，呈半球形或不
规则团状。

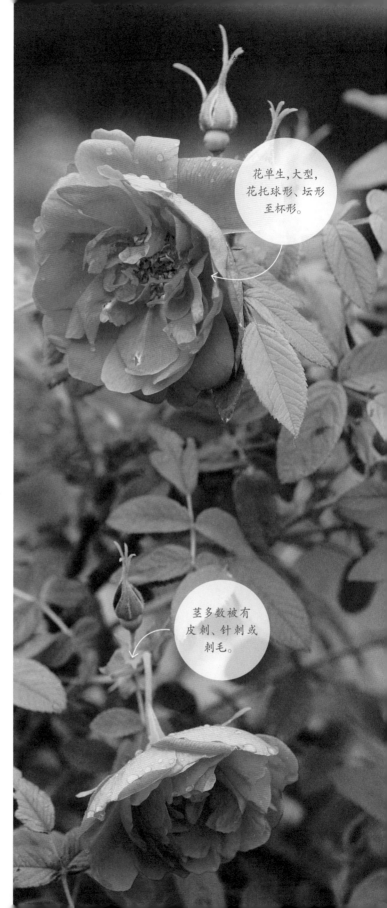

花单生，大型，
花托球形、坛形
至杯形。

茎多数被有
皮刺、针刺或
刺毛。

茉莉花小百科

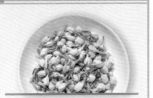

- 茉莉的干燥花入药。
- 性温，味辛、微甘。
- 归脾经、胃经、肝经。

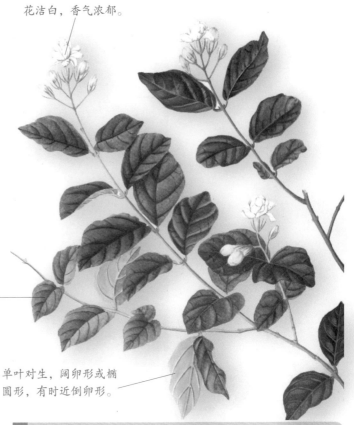

花洁白，香气浓郁。

幼枝圆柱形，被短柔毛或近无毛。

单叶对生，阔卵形或椭圆形，有时近倒卵形。

辨识茉莉

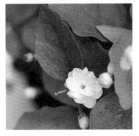

聚伞花序顶生或腋生，通常有花3朵。花柄粗壮，被柔毛，花白色。在我国庭院内广泛种植，花香浓郁，备受大家喜爱。

Jasminum sambac

茉莉

外形：常绿灌木。幼枝圆柱形，被短柔毛或近无毛；单叶对生，阔卵形或椭圆形，有时近倒卵形，长 4.5~9 厘米，宽 3.5~5.5 厘米，全缘，下面脉腋有黄色簇生毛；叶柄长 3~7 毫米。聚伞花序顶生或腋生，通常有花 3 朵；花柄粗壮，长 5~10 毫米，被柔毛；花白色芳香，花冠管细，裂片椭圆形，先端钝。花期 6~11 月。花后通常不结果实。

功效主治：理气止痛、辟秽开郁。主治湿浊中阻、胸膈不舒、泻痢腹痛、头晕头痛、目赤、疮毒等。

经验名方：治腹胀腹泻：茉莉花、厚朴各 6 克，木香 9 克，山楂 30 克，水煎服。(参考《青岛中草药手册》)

薤白小百科

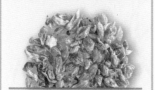

- 小根蒜的干燥鳞茎入药，称作薤白。
- 性温，味辛、苦。
- 归心经、肺经、胃经、大肠经。

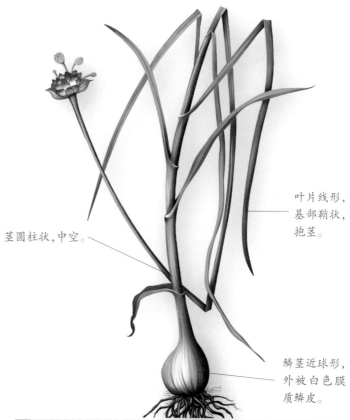

叶片线形，基部鞘状，抱茎。

茎圆柱状，中空。

鳞茎近球形，外被白色膜质鳞皮。

辨识小根蒜

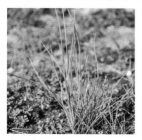

外形看起来像蒜苗，其花葶直立高耸，茎顶花朵成簇生长。

Allium macrostemon

小根蒜

外形： 草本，高达70厘米。鳞茎近球形，外被白色膜质鳞皮。叶基生；叶片线形，长20~40厘米，宽3~4毫米，基部鞘状，抱茎。花葶由叶丛中抽出，单一，直立，平滑无毛；伞形花序密而多花，近球形，顶生；花被6片，长圆状披针形，淡紫粉红色或淡紫色。花期6~8月。蒴果。果期7~9月。

功效主治： 薤白为小根蒜的干燥鳞茎，具有通阳散结、行气导滞的功效，可以用于治疗胸痹心痛彻背、泻痢后重、白带、疮疖痈肿等。

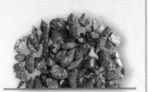

香附小百科

- 莎草干燥根茎入药，称作香附。
- 性平，味辛、微苦、微甘。
- 归肝经、脾经、三焦经。

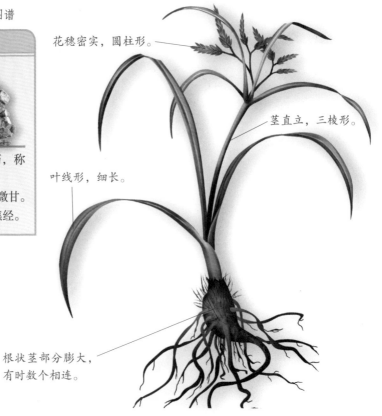

花穗密实，圆柱形。

茎直立，三棱形。

叶线形，细长。

根状茎部分膨大，有时数个相连。

辨识莎草

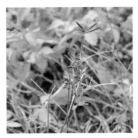

为田间常见杂草，茎三棱形，顶部着生多片苞叶。

Cyperus rotundus

莎草

外形：草本，高 15~95 厘米。茎直立，三棱形；根状茎匍匐延长，部分膨大，有时数个相连。叶丛生于茎基部，叶鞘闭合包于茎上；叶片线形，长 20~60 厘米，全缘，具平行脉，主脉于背面隆起。花序复穗状，3~6 个在茎顶排成伞状，每个花序具 3~10 个小穗，线形；基部有叶片状；总苞 2~4 枚，与花序等长或过之；每颖着生 1 花。花期 5~8 月。小坚果长圆状倒卵形，三棱状。果期 7~11 月。

功效主治：疏肝解郁、调经止痛、理气调中。主治肝胃不和、气郁不舒、痰饮胀满、月经不调等。

经验名方：治偏头痛：川芎 60 克，香附 (炒)120 克。以上中药研为细末，以茶调服，得腊茶清①尤好。(参考《澹寮集验方》)

①腊茶，即早春茶叶。腊茶清，即用早春茶叶所泡的茶水。

附地菜小百科

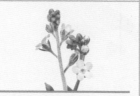

- 全草入药。
- 性平，味辛、苦。
- 归心经、肝经、脾经、肾经。

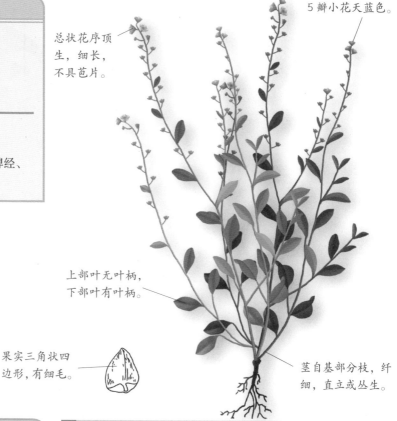

5 瓣小花天蓝色。

总状花序顶生，细长，不具苞片。

上部叶无叶柄，下部叶有叶柄。

果实三角状四边形，有细毛。

茎自基部分枝，纤细，直立或丛生。

辨识附地菜

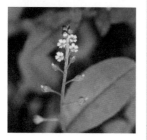

花为美丽的天蓝色，花心有黄色附属物，花常偏向花序的一侧生长。

Trigonotis peduncularis

附地菜

外形： 草本，高 5~30 厘米。茎通常自基部分枝，纤细，直立，或丛生，具平伏细毛。叶互生，匙形、椭圆形或披针形，长 1~3 厘米，宽 5~20 毫米，先端圆钝或尖锐，基部狭窄，两面均具平伏粗毛；下部叶具短柄，上部叶无柄。总状花序顶生，细长，不具苞片；花通常生于花序的一侧，有柄；花冠蓝色，长约 1.5 毫米，5 裂；裂片卵圆，先端圆钝。小坚果三角状四边形，具细毛，少有光滑，有小柄。花果期 4~7 月。

功效主治： 行气止痛、解毒消肿。主治胃痛反酸、痢疾、热毒痈肿、手脚麻木等。

经验名方： 止小便利：附地菜 500 克，于淡豉汁中煮，调和什羹食之，作粥亦得。（参考《食医心镜》）

九里香小百科

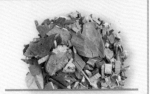

- 干燥叶和带叶嫩枝入药。
- 性温，味辛、微苦，有小毒。
- 归肝经、胃经。

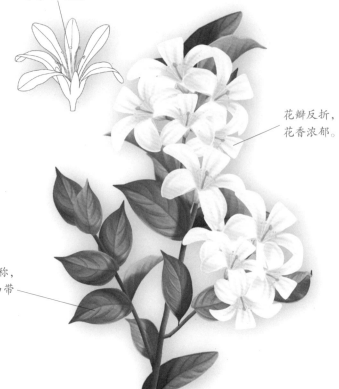

花白色，花药背部有细油点。

花瓣反折，花香浓郁。

叶两侧常不对称，全年采收叶和带叶嫩枝入药。

辨识九里香

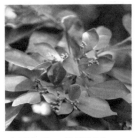

叶倒卵形，基部短尖，一侧略偏斜，边全缘，平展。

Murraya exotica

九里香

外形：小乔木，高可达8米。枝白灰或淡黄灰色，但当年生枝为绿色。奇数羽状复叶，小叶多倒卵形，两侧常不对称，边全缘，平展；小叶柄甚短。花序通常顶生，花多朵聚成伞状，为短缩的圆锥状聚伞花序；花白色，芳香；花瓣长椭圆形，盛花时反折。花期4~8月。果橙黄至朱红色，阔卵形或椭圆形，顶部短尖，略歪斜，有时圆球形，果肉有黏胶质液。果期9~12月。

功效主治：行气止痛、活血散瘀。内服可用于胃痛、风湿痹痛；外治牙痛、跌打肿痛等。

经验名方：治胃痛：九里香叶9克，煅瓦楞子30克。共研末，每服3克，每日3次。（参考《香港中草药》）

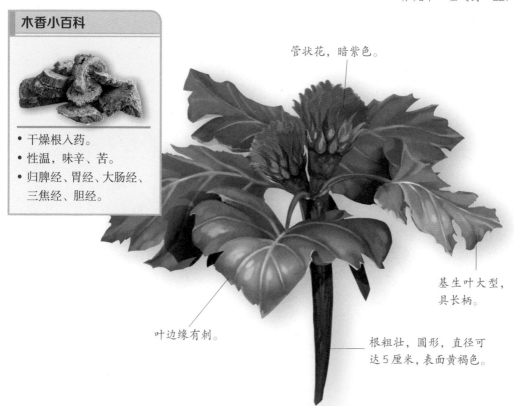

管状花，暗紫色。

基生叶大型，具长柄。

叶边缘有刺。

根粗壮，圆形，直径可达5厘米，表面黄褐色。

木香小百科

- 干燥根入药。
- 性温，味辛、苦。
- 归脾经、胃经、大肠经、三焦经、胆经。

辨识木香

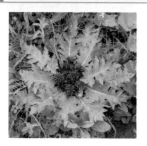

叶片多三角状卵形，下延直达叶柄基部或规则分裂为翅状。头状花序，通常2~3个丛生于花茎顶端。花管状，暗紫色。

Aucklandia lappa

木香

外形：高大草本，高1.5~2米。根粗壮，圆形，直径可达5厘米，表面黄褐色；茎直立，被有稀疏短柔毛。基生叶大型，具长柄；叶片多三角状卵形，下延直达叶柄基部或规则分裂为翅状，叶缘疏生短刺。头状花序，通常2~3个丛生于花茎顶端；花全部为管状，暗紫色。瘦果线形，长端有2层黄色直立的羽状冠毛，熟时多脱落。果期9~10月。

功效主治：行气止痛、健脾消食。用于治疗胸脘胀痛、泻痢后重、食积不消、不思饮食等。

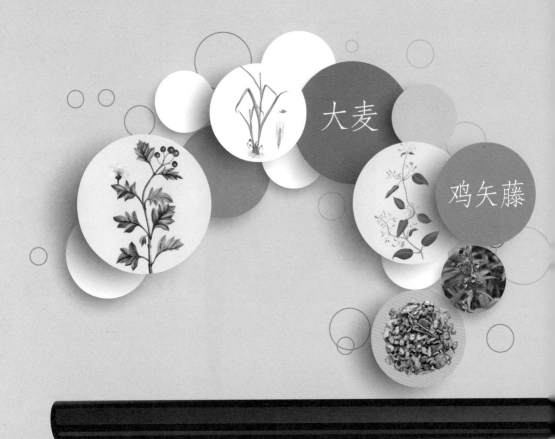

大麦

鸡矢藤

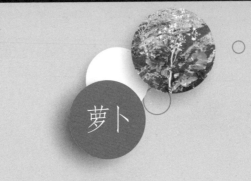

萝卜

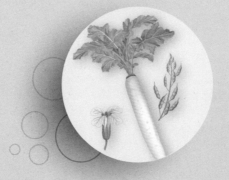

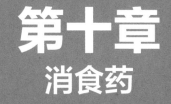

第十章
消食药

食物积在胃肠中不消化，导致胃胀胃痛、恶心呕吐、大便失常，对饮食也失去了兴趣。这时，服用一些消食药，能消食化积、健脾开胃、和中益气。

针对不同的食积症状和病因，应选择不同的消食药治疗。如果对所有食物都不易消化，应常用山楂、神曲，症状较重用鸡内金，轻者则用麦芽、谷芽等；如果吃了油腻的肉食不消化要用山楂消食；如果是米面造成的不消化则用麦芽；不消化而又见腹泻者，用焦山楂调理；如果还有气滞症状，则用莱菔子等。

麦芽小百科

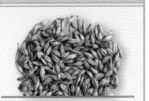

- 大麦的成熟种子经发芽干燥后入药。
- 性平，味甘。
- 归脾经、胃经。

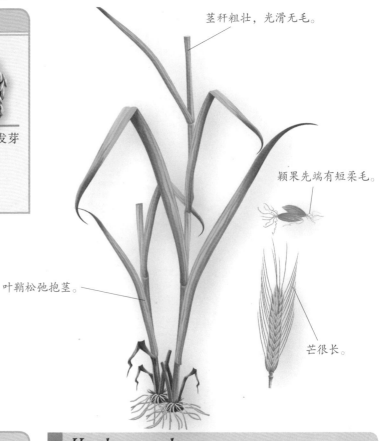

茎秆粗壮，光滑无毛。

颖果先端有短柔毛。

叶鞘松弛抱茎。

芒很长。

辨识大麦

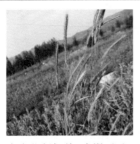

大麦茎秆粗壮，光滑无毛。叶片扁平，长9~20厘米。颖果先端有短柔毛，芒很长。

Hordeum vulgare

大麦

外形：草本。茎秆粗壮，光滑无毛，直立，高50~100厘米。叶鞘松弛抱茎，两侧有较大的叶耳；叶舌膜质，长1~2厘米；叶片扁平，长9~20厘米。花序长3~8厘米（芒除外），小穗稠密，每节着生3枚发育的小穗。花期3~4月。颖果腹面有纵沟或内陷，先端有短柔毛，成熟时与外稃粘着，不易分离，但某些栽培品种容易分离。果期6~7月。

功效主治：炒麦芽偏于行气消食，可用于脾运不佳、妇女欲断乳汁等；焦麦芽长于消食导滞。

经验名方：治产后发热，乳汁不通及膨，无子当消者：麦芽(炒)60克。研细末，清汤调下，作4服。(参考《丹溪心法要诀》)

鸡矢藤小百科

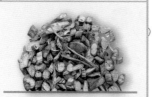

- 鸡矢藤全草入药。
- 性平，味甘、微苦。
- 归肝经、脾经。

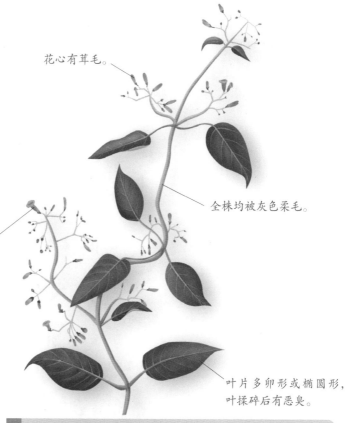

花心有茸毛。

全株均被灰色柔毛。

花稀疏，内面红紫色。

叶片多卵形或椭圆形，叶揉碎后有恶臭。

辨识鸡矢藤

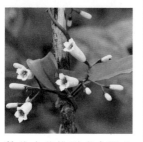

数朵小花排列成伞形花序，白色的花朵看上去像个长筒形的杯子。

Paederia scandens

鸡矢藤

外形：草质藤本，长 3~5 米，揉碎后有恶臭。全株均被灰色柔毛，基部木质，多分枝。叶对生，叶柄长 1.5~7 厘米，叶片多卵形或椭圆形，叶纸质，新鲜者揉之有臭气。聚伞花序，花紫色，几无梗；花冠先端 5 裂，镊合状排列，内面红紫色，被粉状柔毛。花期 7~8 月。浆果球形，直径 5~7 毫米，成熟时光亮，草黄色。果期 9~10 月。

功效主治：祛风活血、消食导滞、除湿消肿、解毒止痛等。用于消化不良、痢疾、肠炎等。孕妇禁用。

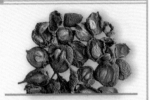

山楂小百科

- 干燥成熟果实入药。
- 性微温，味酸、甘。
- 归脾经、胃经、肝经。

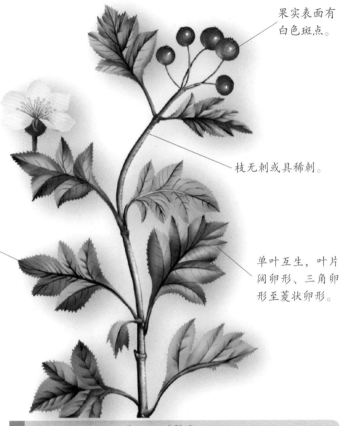

果实表面有白色斑点。

枝无刺或具稀刺。

单叶互生，叶片阔卵形、三角卵形至菱状卵形。

叶边缘有尖锐重锯齿。

辨识山楂

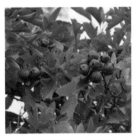

果实成簇聚生，近球形或卵圆形，深红色，具多数白色斑点。

Crataegus pinnatifida

山楂

外形：落叶乔木或大灌木，高可达8米。枝无刺或具稀刺。单叶互生，叶片阔卵形、三角卵形至菱状卵形，边缘有5~9羽状裂片，裂片有尖锐和不整齐的锯齿。花10~12朵成伞房花序；花冠白色或带淡红色，直径8~13毫米；花5瓣，离生，倒宽卵形，长和宽均约6毫米。花期5月。梨果近球形或卵圆形，直径约2.5厘米，深红色，具多数白色斑点，果顶端有外曲的宿存花萼。果期8~10月。

功效主治：消食化积、行气散瘀。生山楂、炒山楂长于消食散积，焦山楂可用于肉食积滞。

经验名方：治食积：山楂、白术各200克，神曲100克。将以上中药研细末，蒸熟，制成丸，如梧桐子大。每服70丸，温汤送服。（参考《丹溪心法要诀》）

莱菔子小百科

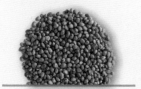

- 萝卜（古学名莱菔）干燥成熟种子入药。
- 性平，味辛、甘。
- 归肺经、脾经、胃经。

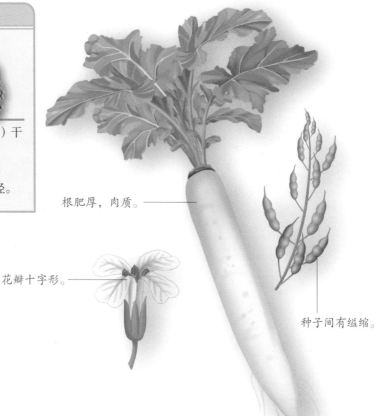

根肥厚，肉质。

花瓣十字形。

种子间有缢缩。

辨识萝卜

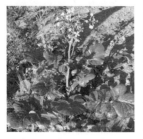

叶宽阔，有稀疏的粗毛。能在菜地里找到。全国各地皆产，主产于河北、河南、浙江、黑龙江等地。

Raphanus sativus

萝卜

外形：直立草本，高 30~100 厘米。根茎为直根，肉质，长圆形、球形或圆锥形，外皮绿色、白色或红色。茎分枝，无毛，稍具粉霜。基生叶和下部茎生叶大头羽状半裂，有钝齿，疏生粗毛；上部叶长圆形，有锯齿或近全缘。总状花序顶生或腋生；花瓣 4 片，白色、紫色或粉红色。长角果圆柱形，长 3~6 厘米，种子间缢缩。果期 5~6 月。

功效主治：下气定喘、消食化积，主治咳嗽痰喘、食积气滞等。

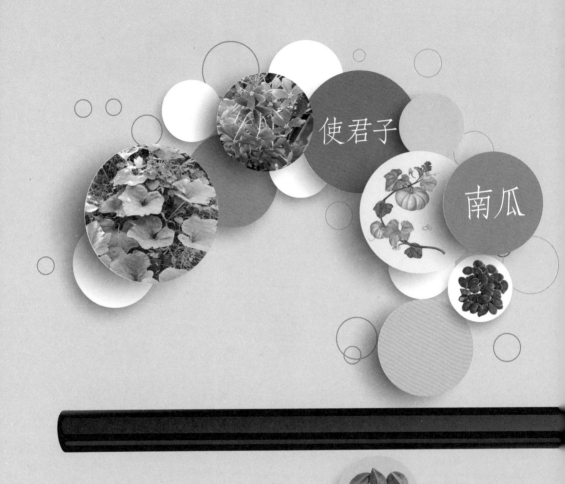

使君子

南瓜

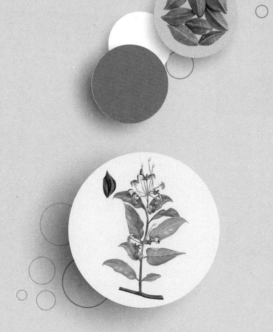

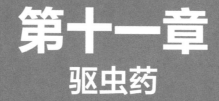

第十一章
驱虫药

驱虫药可以杀灭或麻痹人体内的寄生虫,特别是肠道寄生虫,并促使其排出体外,因此可用于治疗蛔虫病、蛲虫病、绦虫病、钩虫病、姜片虫病等肠道寄生虫病。

寄生虫病的症状有:不思饮食或常感饥饿、吃得更多,肚脐处时有疼痛,胃有不适,呕吐清水,肛门瘙痒。有些人症状较轻,只有检查大便时才会发现。

驱虫药对人体正气多有损伤,所以要控制剂量。

体弱、年老体衰者及孕妇更要慎用。驱虫药一般在空腹时服用,以充分发挥药效。

南瓜子小百科

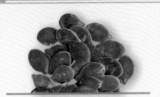

- 南瓜的种子入药。
- 性平，味甘。
- 归大肠经。

叶质地稍柔软。

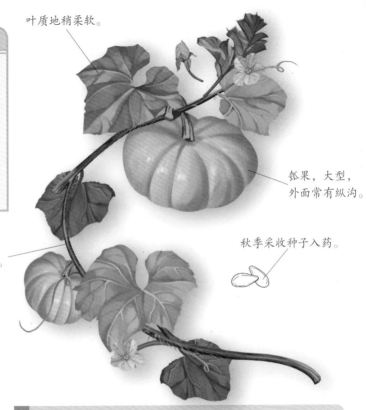

瓠果，大型，外面常有纵沟。

秋季采收种子入药。

茎长满白色短刚毛。

辨识南瓜

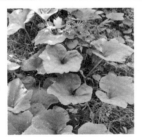

南瓜叶片较大，互生，摸起来毛茸茸的；卷须较粗壮，有毛。

Cucurbita moschata

南瓜

外形： 蔓生草本，茎条达 2~5 米。常节部生根，密被白色刚毛。单叶互生；叶片宽卵形或卵圆形，有 5 角或 5 浅裂，两面均被刚毛和茸毛。卷须稍粗壮，被毛，3~5 歧。花单性，雌雄同株；雄花单生，花萼筒宽钟形，被柔毛；花冠黄色，钟状，长约 8 厘米，5 中裂；雌花单生，花期 6~7 月。果梗粗壮，有棱槽。瓠果形状多样，外面常有纵沟。种子多数，长卵形或长圆形，灰白色。果期 8~9 月。

功效主治： 杀虫。主治蛔虫病、百日咳、痔疮等。

经验名方： 治蛔虫：南瓜子（去壳留仁）30 克。将南瓜子研碎，加开水、蜜或糖搅拌成糊状，温水送服。（参考《闽东本草》）

使君子小百科

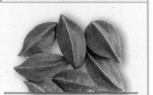

- 干燥成熟果实入药。
- 性温，味甘。
- 归脾经、胃经。

果卵形，具明显锐棱角，成熟时呈青黑色或栗色。

伞房状序顶生，初为白色，后转为淡红色。

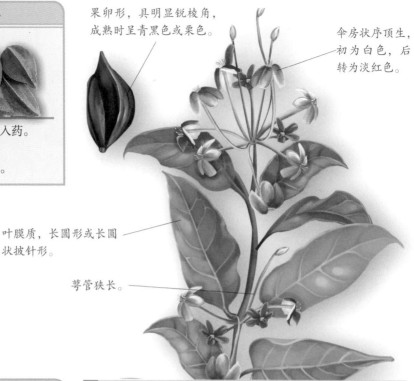

叶膜质，长圆形或长圆状披针形。

萼管狭长。

辨识使君子

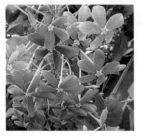

使君子花初开时白色，后为淡红色，所以常会见到两种花色同时出现的情形。

Quisqualis indica

使君子

外形：落叶攀缘状灌木，高2~8米。幼枝被棕黄色短柔毛。叶对生，长圆形或长圆状披针形，长4.5~15厘米，宽2~6厘米，全缘；叶柄长5~15毫米，下部有关节。叶落后关节以下部分成为棘状物。顶生穗状花序组成伞房状序；花两性；花5瓣，先端钝圆，初为白色，后转淡红色。花期5~9月。果卵形，短尖，长2.7~4厘米，具明显的锐棱角5条，成熟时外果皮脆薄，呈青黑色或栗色。

功效主治：杀虫、消积。主治蛔虫病、腹胀、泻痢等。

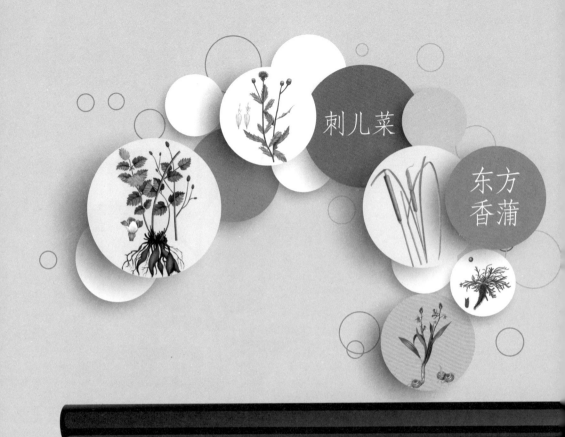

刺儿菜

东方
香蒲

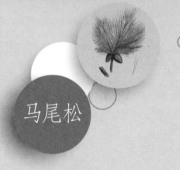

马尾松

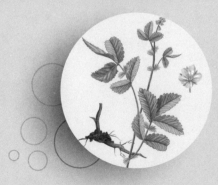

第十二章
止血药

止血药是治疗各种体内外出血病证的药物，可用于咯血、吐血、便血、尿血、崩漏、紫癜以及外伤出血等各种出血证，有凉血止血、温经止血、收敛止血、化瘀止血之分。

现代药理研究表明，止血药有的能促进凝血因子生成，如三七、蒲黄；有的能增加血小板数目，如仙鹤草；有的能增强血小板活性，如白及；有的能收缩局部血管或改善血管功能，如三七、小蓟；有的能改善血管壁功能、降低血管通透性，如槐花、白茅根。

在临床中，应针对病因，谨慎用药。

凉血止血药

小蓟小百科

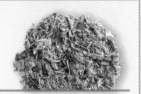

- 刺儿菜干燥地上部分入药，称作小蓟。
- 性凉，味甘、苦。
- 归心经、肝经。

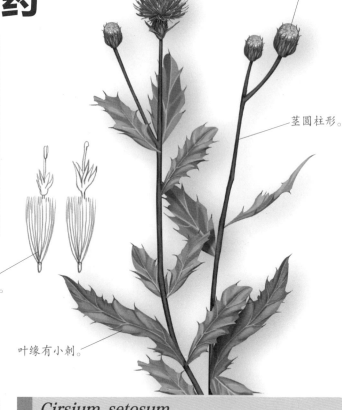

全为管状花。

茎圆柱形。

管状花。

叶缘有小刺。

辨识刺儿菜

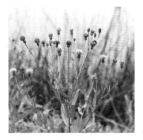

花序生于茎枝顶端，紫红色，小花管状。雄花序较小，雌花序较大。

Cirsium setosum

刺儿菜

外形： 草本，高 25~50 厘米。茎直立，微紫色，有纵槽，被白色柔毛。叶互生，无柄，先端有刺尖，基部圆钝；边缘有金黄色小刺，两面均被有绵毛。头状花序顶生，直立；花单性，雌雄异株，管状花，紫红色；雄花序较小，有不育雌蕊；雌花序较大，有不育雄蕊。花期 5~7 月。瘦果椭圆形或长卵形，冠毛羽毛状。果期 8~9 月。

功效主治： 凉血止血、祛瘀消肿。主治衄血、吐血、尿血、便血、崩漏下血、外伤出血、痈肿疮毒等。

地榆小百科

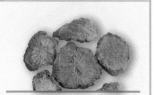

- 根茎及根入药。
- 性微寒，味苦、酸、涩。
- 归肝经、大肠经。

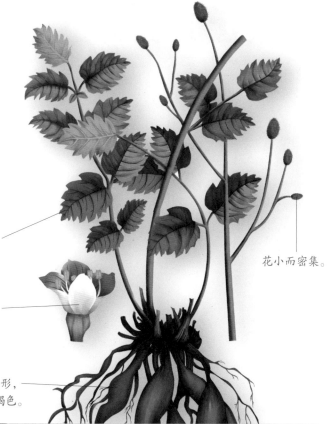

叶似榆树叶，有明显锯齿。

花小而密集。

花被4裂，内面紫红色，外面粉白色。

根粗壮，多呈纺锤形，表面棕褐色或紫褐色。

辨识地榆

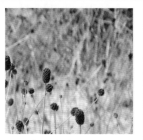

紫红色花序直立，呈椭圆形、圆柱形或卵球形，从下到上依次开花。

Sanguisorba officinalis

地榆

外形： 草本，高30~120厘米。根粗壮，多呈纺锤形，表面棕褐色或紫褐色，有纵皱纹及横裂纹，横切面黄白或紫红色，较平正；茎直立，有棱。羽状复叶，基生叶有长柄，茎生叶互生；小叶7~21枚，前端钝，有小突尖。穗状花序顶生，圆柱形，花小而密集；花被4裂，花瓣状。瘦果椭圆形，褐色，花被宿存。花果期7~9月。

功效主治： 凉血止血、解毒敛疮。主治便血、痔血、血痢、崩漏、水火烫伤、痈肿疮毒等。

经验名方： 治妇人漏下赤色不止，令人黄瘦虚渴：地榆100克，醋1升。醋煎地榆，去渣取汁，饭前稍热服。（参考《太平圣惠方》）

化瘀止血药

蒲黄小百科

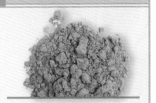

- 东方香蒲的干燥花粉入药，称作蒲黄。
- 性平，味甘。
- 归肝经、心包经。

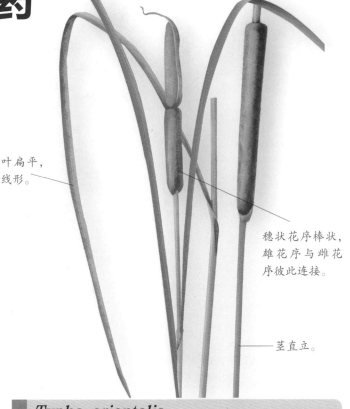

叶扁平，线形。

穗状花序棒状，雄花序与雌花序彼此连接。

茎直立。

辨识东方香蒲

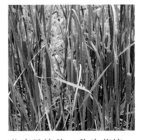

花序呈棒状，称为蒲棒，上部为雄性花序，下部紧连着雌性花序。

Typha orientalis

东方香蒲

外形： 草本，高 1~2 米。地下根状茎粗壮，有节；茎直立。叶线形，宽 5~10 毫米，基部鞘状，抱茎，具白色膜质边缘。穗状花序棒状，雄花序与雌花序彼此连接；雄花序在上，较细，长 3~5 厘米，无花被；雌花序在下，长 6~15 厘米；不育雌蕊棒状。花期 5~6 月。小坚果有 1 条纵沟。果期 7~8 月。

功效主治： 止血、化瘀、通淋。主治吐血、衄血、咯血、崩漏、外伤出血、经闭痛经、脘腹刺痛、跌打肿痛、血淋涩痛等。

经验名方： 治便血不止：蒲黄（微炒）100 克，郁金 150 克。将以上 2 味中药研成细末，每服 5 克，粟米汤调下，空腹晚食前服。（参考《圣济总录》蒲黄散）

卷柏小百科

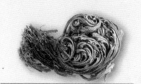

- 干燥全草入药。
- 性平，味辛。
- 归肝经、心经。

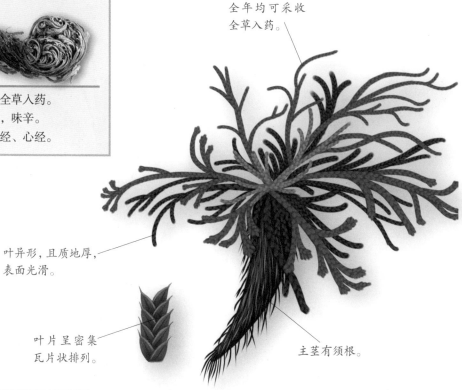

全年均可采收全草入药。

叶异形，且质地厚，表面光滑。

叶片呈密集瓦片状排列。

主茎有须根。

辨识卷柏

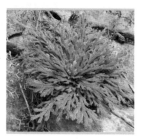

叶质地厚，有白边且密集覆瓦状排列；叶片小，表面光滑。

Selaginella tamariscina

卷柏

外形：草本，高5~15厘米。主茎短，直立，下着须根；各枝丛生，直立，干后拳卷，密被覆瓦状叶，各枝扇状分枝至2~3回羽状分枝。叶小，异型；侧叶披针状钻形，长约3毫米，基部龙骨状，先端有长芒；中叶两行，卵状矩圆形，长约2毫米，先端有长芒，斜向，左右两侧不等。孢子囊穗生于枝顶，四棱形；孢子叶三角形，先端有长芒，边缘有宽的膜质；孢子囊肾形，大小孢子排列不规则。

功效主治：活血，可用于经闭痛经、跌扑损伤等。卷柏炭可化瘀止血，可用于崩漏、便血等。

收敛止血药

白及小百科

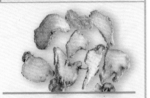

- 干燥块茎入药。
- 性微寒，味苦、甘、涩。
- 归肺经、肝经、胃经。

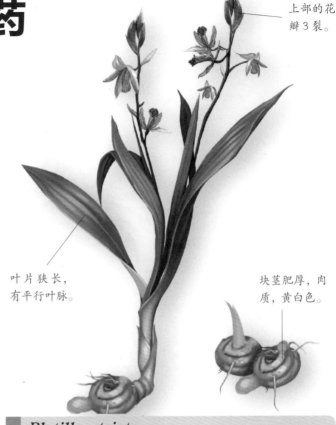

上部的花瓣3裂。

叶片狭长，有平行叶脉。

块茎肥厚，肉质，黄白色。

辨识白及

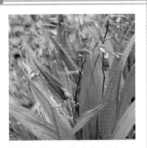

花为淡紫红色或粉红色，花朵奇特，最下面一片花瓣宽大且有褶皱。

Bletilla striata

白及

外形：草本，高 30~70 厘米。块茎肥厚，肉质，黄白色；须根灰白色，纤细。叶 3~5 片，披针形或广披针形，长 15~30 厘米，全缘。总状花序顶生，花疏生，淡紫红色或粉红色；花被片狭椭圆形，内面有 5 条隆起的纵线。花期 4~5 月。蒴果圆柱形，具 6 纵肋。果期 7~9 月。

功效主治：补肺止血、消肿生肌。主治肺伤咯血、鼻出血、便血、外伤出血、痈疮肿毒、溃疡疼痛、烫灼伤、手足皲裂等。

经验名方：治肺叶痿败，喘咳夹红：嫩白及 12 克研末，陈阿胶 6 克。冲汤调服。(参考《医醇剩义》白胶汤)

仙鹤草小百科

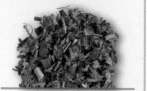

- 龙牙草地上全草入药，称作仙鹤草。
- 性平，味苦、涩。
- 归肺经、肝经。

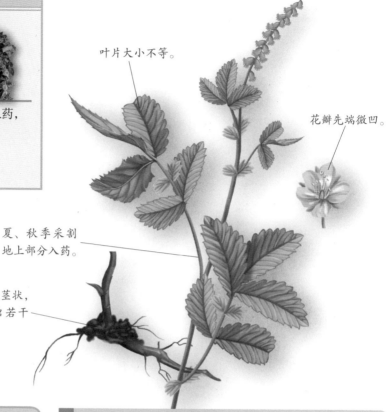

叶片大小不等。

花瓣先端微凹。

夏、秋季采割地上部分入药。

根多呈块茎状，周围长出若干侧根。

辨识龙牙草

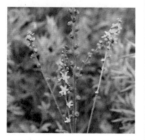

花序细长，花萼上密生钩刺；花瓣5片，黄色，倒卵形。

Agrimonia pilosa

龙牙草

外形： 草本，高30~60厘米。茎直立，全体被白色长柔毛，有时散生短柔毛；上部分枝。奇数羽状复叶互生，叶片大小不等，间隔排列。总状花序顶生和腋生，窄细，长10~20厘米；花萼筒状，先端5裂，密被钩刺；花5瓣，黄色，倒卵形，先端微凹。花期7月。瘦果倒圆锥形，具宿存的萼裂片。果期8~9月。

功效主治： 收敛止血、解毒。可以用于治疗咯血、吐血、尿血、便血、痈肿等。

经验名方： 治便血：仙鹤草（焙干，入蚌粉炒）、槐花、百药煎，为末，每服9克，米泔调，空心服。（参考《卫生易简方》）

温经止血药

针叶聚生，质细
而长，形似马尾，
故称马尾松。

松花粉小百科

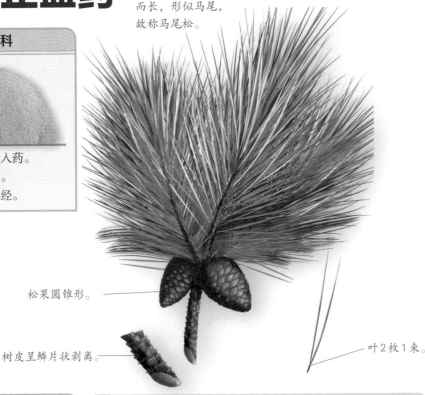

- 马尾松花粉入药。
- 性温，味甘。
- 归肝经、脾经。

松果圆锥形。

树皮呈鳞片状剥离。

叶2枚1束。

辨识马尾松

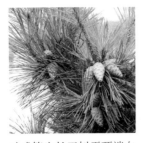

叶成簇生长于树干顶端向
外展开；叶腋中垂挂大型
花序，早春开放。

Pinus massoniana

马尾松

外形：常绿乔木，高可达30米。树皮下部灰黑色，
纵裂长方形的薄片，上部赤棕色，鳞片状剥离；叶针形，
2枚1束，间有3枚者，长10~30厘米，柔细，鲜绿色。
花单性同株；雄花黄色，雄花序常长椭圆形，多数聚
于嫩枝下部；雌花紫色，雌花序卵状球形，2~3枚着生
嫩枝顶端；雄花有1个雄蕊和2个花药。球果由多数种
鳞聚生而成，种子具单翅。

功效主治：祛风益气。主治头晕目眩、中虚胃疼等。

经验名方：治湿疹：松花粉、黄柏、苦参各60克，
青黛15克，松香30克。先将前4味研为细末，再将松
香熔化，同麻油调药末，涂搽患处，每日1次。(参考《湖
北中草药志》)

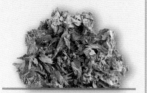
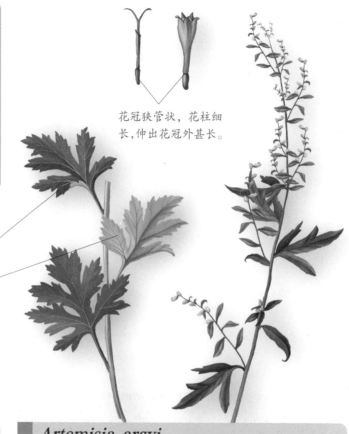

花冠狭管状，花柱细长，伸出花冠外甚长。

叶分裂成手掌状，夏季采摘叶片入药。

正面深绿色，背面灰绿色。

辨识艾

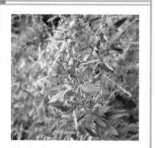

单叶互生，近茎顶端的叶无柄，浅裂或不分裂，与下部叶多次分裂有很大区别。全株有浓郁香气。

Artemisia argyi

艾

外形：草本，高45~120厘米。茎直立，圆形，质硬，基部木质化，被灰白色软毛，从中部以上分枝。单叶互生；茎下部的叶在开花时即枯萎；中部叶多卵状椭圆形，边缘具粗锯齿，下面密被灰白色茸毛；近茎顶端的叶无柄，披针形或线状披针形。花序总状，顶生，由多数头状花序集合而成；总苞苞片4~5层，花托扁平，半球形。花期7~10月。瘦果长圆形。果期9~11月。

功效主治：能理气血、逐寒湿、温经、止血。内服可用于心腹冷痛、月经不调、痛经等；外用可缓解皮肤瘙痒。

经验名方：治产后泻血不止：干艾叶15克（炙熟），老生姜15克，浓煎汤，1服便止。（参考《食疗本草》）

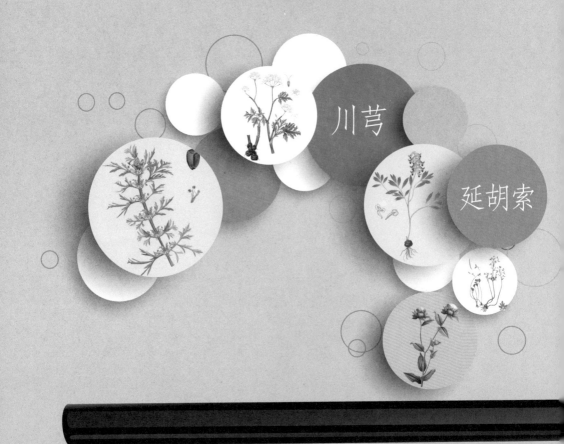

川芎

延胡索

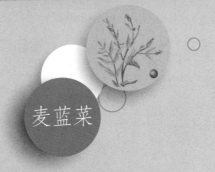

麦蓝菜

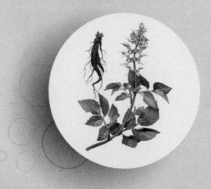

第十三章
活血化瘀药

活血化瘀药能通利血脉、促进血行、消散瘀血，主治的范围很广，能治胸腹痛、头痛、中风不遂、肢体麻木，还能治疗外伤形成的瘀肿疼痛、跌打损伤，对女性月经不调、痛经也有治疗作用。现代药理研究表明，活血化瘀药能改善血液循环、抗凝血、促进组织的修复、加速骨骼的愈合，还能调节机体免疫力，起到抗菌消炎的作用。这类药行散力强，易耗血动血，月经过多、无瘀血现象者及孕妇要慎服。

活血止痛药

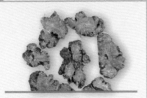
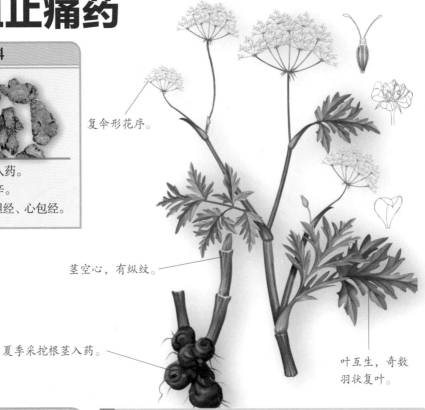

复伞形花序。

茎空心，有纵纹。

夏季采挖根茎入药。

叶互生，奇数羽状复叶。

辨识川芎

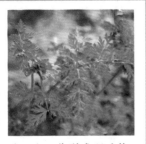

叶互生，分裂成羽毛状，小叶片又有不等齐的分裂。

Ligusticum chuanxiong

川芎

外形：草本。地下茎呈不整齐的结节状拳形团块；茎直立，圆柱形，中空，表面有纵直沟纹。叶互生，2~3回奇数羽状复叶，小叶3~5对，羽状全裂或深裂；叶柄长9~17厘米，基部成鞘抱茎。复伞形花序生于分枝顶端，花小，白色；花5瓣，椭圆形，先端全缘，而中央有短尖突起，向内弯曲；花丝细软。花期7~8月。双悬果卵形。果期9~10月。

功效主治：活血行气、祛风止痛。主治风冷头痛、胁痛腹痛、寒痹筋挛、痈疽疮疡等。

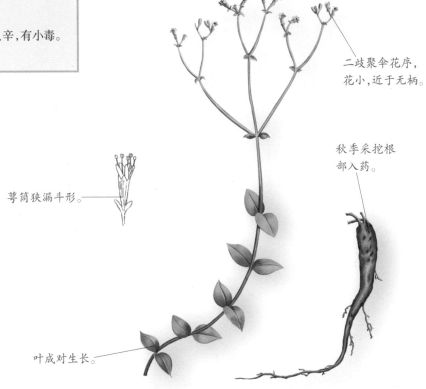

二歧聚伞花序，花小，近于无柄。

秋季采挖根部入药。

萼筒狭漏斗形。

叶成对生长。

金铁锁小百科

- 根部入药。
- 性温，味苦、辛，有小毒。
- 归肝经。

辨识金铁锁

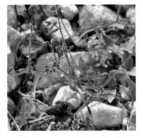

花紫色，呈二歧聚伞状，是金铁锁的显著特征。

Psammosilene tunicoides

金铁锁

外形：平卧蔓生草本。根圆锥形。茎柔弱，圆柱形，中空，长可达32厘米。单叶对生，卵形，先端尖，基部近圆形；上部叶较大；下部叶较小，成苞片状，长约2毫米；近于无柄。二歧聚伞花序；花小，近于无柄，萼筒狭漏斗形；花冠管状钟形，花瓣5片，紫色或紫黄色，狭匙形。果实长棒形，棱比较明显，具宿萼。花期6~9月，果实稍后成熟。

功效主治：祛风活血、散瘀止痛。内服可用于跌打损伤、风湿疼痛、胃痛等；外用可治创伤出血。

经验名方：治跌打损伤、风湿疼痛：金铁锁0.9~1.5克，水煎服，或泡酒服。（参考《云南中草药》）

延胡索小百科

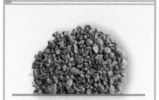

- 干燥块茎入药。
- 性温，味辛、苦。
- 归肝经、脾经。

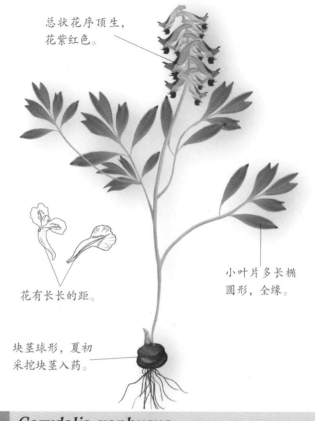

总状花序顶生，花紫红色。

小叶片多长椭圆形，全缘。

花有长长的距。

块茎球形，夏初采挖块茎入药。

辨识延胡索

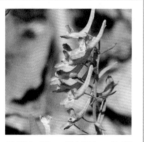

花形如同一弯新月，色彩由两端向中央渐变，边缘粉红，中央青紫。

Corydalis yanhusuo

延胡索

外形：草本，高 10~20 厘米。块茎球形。地上茎短，纤细，稍带肉质，在基部之上生 1 鳞片。基生叶和茎生叶同形，有柄；茎生叶为互生，2 回 3 出复叶，第 2 回往往分裂不完全而呈深裂状，小叶片多长椭圆形，长约 2 厘米，全缘。总状花序，顶生或与叶对生。花期 4 月。蒴果。果期 5~6 月。

功效主治：活血散瘀。主治胸痹心痛、脘腹疼痛等。

经验名方：治产后瘀血心痛：延胡索、当归、白芍、厚朴、莪术、川楝子、荆三棱、槟榔、木香各 3 克，川芎、桔梗各 3.6 克，黄芩 2.4 克，炙甘草 2.1 克。水煎，去渣取汁，温服。（参考《医学启蒙汇编》延胡索汤）

夏天无小百科

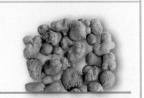

- 伏生紫堇的干燥块茎入药，称作夏天无。
- 性温，味苦、微辛。
- 归肝经。

果实线形。

有长长的距。

花淡紫红色。

茎柔弱，细长。

块茎近球形，着生少数须根。

辨识伏生紫堇

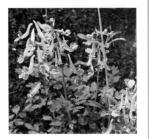

花长筒状，唇形，呈淡紫红色，有长长的距，有时向上微弯。

Corydalis decumbens

伏生紫堇

外形：草本，全株无毛。块茎近球形，直径约6毫米，表面黑色，着生少数须根；茎细弱，丛生，长17~30厘米，不分枝。基生叶具长柄，叶片三角形，长约6厘米，2回3出，全裂；茎生叶2~3片，生于茎下部以上或上部，形似基生叶，但较小。总状花序顶生，长1.7~4厘米；花淡紫红色，筒状唇形，瓣片近圆形，先端微凹；距圆筒形。花期4月。蒴果线形，2瓣裂。果期5~6月。

功效主治：活血通络、行气止痛、祛风除湿。主治中风偏瘫、跌打损伤、风湿性关节炎等。

经验名方：治腰肌劳损：夏天无全草15克，煎服。（参考江西《中草药学》）

活血调经药

小坚果褐色，三棱状。

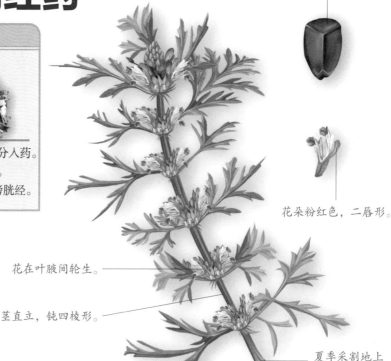

花朵粉红色，二唇形。

花在叶腋间轮生。

茎直立，钝四棱形。

夏季采割地上
部分入药。

益母草小百科

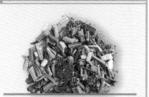

- 新鲜或干燥地上部分入药。
- 性微寒，味苦、辛。
- 归肝经、心包经、膀胱经。

辨识益母草

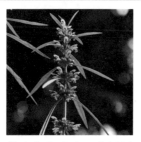

轮伞花序腋生，花冠唇形，粉红色，外面密被长柔毛。

Leonurus japonicus

益母草

外形：株高 20~100 厘米，茎直立。下部的叶子常分裂成掌状 3 裂，裂片上又分裂，上部的叶子则常为条形。花生于叶腋，排列成轮伞花序，每个花序有十几朵花，花朵粉红色，二唇形；花径 0.8~1 厘米。花期 6~8 月。小坚果褐色，三棱状，长约 2 毫米。果期 7~9 月。

功效主治：活血祛瘀、调经、消水。能治疗月经不调、痛经、经闭、尿少、泻血、胎漏、难产、胞衣不下、产后血晕、瘀血腹痛、崩中漏下等。孕妇慎用。

家用养生：益母草煮鸡蛋：益母草 30 克，鸡蛋 2个。益母草和鸡蛋加适量水同煮，鸡蛋煮熟后去壳继续煮片刻即可。月经前每日 1 次，吃蛋饮汤。可缓解月经前的不适。

外面总苞片边缘有刺。

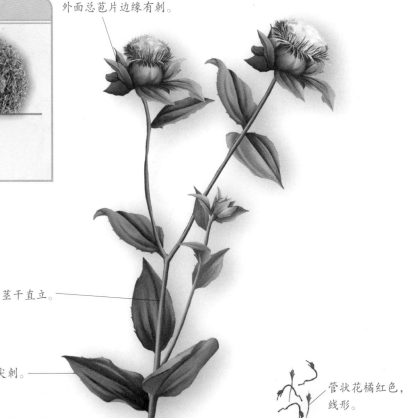

红花小百科

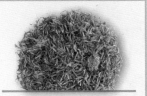

- 干燥花入药。
- 性温，味辛。
- 归心经、肝经。

茎干直立。

叶缘有尖刺。

管状花橘红色，线形。

辨识红花

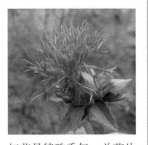

红花具特殊香气，总苞片外面2~3列是叶状的，边缘有针刺；花朵密集，花瓣线形。

Carthamus tinctorius

红花

外形：草本，全体光滑无毛。叶互生，长椭圆形，基部抱茎，边缘羽状齿裂，齿端有尖刺，两面无毛。花序大，顶生，总苞片多列，外面2~3列呈叶状，边缘有针刺；内列呈卵形，边缘无刺而呈白色膜质；管状花多数，橘红色，先端5裂，裂片线形。花期6~7月。瘦果椭圆形或倒卵形。果期8~9月。

功效主治：活血通经、散瘀止痛。主治经闭、痛经、恶露不行、癥瘕痞块、跌打损伤、疮疡肿痛等。

经验名方：治痛经：红花、当归、生地黄、牛膝各9克，桃仁12克，枳壳、赤芍、甘草各6克，柴胡3克，桔梗、川芎各4.5克。水煎，去渣取汁，温服。（参考《医林改错》血府逐瘀汤）

丹参小百科

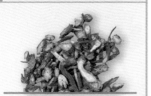

- 干燥根及根茎入药。
- 性微寒，味苦。
- 归心经、肝经。

根圆柱形。

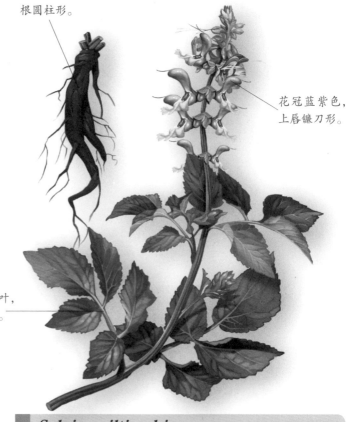

花冠蓝紫色，
上唇镰刀形。

奇数羽状复叶，
对生，有柄。

辨识丹参

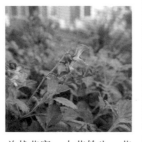

总状花序，小花轮生；花
冠蓝紫色，上唇镰刀形。

Salvia miltiorrhiza

丹参

外形：草本，全株密被黄白色柔毛及腺毛。根细长，圆柱形，外皮朱红色；茎直立，表面有浅槽。奇数羽状复叶，对生，有柄；小叶 3~5 枚，顶端小叶最大；小叶片下面灰绿色，密被白色长柔毛，脉上尤密。总状花序，小花轮生，每轮有花 3~10 朵；花萼带紫色，萼筒喉部密被白色长毛；花冠蓝紫色，二唇形，先端 3 裂，中央裂片较长且大。花期 5~8 月。小坚果 4 枚，椭圆形，黑色，长约 3 毫米。果期 8~9 月。

功效主治：活血通经、清心除烦。主治月经不调、经闭痛经、肝脾肿大、心绞痛等。

经验名方：治心腹诸痛：丹参 30 克，檀香、砂仁各 4.5 克。水煎服。（参考《时方歌括》丹参饮）

王不留行小百科

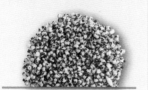

- 麦蓝菜干燥成熟种子入药，称作王不留行。
- 性平，味苦。
- 归肝经、胃经。

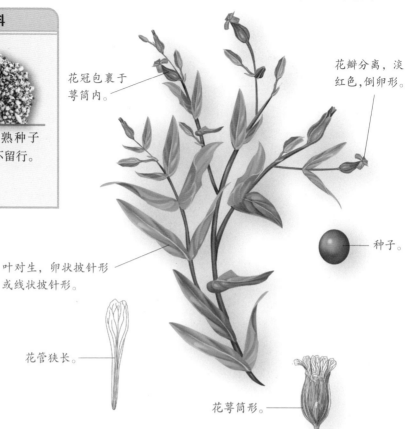

花冠包裹于萼筒内。

花瓣分离，淡红色，倒卵形。

种子。

叶对生，卵状披针形或线状披针形。

花管狭长。

花萼筒形。

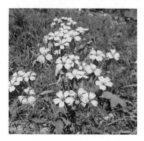
Vaccaria segetalis

麦蓝菜

外形： 草本，高 30~70 厘米。茎直立，圆柱形，节处略膨大，上部呈二叉状分枝。叶对生，无柄，多卵状披针形，长 4~9 厘米，全缘。顶端聚伞花序疏生，花柄细长；花 5 瓣，淡红色，倒卵形，先端有不整齐的"小齿牙"。花期 4~5 月。蒴果广卵形，包在萼筒内。果熟期 6 月。

功效主治： 活血通经、催生下乳。主治经闭、痛经、难产、产后乳汁不下、痈肿、血淋等。

经验名方： 治乳痈初起：王不留行 30 克，蒲公英、瓜蒌仁各 9 克，当归梢 9 克，酒煎服。(参考《本草汇言》)

牛膝

牛膝有川牛膝、土牛膝、怀牛膝之分。这3种牛膝不仅在外形上不尽相同，在功效上也有一些细微的差别。

川牛膝: 主要产于我国四川、云南等地，偏于逐瘀血。

土牛膝: 在我国多个地区有种植，偏于活血祛湿。

怀牛膝: 主要产于我国河南，偏于滋补肝肾。

川牛膝 *Cyathula officinalis*

川牛膝喜凉爽、湿润的气候，较耐寒。一般生长在高寒山区。主产于我国四川的雅安、乐山、西昌，以及云南省等地。秋、冬两季采挖，除去芦头、须根及泥沙，烘或晒至半干；堆放回润，再烘干或晒干。

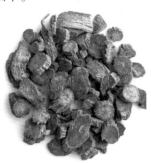

川牛膝的表面呈黄棕色或灰褐色，质地坚韧，不易折断。断面为浅黄色，并呈同心圆排列的维管束。

土牛膝 *Achyranthes aspera*

土牛膝为苋科植物牛膝的野生种及柳叶、粗毛牛膝等植物的根。能活血散瘀、祛湿利尿、清热解毒。主治淋病尿血、妇女经闭、癥瘕、风湿性关节痛、脚气、水肿、痢疾、疟疾、白喉、痈肿、跌打损伤等。

怀牛膝 *Achyranthes bidentata*

怀牛膝，苋科，又称牛膝、山苋菜、对节菜、积名牛茎。怀牛膝主产于河南温县、武陟、博爱、沁阳等地，旧称怀庆府，为"四大怀药"之一。

性味归经: 性平，味苦、酸。归肝经、肾经。

功效主治: 补肝肾、强筋骨、逐瘀通经、引血下行。用于腰膝酸痛、筋骨无力、经闭癥瘕、肝阳眩晕。

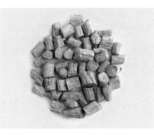

与川牛膝相比，怀牛膝则颜色更为鲜艳、明亮。

- 牛膝性平，味苦、甘、酸。归肝经、肾经。
- 有逐瘀通经、补肝肾、强筋骨的作用。
- 用于经闭、痛经、水肿、筋骨无力、腰膝酸痛、眩晕、牙痛、口疮、吐血等。

注意事项:

在使用牛膝时，可独立使用，还可以配搭沙参、山药、鸡内金、黄芩、黄连、牛蒡子、山茱萸、桂心等中药材使用。中气下陷群体禁服牛膝；脾虚泄泻群体禁服牛膝；下元失养、梦遗失精群体禁服牛膝。

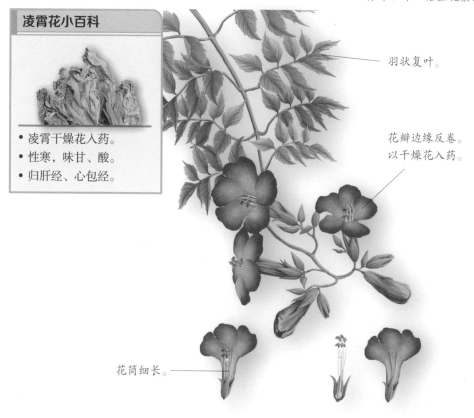

羽状复叶。

花瓣边缘反卷。
以干燥花入药。

花筒细长。

- 凌霄干燥花入药。
- 性寒，味甘、酸。
- 归肝经、心包经。

辨识凌霄花

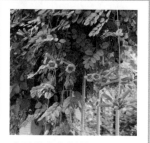

凌霄花花色鲜艳，漏斗状钟形，一团团一簇簇地绽放。

Campsis grandiflora

凌霄

外形：落叶木质藤本。奇数羽状复叶，对生；小叶7~9枚，顶端小叶较大，卵形至卵状披针形，长4~9厘米，宽2~4厘米，边缘有锯齿。花冠赤黄色，漏斗状钟形，先端5裂，裂片圆形，开展；雄蕊4片，2长2短。花期7~9月。蒴果细长，豆荚状，长可达10厘米，室背开裂。种子多数，扁平，两端具翅。果期8~10月。

功效主治：凉血、化瘀、祛风。用于月经不调、经闭癥瘕、产后乳肿、风疹发红、皮肤瘙痒、痤疮等。

经验名方：治皮肤湿癣：凌霄花、羊蹄根等量，酌加枯矾，研末搽患处。（参考《上海常用中草药》）

马鞭草 *Verbena officinalis*

马鞭草夏季开花，穗状花序顶生或腋生，5瓣紫蓝色小花一团团一簇簇，别致又耀眼。茎干直立，上部有四棱形的分枝，还附着硬毛。叶对生，倒卵形或长椭圆形，羽状裂片上有稀疏的粗锯齿。

❧ 马鞭草小百科

入药部位：
干燥地上部分入药。

性味归经：
性凉。
味苦。
归肝经、脾经。

采收：
6~8月花开时采收，割取地上部分，去除杂质，晒干。

❧ 马鞭草的用途

功效主治：

活血散瘀、截疟、解毒、利水消肿。用于癥瘕积聚、经闭痛经、疟疾、喉痹、痈肿、水肿、热淋等。

经验名方：

治痛经：马鞭草、香附、益母草各15克，水煎服。(参考《福建药物志》)

家用养生：

1. 马鞭草猪肚汤：马鞭草30克洗净后，切成小段；猪肚60~100克切片。将水煮沸，把猪肚片、马鞭草倒入煮沸。去渣取汁，每日1次。可解毒杀虫、清热利湿。

2. 红花马鞭草茶：红花15克，马鞭草20克，白糖15克。红花洗净浸透；马鞭草洗净，切成3厘米长的段。将红花、马鞭草段放入炖锅内，加水250毫升，武火烧沸后改用文火煎煮25分钟，滤去药渣，放入白糖搅匀即成。代茶饮。可活血通经、祛瘀止痛。

小贴士

气血虚、胃气弱者慎服马鞭草。

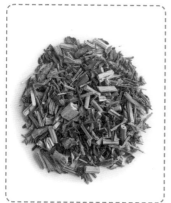

辨别马鞭草饮片: 表面绿褐色,粗糙,质硬而脆,断面有髓或中空。

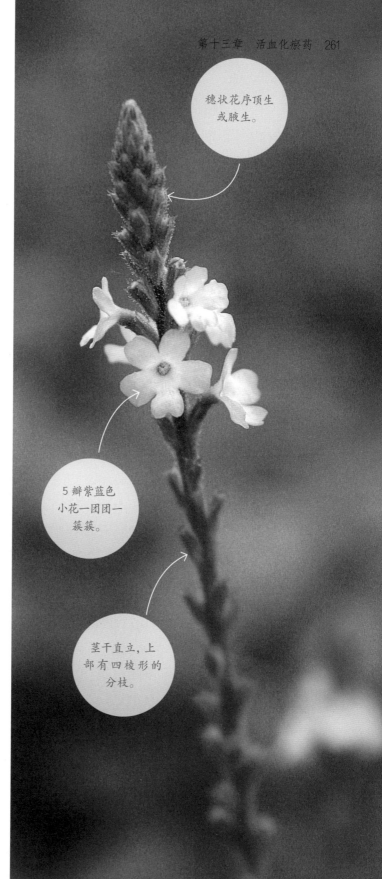

穗状花序顶生或腋生。

5瓣紫蓝色小花一团团一簇簇。

茎干直立,上部有四棱形的分枝。

月季 *Rosa chinensis*

月季形似玫瑰，普遍栽植于庭院、公园、街边。花重瓣、硕大，有香味，颜色丰富、鲜艳，花期长达半年。羽状复叶多为宽卵形或卵状长圆形，边缘有锐锯齿。月季的小枝粗壮而略带钩状的皮刺，有的没有刺。

🌱 月季花小百科

入药部位：
月季干燥花入药。

性味归经：
性温。
味甘。
归肝经。

采收：
花微开时采摘，阴干或低温干燥。

🌱 月季花的用途

功效主治：
　　活血调经、消肿解毒。主治月经不调、经来腹痛、跌打损伤、血淤肿痛、痈疽肿毒等。

经验名方：
　　1. 治外伤肿痛：月季花、地鳖虫等量，研细末，每次 4.5 克，每日 2 次，温酒少许冲服；另用鲜花捣烂敷患处。（参考《安徽中草药》）
　　2. 治月经不调、少腹胀痛：月季花 9 克，丹参 9 克，香附 9 克，水煎服。（参考《天津中草药》）

家用养生：
　　1. 月贝银耳雪梨汤：月季花 3 克洗净，贝母 5 克用醋浸，雪梨 2 个切片，银耳 50 克泡软去掉硬根，冰糖适量。锅内加水，放入梨、银耳、贝母、冰糖，煮 30 分钟，加入月季花稍煮片刻即可。能润肺止咳。
　　2. 月季花粥：月季花 9 克，粳米 30 克，桂圆肉、蜂蜜各 15 克。粳米淘洗干净，用冷水浸泡半小时，捞出沥干水分；桂圆肉切成末。锅中加适量冷水，将粳米、桂圆肉末放入，用大火烧沸，然后改用小火熬煮成粥，放入蜂蜜、月季花，搅拌均匀即可。可活血化瘀、止血调经。

小贴士

血虚及血热者不宜服用；脾胃虚弱者、孕妇及月经过多者禁服。

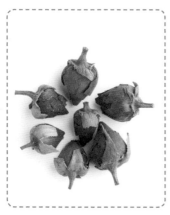

辨别月季花饮片：体轻，质脆，易碎，气清香，味微苦涩。

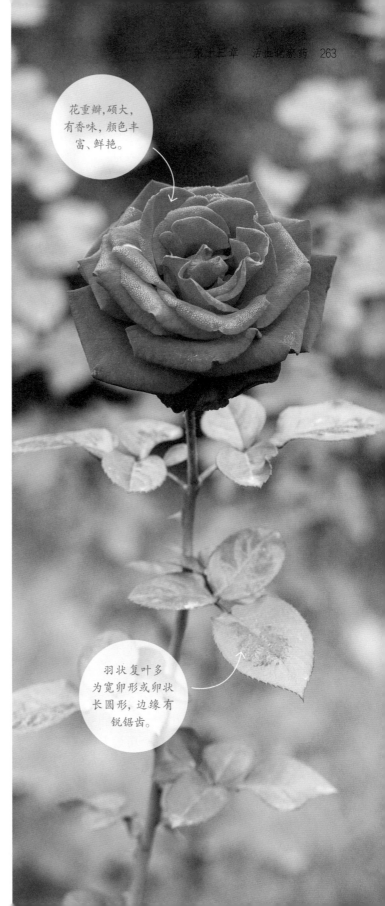

花重瓣，硕大，有香味，颜色丰富、鲜艳。

羽状复叶多为宽卵形或卵状长圆形，边缘有锐锯齿。

活血疗伤药

透骨草小百科

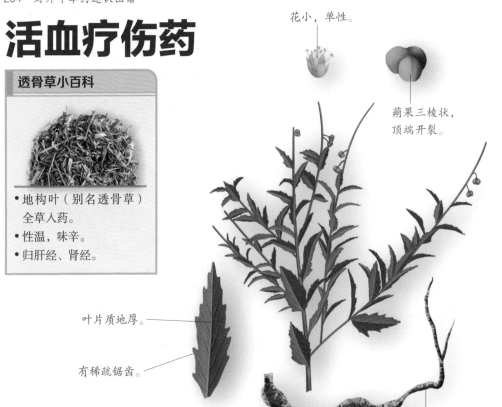

- 地构叶（别名透骨草）全草入药。
- 性温，味辛。
- 归肝经、肾经。

花小，单性。

蒴果三棱状，顶端开裂。

叶片质地厚。

有稀疏锯齿。

根横走，淡黄褐色。

辨识地构叶

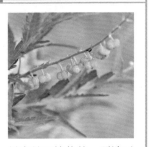

果实是三棱状的，顶端开裂；每室有种子1枚，为绿色三角状倒卵形。

Speranskia tuberculata

地构叶

外形：草本，高15~50厘米。根横走，淡黄褐色；茎直立，丛生，被灰白色卷曲柔毛。叶互生，厚纸质，先端全缘，下面2/3部分具稀大齿牙，两面被白色柔毛。总状花序顶生，密被短柔毛；花小，单性，雌雄同株；花序下部的花略大，中间1朵为雌花，两侧为雄花。花期4~5月。蒴果三棱状，顶端开裂，每室有种子1枚，绿色。果期5~6月。

功效主治：祛风除湿、解毒止痛。内服可治风湿关节痛；外用可治疮疡肿毒等。

马钱子小百科

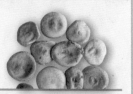

- 马钱干燥成熟种子入药。
- 性温，味苦，有大毒。
- 归肝经、脾经。

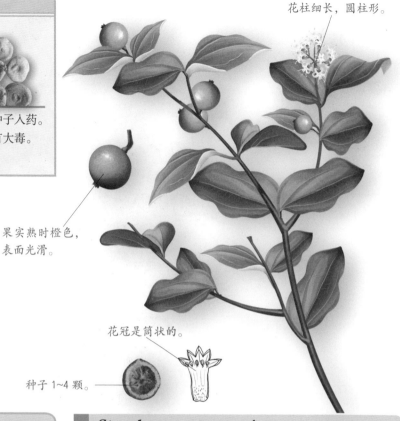

花柱细长，圆柱形。

果实熟时橙色，
表面光滑。

花冠是筒状的。

种子 1~4 颗。

辨识马钱

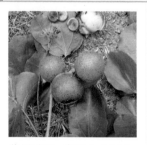

浆果球形，直径 2~4 厘米，
表面光滑；种子像圆盘，
直径 1~3 厘米，表面灰
黄色。

Strychnos nux-vomica

马钱

外形： 乔木，高 10~13 米。单叶对生；叶柄长 5~12 厘米；叶片革质，长 6~15 厘米，全缘，光滑无毛，主脉 3~5 条。圆锥状聚伞花序腋生，长 3~5 厘米，直径 2.5~5 厘米，被短柔毛；花白色；花冠筒状，先端 5 裂，裂片卵形，内面密生短毛。花期 4~6 月。浆果球形，直径 2~4 厘米，幼时绿色，熟时橙色，表面光滑。种子 1~4 颗，圆盘形，直径 1~3 厘米，表面灰黄色，密被银色茸毛。果期 8 月至翌年 1 月。

功效主治： 通络止痛、散结消肿。主治风湿顽痹、麻木瘫痪、跌打损伤、痈疽肿痛、类风湿性关节痛等。孕妇禁用。因本品有毒，须在医生指导下使用。

骨碎补小百科

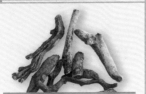

- 槲蕨的根茎入药，称作骨碎补。
- 性温，味苦。
- 归肾经、肝经。

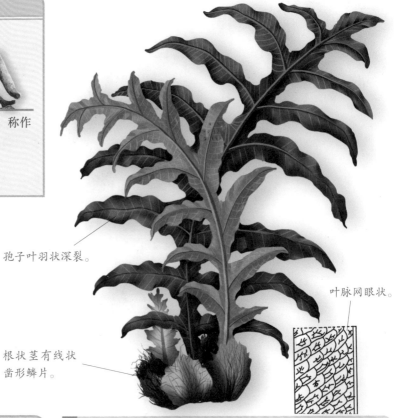

孢子叶羽状深裂。

叶脉网眼状。

根状茎有线状凿形鳞片。

辨识槲蕨

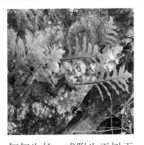

匍匐生长，或附生于树干上，螺旋状攀缘。营养叶厚革质，为红棕色或灰褐色。

Drynaria fortunei

槲蕨

外形：附生草本，高 20~40 厘米。根状茎肉质，粗壮，长而横走，密被棕黄色线状凿形鳞片。叶 2 型；营养叶厚革质，红棕色或灰褐色，卵形，无柄，边缘羽状浅裂；孢子叶绿色，羽状深裂，羽片 6~15 对，边缘常有不规则的浅波状齿，基部 2~3 对羽片缩成耳状。孢子囊群圆形，黄褐色，在中脉两侧各排列成 2~4 行，每个长方形的叶脉网眼中着生 1 枚，无囊群盖。

功效主治：补肾、续筋疗伤、活血止血。内服可用于肾虚腰痛、久泻、耳鸣、跌打损伤等；外用可治斑秃等。

儿茶小百科

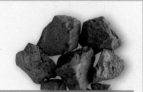

- 儿茶树的去皮枝、干，加水煎汁浓缩的干燥煎膏入药。
- 性微寒，味苦、涩。
- 归肺经、心经。

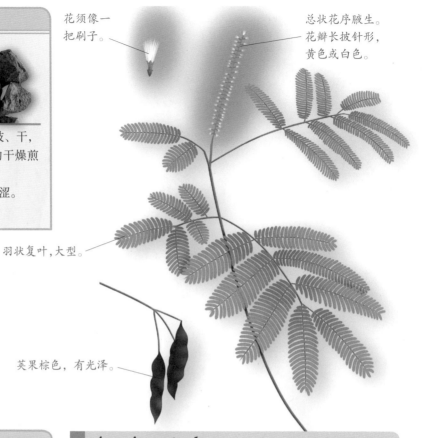

花须像一把刷子。

总状花序腋生。花瓣长披针形，黄色或白色。

羽状复叶，大型。

荚果棕色，有光泽。

辨识儿茶

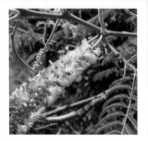

花朵是黄色或者白色的，披针形 5 瓣花；花萼基部连合成筒状，上部有疏毛。

Acacia catechu

儿茶

外形：落叶乔木，高 6~13 米。叶为 2 回偶数羽状复叶，互生；叶轴基部有棘针双生，扁平状；叶轴上着生羽片 10~20 对；每羽片上具小叶 30~50 对，小叶条形，两面被疏毛。总状花序腋生，花萼基部连合成筒状，上部分裂，有疏毛；花 5 瓣，长披针形，黄色或白色。花期 8~9 月。荚果扁而薄，连果梗长 6~12 厘米，宽 1~2 厘米，种子 7~8 粒。

功效主治：收湿、生肌、敛疮、止血。可用于跌打损伤、淤滞肿痛等。

破血消癥药

三棱小百科

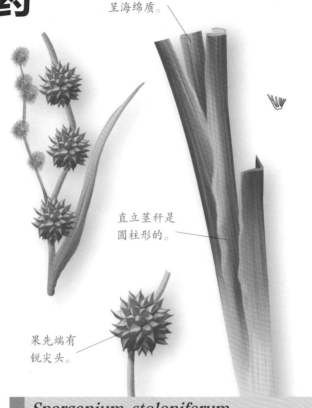

- 黑三棱的块茎入药，称作三棱。
- 性平，味辛、苦。
- 归肝经、脾经。

质地松软稍呈海绵质。

直立茎秆是圆柱形的。

果先端有锐尖头。

辨识黑三棱

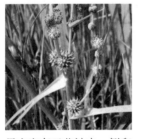

果实宿存于花被中，倒卵状圆锥形，长 6~10 毫米，直径 4~8 毫米，先端有锐尖头。

Sparganium stoloniferum

黑三棱

外形：草本，根茎横走，下生粗而短的圆锥形块茎。叶丛生，排成 2 列，质地松软稍呈海绵质，长条形，先端渐尖，背面具纵棱，基部抱茎。花茎通常单一，上端分枝；花单性，雌雄同株，花序头状，总苞片叶状。聚花果，核果无柄，有棱角。

功效主治：破血消癥、消积止痛。主治瘀血经闭、痛经、胸痹心痛等，还可以用来缓解食积气滞导致的脘腹胀满、胀痛等。

急性子小百科

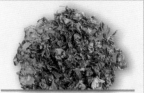

- 凤仙花干燥成熟种子入药，称作急性子。
- 性温，味微苦、辛，有小毒。
- 归肺经、肝经。

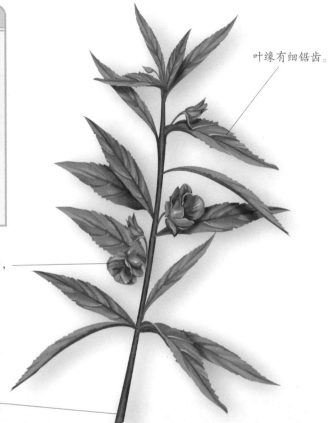

叶缘有细锯齿。

旗瓣圆，先端凹，有小尖头。

茎粗壮，肉质，直立。

辨识凤仙花

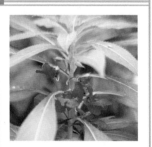

下瓣花是宽展的圆形，花背面有长长的距，颜色丰富而艳丽。

Impatiens balsamina

凤仙花

外形： 草本，高40~100厘米。茎肉质，直立，粗壮。叶互生；叶柄长1~3厘米，两侧有数个腺体；叶片披针形，先端长渐尖，基部渐狭，边缘有锐锯齿。花梗短，单生或数枚簇生于叶腋，密生短柔毛；花大，通常粉红色或杂色，单瓣或重瓣。花期6~7月。蒴果纺锤形，熟时一触即裂，密生茸毛。果期8~9月。

功效主治： 破血软坚、消积。可用于癥瘕痞块、经闭、噎膈等。

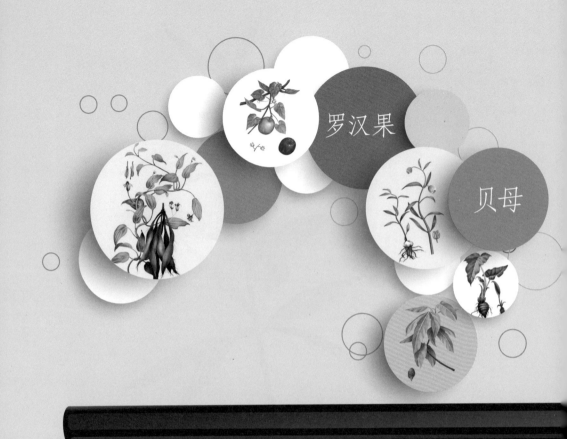

罗汉果

贝母

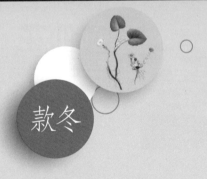

款冬

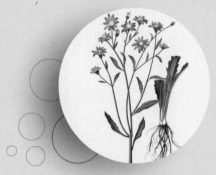

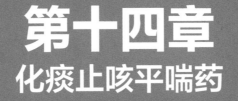

第十四章
化痰止咳平喘药

化痰止咳平喘药是化痰药和止咳平喘药的统称。化痰药不仅能治咳喘痰多，还能治痰证引起的昏厥、癫痫、睡眠不安、中风、惊厥、肢体麻木、半身不遂等。止咳平喘药能宣肺、泻肺、清肺、润肺、降肺、敛肺。如果寒痰犯肺引起喘咳痰多、口鼻气冷、舌苔白腻、关节酸痛等，常用半夏、天南星、白前、旋覆花等温化寒痰药。如果热痰壅肺引起痰多咳喘、痰稠色黄，或干咳少痰，或心烦不安，或中风、癫狂，常用前胡、浙贝母、川贝母等清热化痰药。

温化寒痰药

旋覆花 *Inula japonica*

旋覆花多生在山坡、沟边湿地，6~10月开花时，花像一个小太阳，也像微型版的向日葵。头状花序排列成疏散的伞房花序，线形花瓣摸上去有茸茸的手感，花序梗细长。单生或簇生的茎绿色或紫色，有伏毛，叶片长圆形。

❦ 旋覆花小百科

入药部位：

以干燥头状花序入药。

性味归经：

性微温。
味苦、辛、咸。
归肺经、脾经、胃经、大肠经。

采收：

夏、秋两季花开放时采收，除去梗、叶及杂质，阴干或晒干。

❦ 旋覆花的用途

功效主治：

行水化痰、降气止呕。主治胸中痰结、咳喘痰多、风寒咳嗽等。

经验名方：

1. 治风湿痰饮上攻导致的头目眩胀： 旋覆花、天麻、甘菊花各等分，为末，每晚服6克，白汤下。（参考《本草汇言》引《方氏脉症正宗》）

2. 治伏暑、湿温，胁痛或咳或不咳，无寒，但潮热或寒热为疟状： 生香附9克，旋覆花9克（绢包），苏子霜9克，广陈皮6克，半夏15克，茯苓块9克，薏苡仁15克。水八杯，煮取三杯，分3次温服。（参考《温病条辨》香附旋覆花汤）

家用养生：

1. 旋覆花煮鲤鱼： 旋覆花10克，鲤鱼1条。鲤鱼处理干净，将旋覆花放入鱼肚内，炖煮至鱼肉熟烂，除去药渣。喝汤，食肉。能治大腹水肿。

2. 旋覆花粥： 旋覆花、莱菔子各9克，薏米30克，沙参15克。将旋覆花、莱菔子、沙参用纱布包，煎汤，去渣后与薏米煮作粥。日1剂,15~20剂为1疗程。可理气止痛。适用于痰气所致的食道癌。

小贴士

旋覆花上的茸毛会刺激咽喉，引起咳嗽或呕吐，内服煎汤宜用布包后煎汤或煎好后过滤。

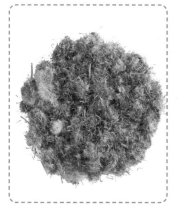

辨别旋覆花饮片： 表面有白色茸毛，花呈扁球形或球形，体轻，易散碎。

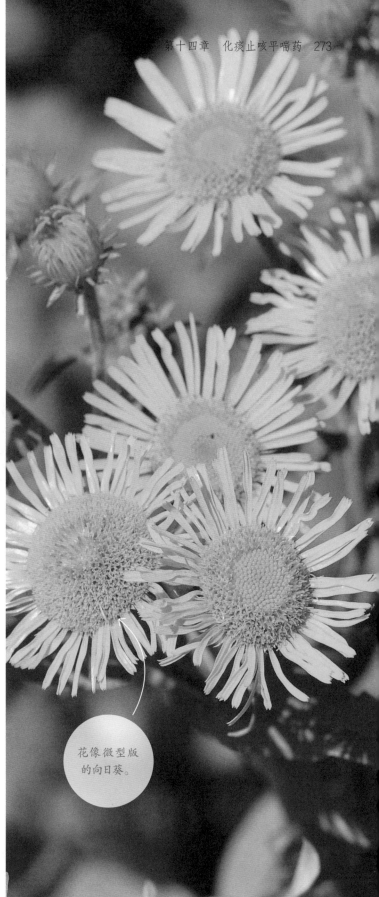

花像微型版的向日葵。

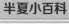

半夏小百科

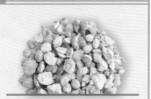

- 块茎入药。
- 性温，味辛，有毒。
- 归脾经、胃经、肺经。

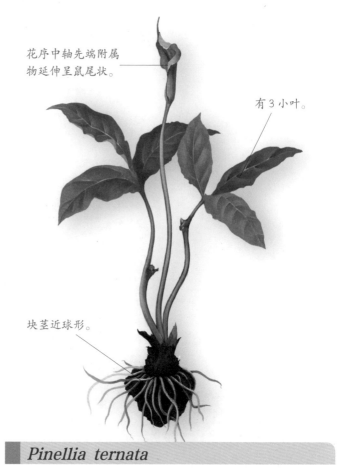

花序中轴先端附属物延伸呈鼠尾状。

有3小叶。

块茎近球形。

辨识半夏

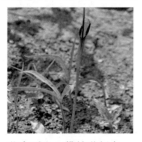

花序顶生，佛焰苞绿色，内有较长的青紫色鼠尾状花序轴伸出。

Pinellia ternata

半夏

外形：草本。块茎近球形。叶出自块茎顶端，在叶柄下部内侧生一白色珠芽；一年生的叶为单叶，卵状心形；2~3年后，叶为3小叶的复叶，小叶椭圆形至披针形。肉穗花序顶生；佛焰苞绿色，长6~7厘米；花序中轴先端附属物延伸呈鼠尾状，通常长7~10厘米，直立，伸出在佛焰苞外。花期5~7月。浆果卵圆形，黄绿色。果期7~8月。

功效主治：燥湿化痰、降逆止呕、消痞散结。主治呕吐反胃、咳喘痰多、头晕不眠等。生品慎用，孕妇禁用。

白附子小百科

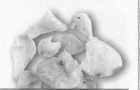

- 独角莲干燥块茎入药，称作白附子。
- 性温，味辛，有毒。
- 归胃经、肝经。

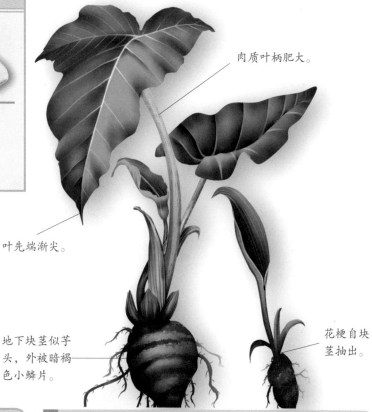

肉质叶柄肥大。

叶先端渐尖。

地下块茎似芋头，外被暗褐色小鳞片。

花梗自块茎抽出。

辨识独角莲

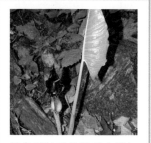

独角莲的叶片幼时内卷如独角状，故名独角莲。

Typhonium giganteum

独角莲

外形：草本，植株常较高大。地下块茎似芋头状，卵形至卵状椭圆形，外被暗褐色小鳞片。叶1~4片（与年限有关）；叶柄肥大肉质，长达60厘米；叶片多三角状卵形，后即开展，先端渐尖。花梗自块茎抽出，佛焰苞紫红色，檐部卵形，长可达15厘米；雄花金黄色，雌花棕红色。花期6~8月。浆果熟时红色。果期7~9月。

功效主治：祛风痰、定惊搐。主治中风痰壅、口眼歪斜、痰厥头痛等。因本品有毒，不可擅自使用。

天南星小百科

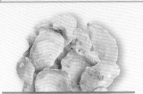

- 干燥块茎入药。
- 性温，味苦、辛，有毒。
- 归肺经、肝经、脾经。

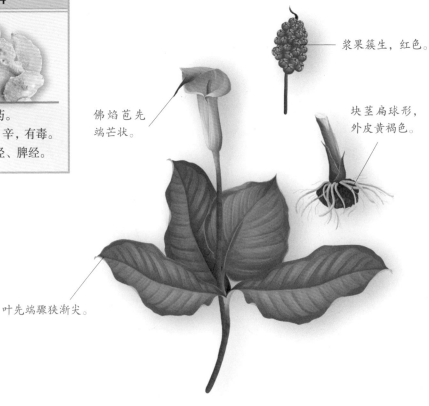

浆果簇生，红色。

块茎扁球形，外皮黄褐色。

佛焰苞先端芒状。

叶先端骤狭渐尖。

辨识天南星

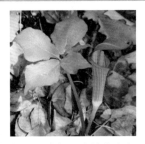

佛焰苞绿色，先端较尖如芒状。

Arisaema erubescens

天南星

外形：草本，高 40~90 厘米。块茎扁球形，外皮黄褐色，直径 2.5~5.5 厘米。叶柄长 40~55 厘米；叶片全裂成小叶片状，颇似掌状复叶，裂片 7~23 片，长 13~19 厘米，全缘，两面光滑无毛。花雌雄异株，肉穗花序；佛焰苞绿色，偶为紫色，先端芒状。花期 5~6 月。浆果红色。果期 8 月。

功效主治：散结消肿，外用可缓解痈肿以及蛇虫咬伤等。生品有毒，一般不内服。因本品有毒，不可擅自使用。

白前

2020 版《中华人民共和国药典》中白前来源于两种植物，分别为萝藦科植物柳叶白前和芫花叶白前，两者均以干燥根茎入药。两者功效相同，只在外观上有所差异。主产浙江、江西、广东、广西等地。

柳叶白前：花为紫色。
芫花叶白前：花为黄白色。

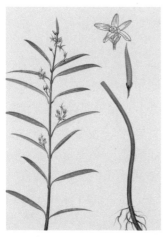

白前单叶对生，披针形至线状披针形，紫色花冠腋生。

柳叶白前 Cynanchum stauntonii

柳叶白前茎直立，不分枝，下部木质化。叶片像柳叶，对生，边缘反卷；下部的叶较短而宽，顶端的叶渐短而狭。果实长角状，里面有很多种子。花很特别，仔细一看，有两层，外面是紫色的，花瓣顶端尖尖的；里面一层是圆形的副花冠，围绕着花蕊顶端。

芫花叶白前 Cynanchum glaucescens

芫花叶白前的花不及柳叶白前的花别致，黄白色，花瓣为卵圆形，副花冠为黄绿色，肉质瘤状，上部围绕于花蕊顶端。花期为 5~11 月。柳叶白前花期为 5~8 月。

除了花有所不同，两者的叶片也是可以区别的。柳叶白前叶片狭长似柳叶，而芫花叶白前叶片呈椭圆形。但两者叶片均是对生的。

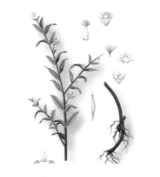

根茎匍匐，节上簇生多数须根。

性味归经：性微温，味辛、苦，归肺经。

功效主治：有降气、消痰、止咳的功效，可以用于治疗肺气壅实、咳嗽痰多等。

经验名方：1.治热性咳嗽：白前、炙麻黄、甘草各 6 克，紫菀、桔梗、炒杏仁、浙贝母各 9 克，沙参、麦冬、枇杷叶各 10 克，石膏 15 克，芦根 20 克。水煎，去渣取汁，温服。（参考《河北中医》1991 年 06 期）2.治咳喘浮肿，喉中痰鸣，不能平卧：白前 60 克，半夏、紫菀各 90 克，大戟 7 克。水煎，去渣取汁，分 3 次温服。（参考《深师方》白前汤）

家用养生：白前粥：将白前 10 克加水浸泡 5~10 分钟，水煎取汁，加大米煮粥，服食，每日 1 剂，连续 2~3 天。能祛痰、降气、止咳。

清热化痰药

桔梗 *Platycodon grandiflorum*

桔梗多生于山坡草丛，7~9 月开花，蓝紫色花单生于茎顶，或数朵稀稀疏疏地长成假总状花序；花瓣有 5 片，三角形。叶无叶柄或有短柄，叶片先端尖，边缘有锯齿。

🌱 桔梗小百科

入药部位：
干燥根入药。

性味归经：
性平。
味苦、辛。
归肺经。

采收：
春、秋两季采挖，洗净，除去须根，趁鲜剥去外皮或不去外皮，干燥。

🌱 桔梗的用途

功效主治：
宣肺、祛痰。用于咳嗽痰多、咽痛音哑等。

经验名方：
1. 治肺痈吐血：桔梗 9 克，冬瓜仁 12 克，薏苡仁 15 克，芦根 30 克，金银花 30 克，水煎服。（参考《青岛中草药手册》）
2. 治牙疳臭烂：桔梗、茴香等分，烧研敷之。（参考《卫生易简方》）
3. 治风热咳嗽痰多、咽喉肿痛：桔梗 9 克，桑叶 15 克，菊花 12 克，杏仁 8 克，甘草 9 克。水煎服。（参考《青岛中草药手册》）

家用养生：
1. 桔梗贝母粥：桔梗、贝母各 10 克，大米 50 克。同放锅内，加水，大火烧开，再用小火煮 35 分钟，加入冰糖碎，拌匀即可。能润肺止咳。
2. 桔梗萝卜炖牛肚：将牛肚 200 克切条，于开水中汆烫，捞出备用；桔梗 10 克水中泡软，撕成条；胡萝卜 80 克切块。油锅烧热，加入葱末、生姜、蒜末、料酒、桔梗、牛肚，翻炒后，放入胡萝卜和水，煮 10 分钟即可。能补肺润燥。

小贴士

气机上逆、阴虚火旺咳血者不宜用。胃及十二指肠溃疡患者慎用。

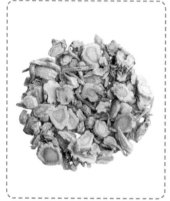

辨别桔梗饮片: 折断面可见放射状裂隙,形成层环明显,质硬脆,易折断。

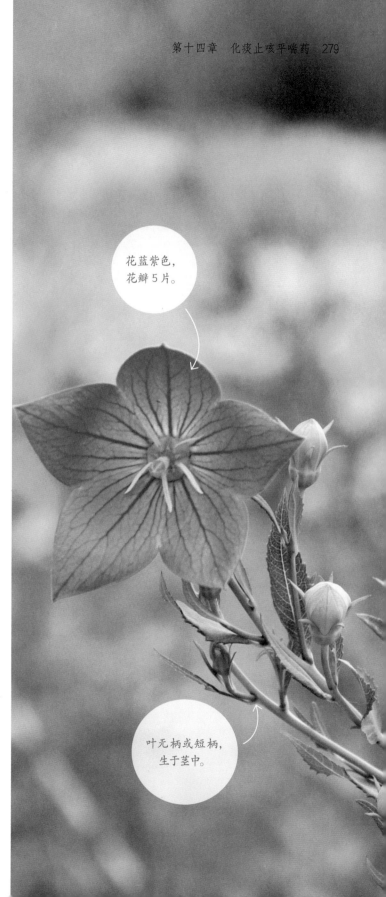

花蓝紫色,花瓣5片。

叶无柄或短柄,生于茎中。

竹茹小百科

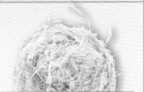

- 淡竹茎秆的干燥中间层入药，称作竹茹。
- 性微寒，味甘。
- 归肺经、胃经、心经、胆经。

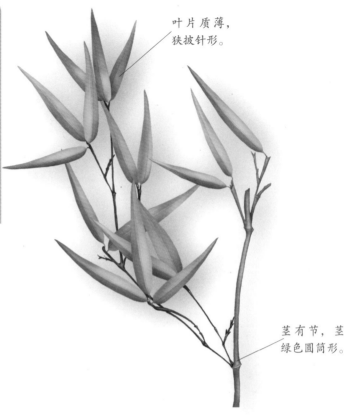

叶片质薄，狭披针形。

茎有节，茎绿色圆筒形。

辨识淡竹

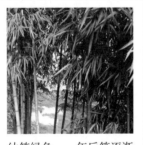

幼竿绿色，一年后竿逐渐变为紫黑色。

Phyllostachys nigra

淡竹

外形： 高大竹类植物，幼竿绿色，后颜色逐渐加深，最终变为紫黑色。竿环与箨环均隆起，箨耳形或长圆形，箨片绿色，脉紫色；叶舌稍伸出，叶片质薄；花枝短穗状；笋期4月。

功效主治： 清热化痰、除烦止呕。主治痰热咳嗽、胆火挟痰、烦热呕吐、惊悸失眠等。

经验名方： 治伤暑烦渴不止：竹茹6克，甘草3克，乌梅2枚。水煎，去渣取汁，温服。（参考《圣济总录》竹茹汤）

贝母

贝母种类很多，常见的有川贝母、浙贝母、土贝母和伊贝母等。本书仅介绍川贝母和浙贝母。

川贝母：主产于四川、青海、甘肃、云南、西藏等地。

浙贝母：产于江苏、浙江等地。

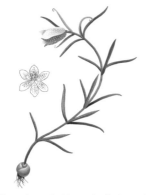

黄绿色倒扣钟形花单生于茎顶，花被 6 片，菱状椭圆形，有紫色方块纹及脉纹。

川贝母 *Fritillaria cirrhosa*

川贝母体型纤细，茎干微弯，容易辨认。5~7月开花，单生于茎顶，黄绿色花朵像一个害羞的女子低垂着，花形像倒扣的钟。线形叶片下端对生，上、中、端叶 3~4 枚轮生。

功效主治：

清热化痰、散结消痈。主治干咳少痰、阴虚劳嗽等。

家用养生：

川贝母豆腐汤：川贝母 10 克打碎或研粗末，豆腐 100 克冲洗干净。将川贝母粉与冰糖一起放在豆腐上，放入炖盅内，用小火隔水炖煮 1 小时，加盐调味即可。能清热润肺。

浙贝母 *Fritillaria thunbergii*

浙贝母为百合科贝母属浙贝母的干燥鳞茎，每年 3~4 月开花，花淡黄色。浙贝母跟川贝母相比，它的寒性要大上许多，一般用于清热化痰、止咳解毒。因为浙贝母寒性较大，所以没有润肝肺的作用，也不适合身体虚弱的人使用。

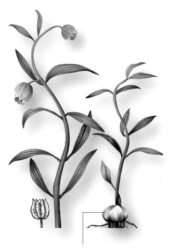

浙贝母花淡黄色，鳞茎半球形。

功效主治：

清热化痰、散结消痈。主治风热咳嗽、乳痈等。

胖大海小百科

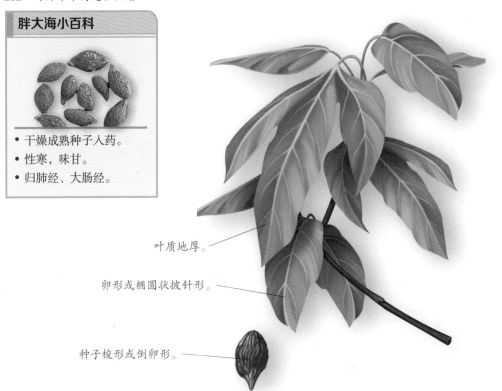

- 干燥成熟种子入药。
- 性寒，味甘。
- 归肺经、大肠经。

叶质地厚。

卵形或椭圆状披针形。

种子梭形或倒卵形。

辨识胖大海

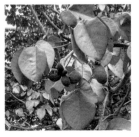

果实呈纺锤形或椭圆形；叶革质，光滑无毛。

Sterculia lychnophora

胖大海

外形：落叶乔木。叶互生；叶柄长 5~15 厘米；叶片革质，卵形或椭圆状披针形，长 10~20 厘米，宽 6~14 厘米，全缘，光滑无毛。花杂性同株，成顶生或腋生的圆锥花序；花瓣呈星状伸张。菁葵果 1~5 个，着生于果梗，在成熟之前裂开。种子梭形或倒卵形，深黑褐色。

功效主治：清热润肠、利咽开音。主治肺热声哑、干咳无痰、咽喉干痛、头痛目赤等。

紫花前胡小百科

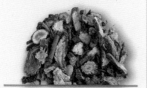

- 紫花前胡干燥根部入药。
- 性微寒，味苦、辛。
- 归肺经。

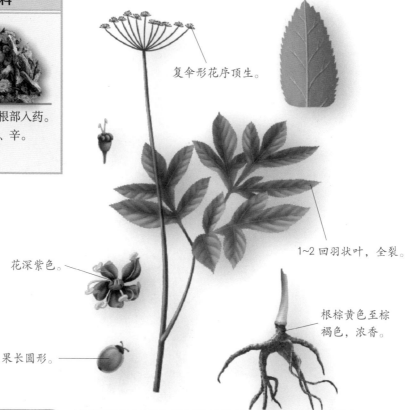

复伞形花序顶生。

1~2 回羽状叶，全裂。

花深紫色。

根棕黄色至棕褐色，浓香。

果长圆形。

辨识紫花前胡

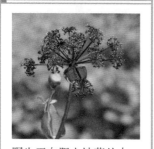

野生于向阳山坡草丛中。复伞形花序顶生，花瓣深紫色，长卵形。主要分布于我国华东及陕西、广西、湖南、湖北、四川等地。

Peucedanum decursivum

紫花前胡

外形： 草本，高 70~140 厘米。根圆锥形，棕黄色至棕褐色，浓香。茎无毛。叶 3 裂，1~2 回羽状全裂；茎上部叶退化成叶鞘。复伞形花序顶生；花瓣深紫色，长卵形。果长圆形，侧棱发展成狭翅。果期 9~11 月。

功效主治： 降气化痰、疏散风热。主治痰热喘满、咳嗽痰多等。

止咳平喘药

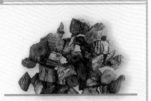

- 干燥块根入药，称作百部。
- 性微温，味甘、苦。
- 归肺经。

花梗丝状，其基部贴生于叶片中脉上。

根肉质，纺锤形，数个至数十个簇生。

茎上部缠绕，下部直立。

辨别蔓生百部

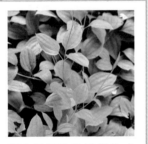

蔓生百部叶先端锐尖或渐尖，边缘波状。

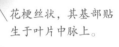

Stemona japonica

蔓生百部

外形：草本，茎长达1米左右，少数分枝，上部攀缘状。块根长圆状纺锤形。叶通常2~4（5）轮生，纸质或薄革质，多呈卵形、卵状披针形或卵状长圆形。花单生或数朵组成聚伞状花序；花被片4片，淡绿色，披针形，开花时反卷；雄蕊紫红色，短于花被或近等长，花药顶端具箭头状附属物。花期5~7月。

功效主治：润肺、下气、止咳、杀虫。内服可缓解咳嗽等；外用可治疗头虱、体虱、蛲虫病、阴痒等。因百部含有多种生物碱，故须咨询医生后谨慎使用。

罗汉果小百科

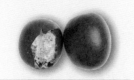

- 干燥果实入药。
- 性凉，味甘。
- 归肺经、大肠经。

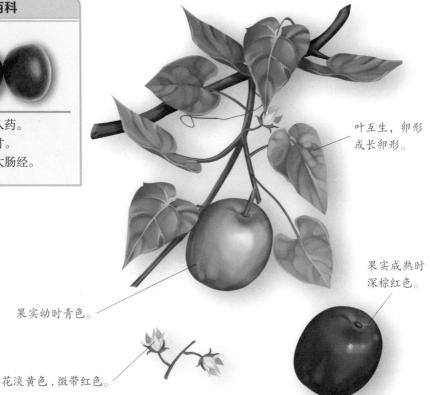

叶互生，卵形或长卵形。

果实成熟时深棕红色。

果实幼时青色。

花淡黄色，微带红色。

辨识罗汉果

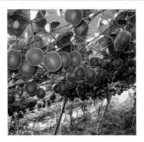

嫩果密布黄褐色茸毛，成熟后脱落。果皮较薄，干后质脆。

Siraitia grosuenorii

罗汉果

外形：攀缘藤本。叶互生，卵形或长卵形，长12~23厘米；叶柄长4~5厘米，卷须侧生，先端2叉。花单性，雌雄异株；花序柄、花柄、萼片、花瓣均被柔毛及腺毛；雄花腋生，5~7朵排列成总状，花5瓣，淡黄色，微带红色，卵形，长约2厘米，先端具尖尾；雌花单生于叶腋，花5瓣，倒卵形，先端短尖。花期5~7月。瓠果圆形、长圆形或倒卵形，幼时青色，成熟时深棕红色，被茸毛。果期7~9月。

功效主治：清肺利咽、润肠通便。可缓解咽喉肿痛、肠燥便秘等。

紫菀小百科

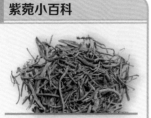

- 干燥根和根茎入药。
- 性温，味辛、苦。
- 归肺经。

花心管状，花黄色。

花序边缘为舌状花。

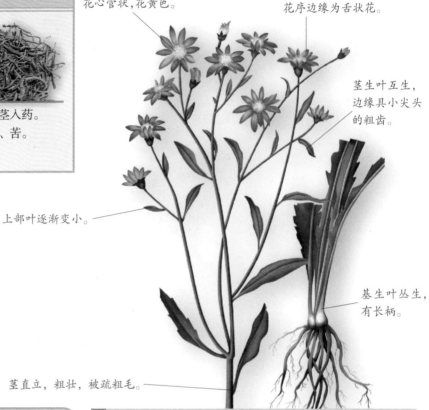

茎生叶互生，边缘具小尖头的粗齿。

上部叶逐渐变小。

基生叶丛生，有长柄。

茎直立，粗壮，被疏粗毛。

辨识紫菀

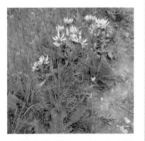

与野菊花类似，只不过野菊花边缘舌状花多是黄色的，而紫菀为紫色。

Aster tataricus

紫菀

外形： 草本，高 50~120 厘米。基生叶丛生，有长柄，连柄长 20~50 厘米；茎生叶互生，边缘具小尖头的粗齿，两面被短糙毛，叶脉背面突起。头状花序伞房状排列，有长柄；总苞半球形，总苞片 3~4 层，覆瓦状排列；花序边缘为舌状花，雌性，蓝紫色或紫红色；内部管状花黄色。花期 7~9 月。

功效主治： 润肺下气、祛痰止咳。主治痰多喘咳、劳嗽咳血等。

款冬花小百科

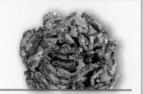

- 款冬干燥花蕾入药。
- 性温，味辛、微苦。
- 归肺经。

基生叶广心形
或卵形。

叶边缘具波状锯齿。

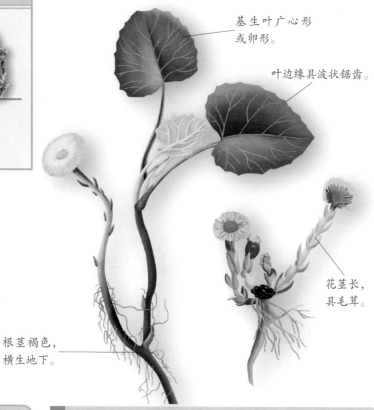

花茎长，
具毛茸。

根茎褐色，
横生地下。

辨识款冬

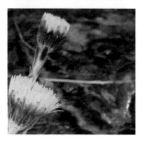

初春生于溪水边。头状花
序顶生，呈鲜黄色。

Tussilago farfara

款冬

外形： 草本，高10厘米左右。根茎褐色，横生地下。基生叶广心形或卵形，边缘呈波状疏锯齿。头状花序顶生，鲜黄色，单性，花冠先端凹。花期1~2月。瘦果长椭圆形，具纵棱，冠毛淡黄色。果期4月。

功效主治： 润肺止咳。主治喘咳痰多、劳嗽咳血等。

经验名方： 治喘嗽不已，或痰中有血：款冬花、百合（蒸焙）。以上2味药等分为细末，炼蜜为丸，如龙眼大。每服一丸，食后临卧细嚼，姜汤咽下，嚼化尤佳。（参考《济生方》百花膏）

枇杷叶小百科

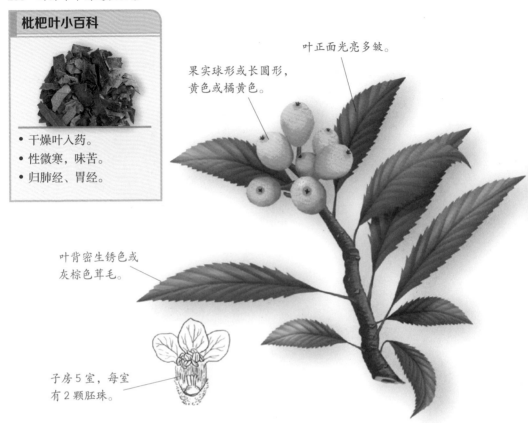

- 干燥叶入药。
- 性微寒，味苦。
- 归肺经、胃经。

叶正面光亮多皱。

果实球形或长圆形，黄色或橘黄色。

叶背密生锈色或灰棕色茸毛。

子房5室，每室有2颗胚珠。

辨识枇杷

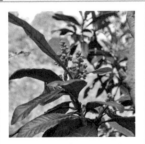

常栽种于村边、平地或坡边。果实球形或长圆形，直径3~5厘米，黄色或橘黄色。

Eriobotrya japonica

枇杷

外形：常绿乔木，高约10米。小枝粗壮，黄褐色，密生锈色或灰棕色茸毛。叶片革质多披针形，长12~30厘米，上面光亮多皱，下面及叶脉密生灰棕色茸毛。花圆锥花序顶生；花瓣白色，长圆形或卵形，基部具爪，有茸毛。花期10~12月。果实球形或长圆形，直径3~5厘米，黄色或橘黄色。果期翌年5~6月。

功效主治：清肺化痰、降逆止呕。主治肺热咳嗽、胃热呕逆、烦热口渴等。

经验名方：治肺热咳嗽：枇杷叶9克，桑白皮12克，黄芩6克。水煎，去渣取汁，温服。（参考《陕西中草药》）

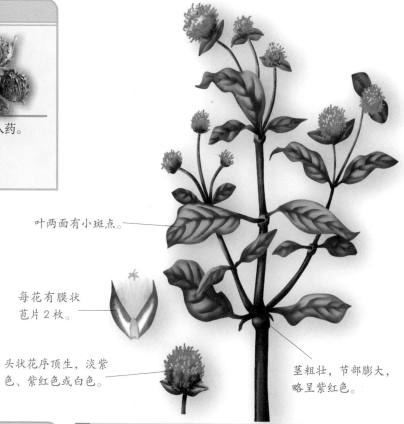

千日红小百科

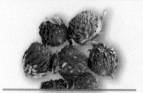

- 干燥头状花序入药。
- 性平，味甘。
- 归肺经、肝经。

叶两面有小斑点。

每花有膜状
苞片2枚。

头状花序顶生，淡紫
色、紫红色或白色。

茎粗壮，节部膨大，
略呈紫红色。

辨识千日红

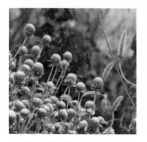

众多小花密集成球形花
序，花干后能够存留很长
时间。

Gomphrena globosa

千日红

外形： 草本，高约50厘米。茎粗壮，有毛，节部
较膨大，略呈紫红色。叶对生，具短柄，椭圆形至倒卵形，
先端尖或钝，基部楔形，全缘，上面粗糙具毛，下面有
白软毛，边缘有纤毛。头状花序顶生，淡紫色、紫红色
或白色，球形，基部有2枚叶状苞片；每花有膜状苞片
2枚，苞片紫色、粉红色，稀为白色。花期7~10月。胞
果圆形。种子肾形。果期8~9月。

功效主治： 止咳定喘、清肝明目。主治气喘咳嗽、
头风、目痛等。

经验名方： 治小便不利：千日红5至15克，煎服。
（参考《上海常用中草药》）

白屈菜小百科

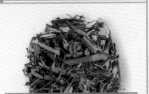

- 全草入药
- 性凉，味苦，有毒。
- 归肺经、胃经。

花近伞状排列，花4瓣，黄色。

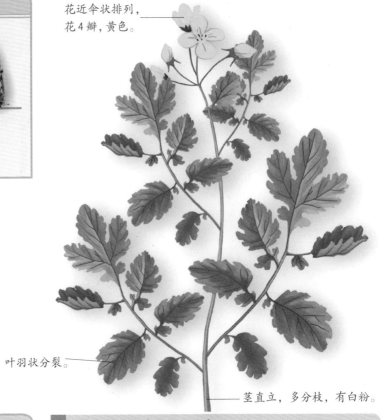

叶羽状分裂。

茎直立，多分枝，有白粉。

辨识白屈菜

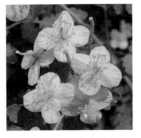

花鲜黄色。花中央的花柱绿色，粗长。

Chelidonium majus

白屈菜

外形： 草本，高30~100厘米。主根圆锥状，土黄色；茎直立，多分枝，有白粉，断之有黄色乳汁。叶互生，1~2回单数羽状全裂；叶长8~20厘米，具不规则深裂，上面无毛，下面有白粉。花数朵，近伞状排列；花4瓣，黄色，卵圆形，长约9毫米。蒴果条状圆柱形，长约3.5厘米。种子多数，卵形，细小，黑褐色，有光泽及网纹。花果期4~9月。

功效主治： 镇痛、止咳。主治胃痛、咳嗽气喘等。

满山红小百科

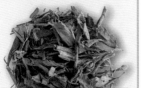

- 兴安杜鹃干燥叶入药，称作满山红。
- 性寒，味辛、苦。
- 归肺经、脾经。

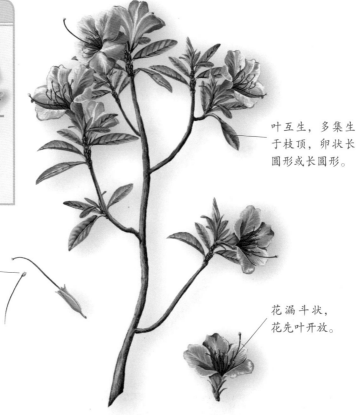

叶互生，多集生于枝顶，卵状长圆形或长圆形。

花蕊细长。

花漏斗状，花先叶开放。

辨识兴安杜鹃

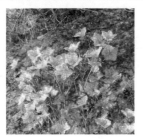

花先叶开放，紫红色漏斗状，亦可作观赏花卉。

Rhododendron dauricum

兴安杜鹃

外形：常绿灌木，高1~2米。多分枝，质脆；小枝细而弯曲，暗灰色；幼枝褐色，有毛。叶近革质，卵状长圆形或长圆形。花1~4朵生于枝顶，先叶开放，紫红色；花冠漏斗状。花期5~6月。蒴果长圆形，由顶端开裂。果期7~8月。

功效主治：叶能止咳、祛痰。用于气喘、咳嗽、痰多等。

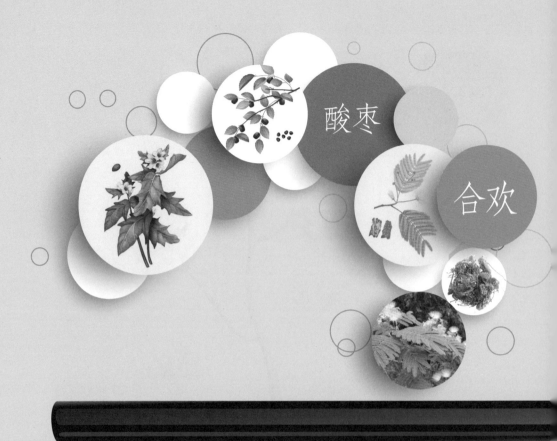

酸枣

合欢

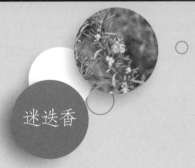

迷迭香

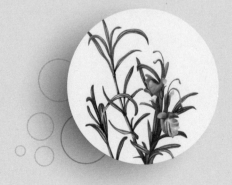

第十五章
安神药

安神药能安定神志，治疗心神不宁，体现了《黄帝内经》"惊者平之"的治疗原则。安神药主要分两种，即重镇安神药与养心安神药。重镇安神药多为矿石、化石、介壳类药物，能镇惊安神、平定心志、平肝潜阳，主治心神不宁、烦躁易怒、心悸失眠、惊痫等实证。而养心安神药多为植物种子，能滋养心肝、益阴补血，主治阴血不足、心脾两虚、心肾不交等导致的心悸怔忡、虚烦不眠、健忘多梦、遗精、盗汗等虚证。

值得注意的是，神志不安的病因多种多样，要对症下药，才能达到标本兼治的目的。

养心安神药

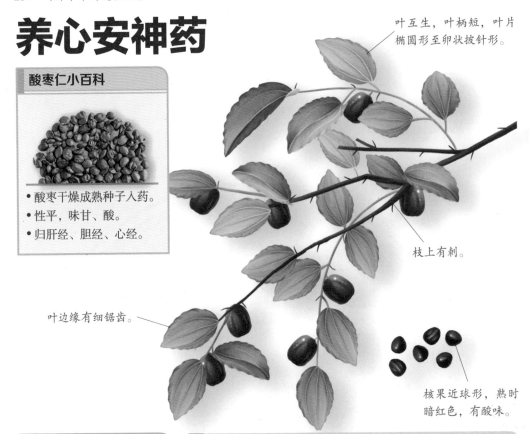

叶互生，叶柄短，叶片椭圆形至卵状披针形。

枝上有刺。

核果近球形，熟时暗红色，有酸味。

叶边缘有细锯齿。

酸枣仁小百科

- 酸枣干燥成熟种子入药。
- 性平，味甘、酸。
- 归肝经、胆经、心经。

辨识酸枣

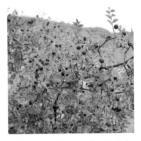

果小，近球形，果皮红色或暗红色，果肉薄而疏松，味酸甜。

Ziziphus jujuba

酸枣

外形：落叶灌木或小乔木，高 1~3 米。叶互生，叶柄短；叶片椭圆形至卵状披针形，长 2.5~5 厘米，先端短尖而钝，基部偏斜，边缘有细锯齿，主脉 3 条。花 2~3 朵簇生于叶腋，小形，黄绿色；花瓣小，5 片，与萼互生；雄蕊比花瓣稍长。花期 4~5 月。核果近球形，先端钝，熟时暗红色，有酸味。果期 9~10 月。

功效主治：养心安神、敛汗生津。主治津伤口渴、虚烦失眠、烦渴虚汗等。

经验名方：治心烦不得眠卧：酸枣仁 30 克，炒至出香味，研末，过细罗。每次 6 克，以竹叶汤送服，不计时候。（参考《太平圣惠方》酸枣仁粥）

天仙子小百科

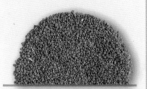

- 莨菪干燥成熟种子入药，称作天仙子。
- 性温，味苦、辛，有大毒。
- 归心经、胃经、肝经。

叶缘羽状分裂。

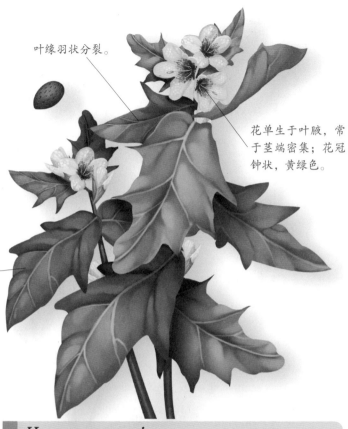

花单生于叶腋，常于茎端密集；花冠钟状，黄绿色。

全株被黏性腺毛。

辨识莨菪

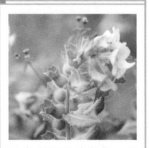

花常在茎顶端密集；花冠钟状，黄绿色，具紫色脉纹。

Hyoscyamus niger

莨菪

外形：草本，高可达1米，全体被黏性腺毛。根肉质，粗大，多分枝。基生叶大，丛生，呈莲座状；茎生叶互生，近花序的叶常交叉互生，呈2列状；叶片长圆形，边缘羽状深裂或浅裂。花单生于叶腋，常于茎端密集；花冠钟状，黄绿色。花期5~8月。蒴果卵球形，直径约1.2厘米，藏于宿萼内。果期7~10月。

功效主治：安神、解痉、止痛。主治癫狂、喘咳、胃脘挛痛等。孕妇禁用，心脏有问题者以及青光眼患者禁用。因本品有毒，不可擅自使用。

迷迭香小百科

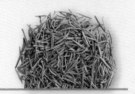

- 迷迭香全草入药。
- 性温，味辛。
- 归肺经、胃经、脾经。

下唇花瓣宽大。

全草晒干入药，
全年可采收。

叶对生。

叶线形，革质，
向背面卷曲。

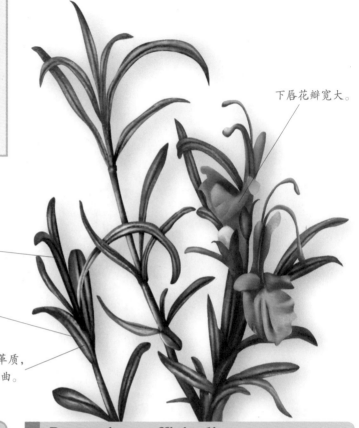

辨识迷迭香

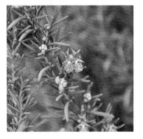

迷迭香花近无梗，密集生长在茎顶部，花唇形，蓝紫色。

Rosmarinus officinalis

迷迭香

外形：常绿小灌木，高 1~2 米。茎及老枝圆柱形，皮层暗灰色，有不规则的纵裂，块状剥落；幼枝四棱形，密被白色星状细茸毛。叶片线形，革质；上面暗绿色，平滑；下面灰色，被毛茸。花冠蓝紫色，唇形。花期 11 月（不同地区花期略有不同）。

功效主治：发汗、健脾、安神、止痛。主治各种头痛，对防止早期脱发也有一定的作用。

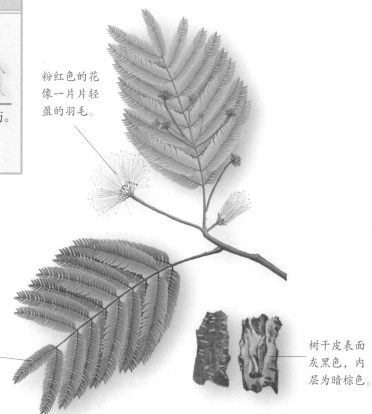

粉红色的花像一片片轻盈的羽毛。

2回羽状复叶。

树干皮表面灰黑色，内层为暗棕色。

合欢花小百科

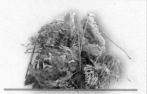

- 以干燥花序或花蕾入药。
- 性平，味甘。
- 归心经、肝经。

辨识合欢

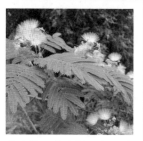

花序像一个个粉红色的绒球，侧面看会发现花序基部为白色，中上部为粉色。

Albizia julibrissin

合欢

外形：落叶乔木，高可达 16 米。树干灰黑色；嫩枝、花序和叶轴被茸毛或短柔毛。2 回羽状复叶，互生；总叶柄长 3~5 厘米，羽片 4~12 对；小叶 10~30 对，线形至长圆形，先端有小尖头，有缘毛。头状花序在枝顶排成圆锥花序；花粉红色；花冠长 8 毫米，裂片三角形，花萼、花冠外均被短柔毛。花期 6~7 月。荚果带状，长 9~15 厘米，宽 1.5~2.5 厘米，嫩荚有柔毛，老荚无毛。果期 8~10 月。

功效主治：安神。用于心神不安、失眠等。

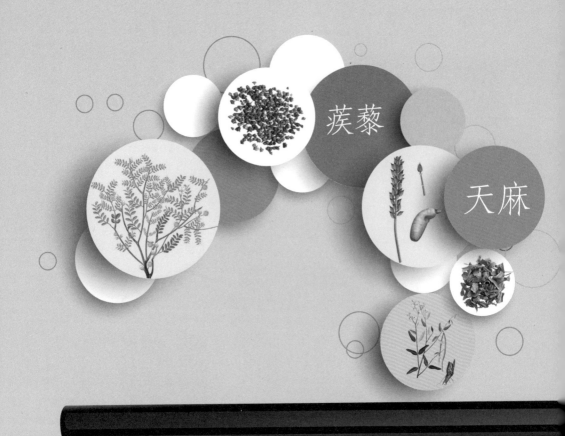

蒺藜

天麻

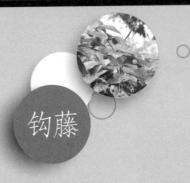

钩藤

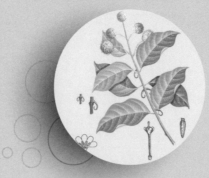

第十六章
平肝息风药

《黄帝内经·素问》中有"诸风掉眩，皆属于肝"之说，意思是，身体受内外风侵袭，出现发热、恶风、头痛等症状，多是由于肝有病变引起的。服用平肝息风药可起到降压、镇静的作用。平肝息风药可分为两种：一种是平抑肝阳药，多为介壳类或矿石类，能治肝阳上亢引起的头晕目眩及肝火上攻引起的目赤肿痛、烦躁易怒、头痛头昏；另一种是息风止痉药，主治肝风内动、惊厥抽搐等。此类药有性偏寒凉的，也有性偏温燥的，使用时要谨慎选择。脾虚有凉者，不宜用寒凉之品；阴虚血亏者，不宜用温燥之品。

平抑肝阳药

罗布麻叶小百科

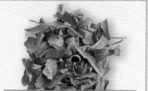

- 干燥叶入药。
- 性凉，味甘、苦。
- 归肝经。

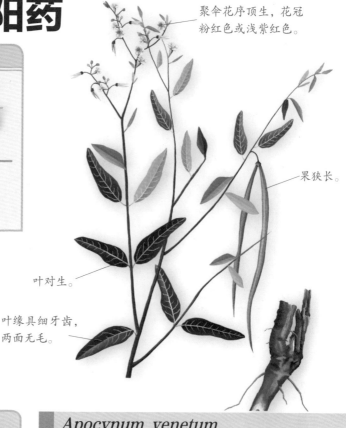

聚伞花序顶生，花冠粉红色或浅紫红色。

果狭长。

叶对生。

叶缘具细牙齿，两面无毛。

辨识罗布麻

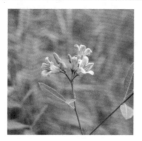

枝顶聚生很多小红花，花瓣内部、外部都有3条深色脉纹。

Apocynum venetum

罗布麻

外形：亚灌木，高可达4米，除花序外全株无毛。枝紫红色或淡红色。叶对生，椭圆状披针形至长圆形，长1~8厘米，宽0.5~2.2厘米，先端钝圆，有小芒尖，基部宽楔形。聚伞花序顶生；花冠粉红色或浅紫红色，钟形，先端5裂。花期4~9月。蓇葖果叉生。种子顶端簇生白色细长毛。果期7~12月。

功效主治：安神、利尿。主治心悸失眠、浮肿尿少等。

经验名方：治高血压、头痛失眠：罗布麻叶9克(开水浸泡)，玉竹9克。煎汁兑服，日服3次。(参考《内蒙古中草药》)

蒺藜小百科

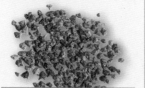

- 干燥成熟果实入药。
- 性微温，味辛、苦，有小毒。
- 归肝经。

花淡黄色，小型。

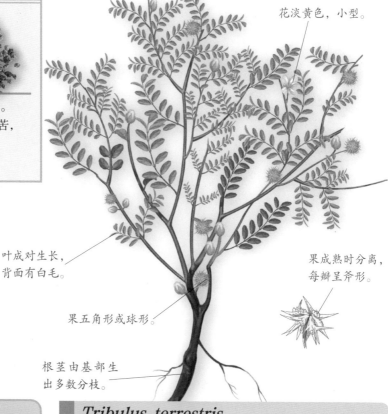

叶成对生长，背面有白毛。

果五角形或球形。

根茎由基部生出多数分枝。

果成熟时分离，每瓣呈斧形。

辨识蒺藜

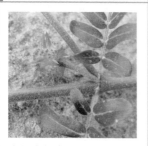

全株密被灰白色柔毛。枝表面有纵纹。双数羽状复叶对生。生于田野、路旁及河边草丛。主产于我国河南、河北、山东、安徽等地。

Tribulus terrestris

蒺藜

外形：草本。茎平卧，由基部生出多数分枝。枝长20~60厘米，表面有纵纹；双数羽状复叶，对生，叶连柄长1.5~5厘米。花单生叶腋间，花梗短于叶；萼5片，卵状披针形，边缘膜质透明；花5瓣，黄色，倒广卵形。花期5~8月。果多由5个果瓣组成，外有锐刺。果期6~9月。

功效主治：祛风明目、活血止痒。主治头痛目眩、胸胁胀痛、风疹瘙痒等。

息风止痉药

钩藤小百科

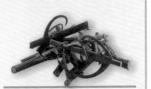

- 干燥带钩茎枝入药。
- 性凉，味甘。
- 归肝经、心包经。

变态枝成钩状，秋、冬季采带钩茎枝，晒干入药。

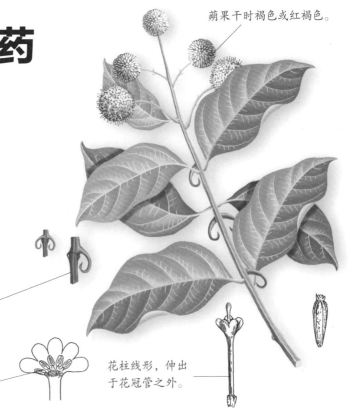

蒴果干时褐色或红褐色。

花柱线形，伸出于花冠管之外。

花冠管状，5裂。

辨识钩藤

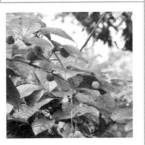

小花组成圆滚滚的头状花序，幼时紧实，小花展开后，花球就变得疏松膨大了。

Uncaria rhynchophylla

钩藤

外形：藤本植物。小枝四方形，变态枝成钩状，向下弯曲。叶对生，纸质，卵状披针形或椭圆形，全缘；叶柄长 0.5~1.2 厘米。头状花序，直径约 2 厘米；花冠黄色，管状，先端 5 裂，裂片近圆形，外面被粉状柔毛；花柱线形，伸出于花冠管之外。蒴果倒卵状，长 5~6 毫米，疏被柔毛。花果期 5~12 月。

功效主治：清热平肝、息风定惊。主治血压偏高、头痛眩晕等。

经验名方：治因产后感冒风邪，致头项强痛、恶寒发热：当归 15 克，炒芥穗 15 克，全蝎 210 克，桑寄生 25 克，钩藤 25 克，僵蚕 15 克。以上诸药水煎，不计时候温服。（参考《中医妇科治疗学》）[1]

①产后感染也会引起上述症状，需咨询医生后谨慎使用。

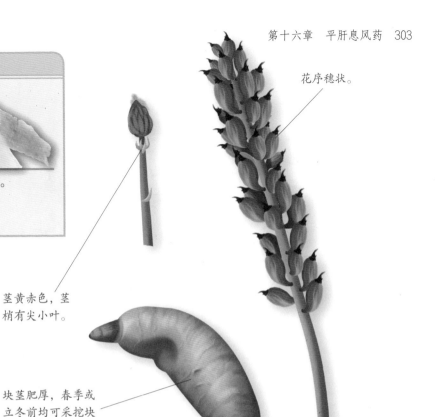

花序穗状。

茎黄赤色，茎梢有尖小叶。

块茎肥厚，春季或立冬前均可采挖块茎，水煮晒干入药。

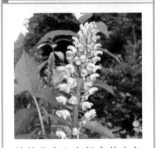
Gastrodia elata

天麻

外形：草本，植株高大。块茎肥厚，肉质长圆形，长约 10 厘米，直径 3~4.5 厘米；茎直立，圆柱形。叶呈鳞片状，膜质，长 1~2 厘米。花序为穗形总状花序，长 10~30 厘米，花黄赤色；花梗短，花被管歪壶状，口部斜形。蒴果多长圆形，长约 15 毫米。种子多而细小，粉末状。花果期 5~7 月。

功效主治：息风、止痉、定惊。主治惊风、痉挛抽搐、肢节麻木、风湿痹痛等。

经验名方：治高血压：天麻 5 克，杜仲、野菊花各 10 克，川芎 9 克，水煎服。(参考《秦岭巴山天然药物志》)

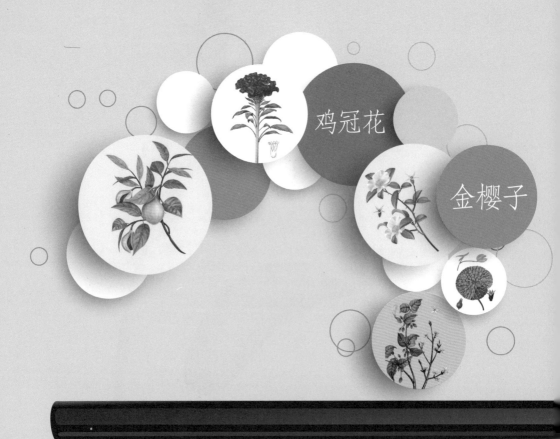

鸡冠花

金樱子

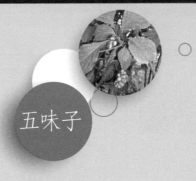

五味子

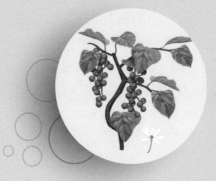

第十七章
收涩药

收涩药主要用以治疗各种滑脱病证，如久病体虚，正气不固，脏腑功能衰退导致的自汗、盗汗、久咳虚喘、久泻、久痢、遗精、滑精、尿频、崩带不止等。滑脱病证的根本原因是体虚、正气虚弱，服用收涩药只能治标不能治本。要想治本需要相应的补益药搭配服用，比如治气虚自汗、阴虚盗汗，应配伍补气药或补阴药；肾虚遗精、滑精、尿频者，应配伍补肾药；肺肾虚弱、久咳虚喘者应配伍补肺益肾药。

总之，要对症下药，方能标本兼治。

敛肺涩肠药

肉豆蔻小百科

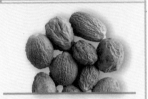

- 干燥种仁入药。
- 性温，味辛。
- 归脾经、胃经、大肠经。

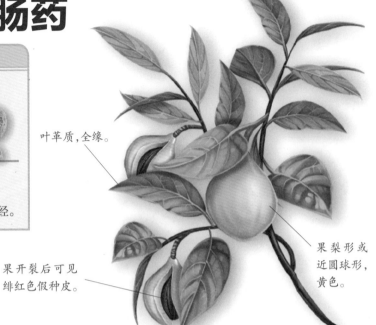

叶革质，全缘。

果梨形或
近圆球形，
黄色。

果开裂后可见
绯红色假种皮。

辨识肉豆蔻

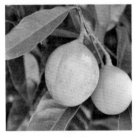

果实成熟后纵裂成2瓣，
露出绯红色假种皮。肉豆
蔻在热带地区广为栽培。

Myristica fragrans

肉豆蔻

外形：常绿乔木。叶互生，椭圆状披针形或长圆状披针形，长5~15厘米，革质，全缘，上面淡黄棕色，下面色较深。花雌雄异株；雄花的总状花序长2.5~5厘米；雌花序较雄花序长。果梨形或近于圆球形，多为黄色。花期9~12月；果期翌年3~6月。

功效主治：消食涩肠、温中行气。主治脘腹胀痛、脾胃虚寒、食少呕吐等。

家用养生：肉豆蔻粥：肉豆蔻20克，生姜5克，粳米100克。先将肉豆蔻细细研为末、生姜切片备用。粳米加适量水煮粥，粥熟后加入肉豆蔻末和生姜片，趁热食用。可缓解脾胃虚冷所致的呕逆不下食。

五味子小百科

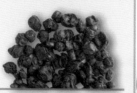

- 干燥成熟果实入药，习称北五味子。
- 性温，味酸、甘。
- 归肺经、心经、肾经。

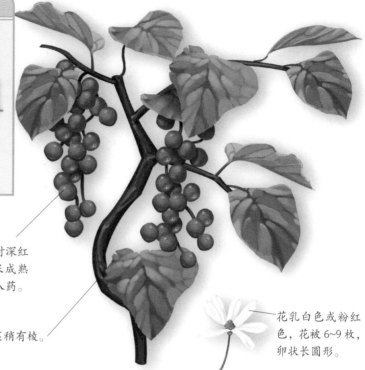

果肉质，熟时深红色，8~9月采成熟果实，晒干入药。

茎稍有棱。

花乳白色或粉红色，花被6~9枚，卵状长圆形。

辨识五味子

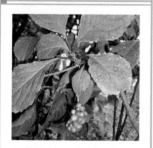

新鲜果实为鲜红色的浆果，多汁，味酸而微涩，有花椒气味。

Schisandra chinensis

五味子

外形: 落叶木质藤本，全株近无毛。幼枝上单叶互生，老枝上则丛生于短枝；叶柄细长，叶片纸质或近膜质，长5~11厘米。花乳白色或粉红色，花被6~9枚，两轮，卵状长圆形。花期5~7月。浆果球形，肉质，熟时深红色；种子1~2枚，肾形。果期7~10月。

功效主治: 益气生津、益肾宁心。主治梦遗滑精、遗尿尿频、久泻不止、津伤口渴、心悸失眠等。

家用养生: 五味子糕：五味子20克，糯米粉200克，酵母适量。五味子研成细末。糯米粉加适量水、酵母调和，待发酵后加五味子细末和匀，置蒸笼上蒸熟，睡前热服少许。可缓解多梦、心悸、失眠。

固精缩尿止带药

花托膨大。

花5瓣，顶生。

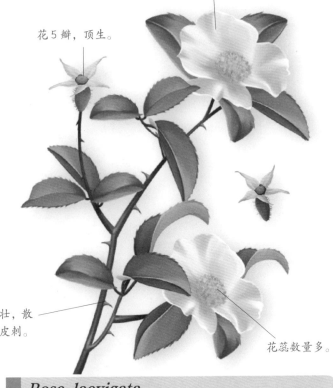

金樱子小百科

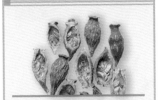

- 干燥成熟果实入药。
- 性平，味酸、甘、涩。
- 归肾经、膀胱经、大肠经。

小枝粗壮，散生扁弯皮刺。

花蕊数量多。

辨识金樱子

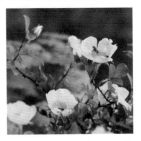

金樱子花多白色，花蕊金黄。

Rosa laevigata

金樱子

外形：常绿攀缘灌木，高达5米。茎红褐色，有倒钩状皮刺。三出复叶互生；小叶革质，椭圆状卵圆形至卵圆状披针形，侧生小叶较小。花单生于侧枝顶端，直径5~8厘米；花瓣白色，宽倒卵形。花期4~6月。果多梨形或倒卵形。果期7~11月。

功效主治：固精缩尿、涩肠止泻。可治疗遗精、滑精、遗尿尿频、崩漏带下等。

鸡冠花小百科

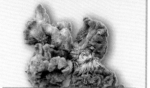

- 干燥花序入药。
- 性凉，味甘、涩。
- 归肝经、大肠经。

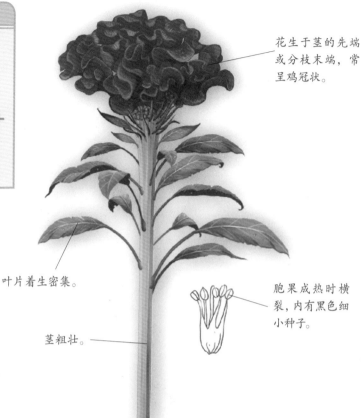

花生于茎的先端或分枝末端，常呈鸡冠状。

叶片着生密集。

胞果成热时横裂，内有黑色细小种子。

茎粗壮。

辨识鸡冠花

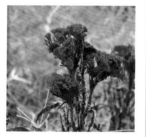

花序变异成鸡冠状，花败后结出黑色小种子。

Celosia cristata

鸡冠花

外形：草本，高 60~90 厘米，全体无毛。单叶互生，长椭圆形至卵状披针形，长 5~12 厘米，宽 3.5~6.5 厘米，先端渐尖，全缘，基部渐狭而成叶柄。穗状花序多变异，生于茎的先端或分枝的末端，常呈鸡冠状，颜色有紫色、红色、淡红色、黄色或杂色。胞果成热时横裂，内有黑色细小种子 2 至数粒。花果期 7~10 月。

功效主治：止血、止带、止痢。主治便血、崩漏、赤白带下等。

芡实小百科

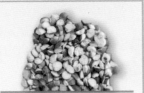

- 干燥成熟种仁入药。
- 性平，味甘、涩。
- 归脾经、肾经。

初生叶生于水下。
后生叶浮于水面。

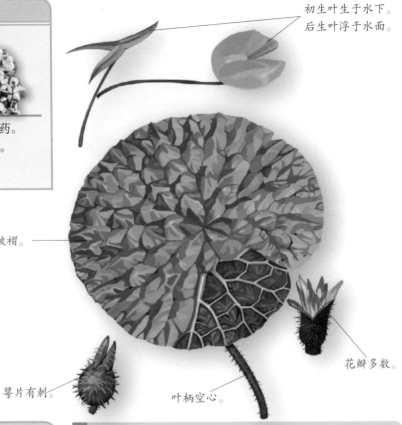

叶大，多皱褶。

萼片有刺。

叶柄空心。

花瓣多数。

辨识芡

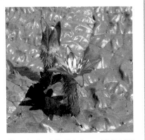

花开时面向阳光，外层萼片长满青刺，花瓣数量多且为紫色。

Euryale ferox

芡

外形： 水生草本。具白色须根及不明显的茎。初生叶沉水，箭形；后生叶浮于水面，叶柄长，圆柱形中空；叶片椭圆状肾形或圆状盾形，有蜡被，具多数隆起，叶脉分歧点有尖刺；背面深紫色，叶脉凸起，有茸毛。花单生；花梗粗长，多刺，伸出水面；花瓣多数，分3轮排列，带紫色。花期7~8月。浆果球形，海绵质，暗紫红色。果期8~9月。

功效主治： 除湿止带、健脾止泻。能治疗遗精、白浊、带下、遗尿尿频、大便泄泻等。

家用养生： 芡实粥：芡实适量，粳米适量。芡实浸泡后与粳米一起炖煮至芡实、粳米烂熟即可。对于气血不足、身体虚弱的人有补益作用。

山茱萸小百科

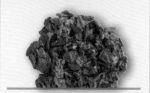

- 干燥成熟果肉入药。
- 性微温，味酸、涩。
- 归肝经、肾经。

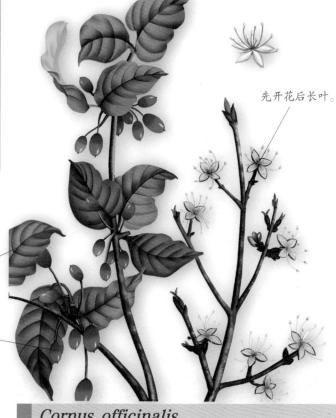

先开花后长叶。

叶脉清晰。

果实红色至紫红色，秋末冬初采收果肉入药。

辨识山茱萸

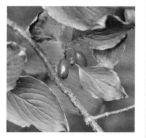

果实长椭圆形，熟后呈鲜红色至紫红色，色泽莹润。

Cornus officinalis

山茱萸

外形： 落叶乔木，高4米左右。枝皮灰棕色，小枝无毛。单叶对生，叶片椭圆形或长椭圆形，脉腋有黄褐色毛丛；叶柄长1厘米左右。花先叶开放，成伞形花序，簇生于小枝顶端，其下具数片芽鳞状苞片；花小，花4瓣，黄色。花期3~4月。核果长椭圆形，无毛，成熟后红色至紫红色。果期9~10月。

功效主治： 补益肝肾、涩精气、固虚脱。主治腰膝酸痛、头晕耳鸣、崩漏带下等。

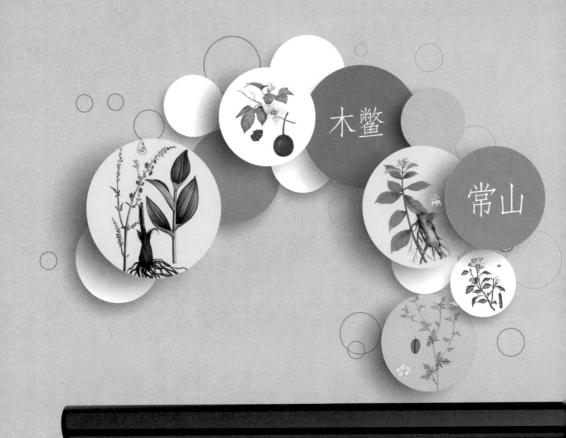

木鱉

常山

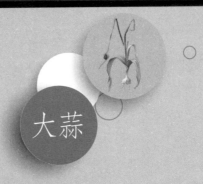

大蒜

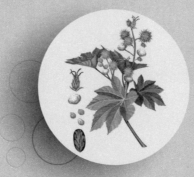

第十八章
其他类药物

本类药物包含涌吐药、攻毒杀虫止痒药、开窍药和拔毒化腐生肌药四大类。涌吐药就是能促使人呕吐的药物，用来治疗误食毒物、胃脘胀痛，以及癫痫发狂等。攻毒杀虫止痒药能攻毒疗疮、杀虫止痒，能治疮癣、湿疹及虫蛇咬伤、癌肿等。开窍药能开窍醒神、苏醒神志，适用于突然昏厥证。拔毒化腐生肌药多为外用，多具剧烈毒性或刺激性，主治痈疽溃后脓出不畅，溃后腐肉不去，伤口难以生肌愈合之证。

涌吐药

常山小百科

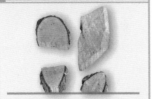

- 干燥的根部入药。
- 性寒，味苦、辛，有毒。
- 归肺经、肝经、心经。

浆果蓝色，聚生，内有多颗种子。

花瓣反卷。

花瓣外层浅蓝色，内部深蓝色。

根圆柱形，或有分枝，表面棕黄色，具细纵纹，外皮易剥落。

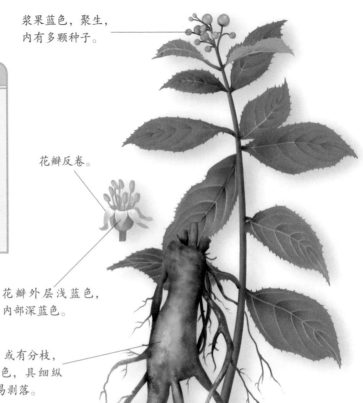

辨识常山

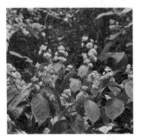

叶成对生长，叶形变化大，边缘有密的锯齿或细锯齿；叶两面绿色或紫色。

Dichroa febrifuga

常山

外形：灌木，高1~2米。小枝绿色，常带紫色，无毛，或稀被微柔毛。叶对生；叶柄长1.5~5厘米；叶形变化大，多为椭圆形、长圆形，边缘有密的锯齿或细锯齿。伞房花序圆锥形，顶生，有梗；花蓝色或白色；花瓣近肉质。花期2~4月。浆果蓝色，有多颗种子。果期5~8月。

功效主治：涌吐痰涎、截疟。主要用于痰饮停聚、胸膈痞塞等。涌吐可生用，截疟宜酒制用。因本品有毒，不可擅自使用。

藜芦小百科

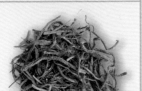

- 根部或带根全草入药。
- 性寒，味辛、苦，有毒。
- 归肝经、肺经、胃经。

蒴果卵状三角形。

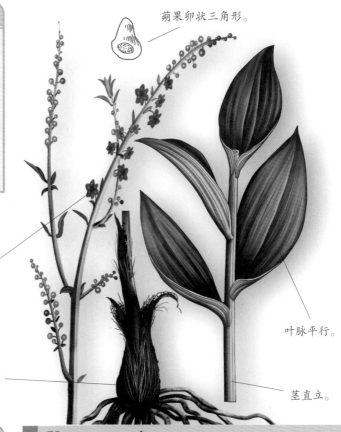

顶端繁花簇生成紫黑色大圆锥形花序。

叶脉平行。

根多数，细长，带肉质。

茎直立。

辨识藜芦

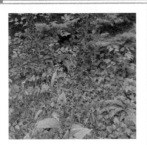

顶端大圆锥花序簇生，花紫黑色；总轴及枝轴均密被灰白色绵毛。生长于山野、林内或灌木丛间。分布于我国山西、河北、河南、山东、辽宁、陕西、四川、江苏等省区。

Veratrum nigrum

藜芦

外形： 草本，高 60~100 厘米。茎直立。叶互生，多广卵形，长达 30 厘米，宽约 10 厘米，基部渐狭而呈鞘状，抱茎。顶生大圆锥花序，总轴及枝轴均密被灰白色绵毛；雄花常生于花序轴下部，两性花多生于中部以上；花多数，花被 6 片，卵形。蒴果卵状三角形，长 1.5~2 厘米。花果期 7~9 月。

功效主治： 祛痰、涌吐、杀虫。主治中风痰壅、疥癣秃疮等；外用可治疥癣、灭蝇蛆。因本品有毒，不可擅自使用。

攻毒杀虫止痒药

木鳖子小百科

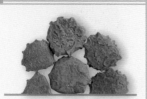

- 干燥成熟种子入药。
- 性凉，味苦、微甘，有毒。
- 归肝经、脾经、胃经。

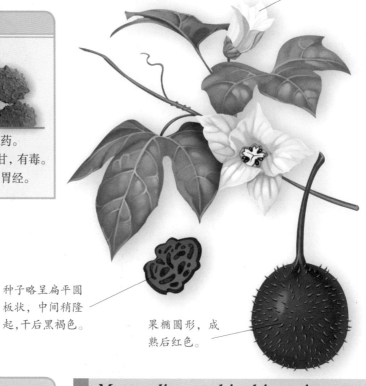

花冠黄色。

种子略呈扁平圆板状，中间稍隆起，干后黑褐色。

果椭圆形，成熟后红色。

辨识木鳖

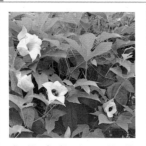

木鳖多长生于海拔450~1100米的山沟、林缘及路旁等土层较深厚的地方。木鳖花雌雄异株，花冠黄色。

Momordica cochinchinensis

木鳖

外形：藤本。具膨大的块状根；茎有纵棱；卷须粗壮，与叶对生。叶互生，圆形至阔卵形，长 7~14 厘米，三出掌状网脉；叶柄长 5~10 厘米，具纵棱。花雌雄异株，雄花单生于叶腋，有时 3~4 朵着生在总状花序轴上，花梗长 3~5 厘米，单生时花梗长 6~12 厘米，顶端生一大型苞片；雌花单生于叶腋，花梗长 5~10 厘米，近中部生一苞片。花期 6~8 月。瓠果椭圆形，成熟后红色，肉质，外被软质刺。果期 8~10 月。

功效主治：攻毒疗疮、消肿散结。主治疮疡肿毒、瘰疬、痔疮、疥癣等。

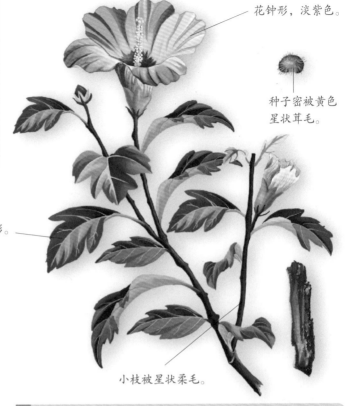

花钟形，淡紫色。

种子密被黄色
星状茸毛。

叶菱形至三角状卵形。

小枝被星状柔毛。

木槿花小百科

- 干燥花入药。
- 性凉，味甘、苦。
- 归脾经、肺经。

辨识木槿

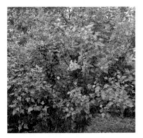

木槿花有众多重瓣变种，早上开花，晚上就凋败了。

Hibiscus syriacus

木槿

外形：落叶灌木，高 3~4 米。小枝密被黄色星状茸毛。叶互生；叶柄长 5~25 毫米，被星状柔毛；叶片菱形至三角状卵形，具深浅不同的 3 裂或无裂，边缘具不整齐齿缺。花单生于枝端叶腋间；花钟形，淡紫色，直径 5~6 厘米，花瓣倒卵形，长 3.5~4.5 厘米，外面疏被纤毛和星状长柔毛。花期 7~10 月。蒴果卵圆形，密被黄色星状茸毛。果期 9~10 月。

功效主治：清热凉血、解毒消肿。主治咳嗽、疥癣等症。树叶用来洗头发，能止痒去屑。

经验名方：治赤白痢疾：木槿花 9~13 朵。酌加开水和冰糖炖半小时，饭前服，每日服 2 次。（参考《福建民间草药》）

蛇床子小百科

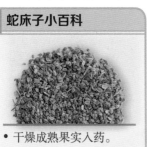

- 干燥成熟果实入药。
- 性温，味辛、苦，有小毒。
- 归肾经。

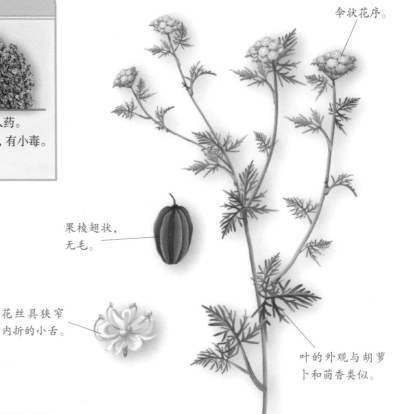

伞状花序。

果棱翅状，
无毛。

花丝具狭窄
内折的小舌。

叶的外观与胡萝
卜和茴香类似。

辨识蛇床

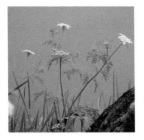

全株外观类似于较为常见
的胡萝卜和茴香，故又称
野胡萝卜、野茴香。

Cnidium monnieri

蛇床

外形： 草本，高 30~80 厘米。茎直立，圆柱形，有纵棱，疏生细柔毛。根生叶有柄，叶片卵形，2~3 回羽状分裂，先端尖锐；茎上部的叶和根生叶相似，但叶柄较短。复伞形花序顶生或侧生；花瓣白色，倒卵形，先端凹，具狭窄内折的小舌。花期 4~7 月。双悬果椭圆形，果棱成翅状，无毛。果期 6~10 月。

功效主治： 杀虫止痒、祛风燥湿、温肾壮阳。主治阴痒带下、湿疮瘙痒、肾虚阳痿等。因本品有毒，不可擅自使用。

大蒜小百科

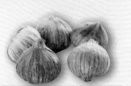

- 鳞茎入药。
- 性温，味辛。
- 归脾经、胃经、肺经。

叶基生，条状披针形。

果由薄膜质外皮包裹。

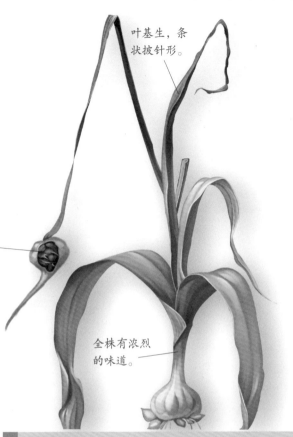

全株有浓烈的味道。

辨识大蒜

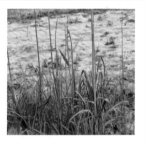

大蒜花莛高耸，比叶高。全株具有强烈辣味，闻味便可识别。

Allium sativum

大蒜

外形：草本，全株具强烈辣味。地下鳞茎球形或扁球形，由6~10个肉质瓣状小鳞茎组成。叶数片，基生，扁平中实，条状披针形，灰绿色。夏季开淡粉红色花；花莛高约60厘米，直立，圆柱形，伞形花序顶生；花常为珠芽所代替，通常为不育性，具长梗。花期7月（各地有差别）。蒴果，种子黑色。果期8月。

功效主治：解毒消肿、杀虫。主治疥癣、顿咳、泄泻等。

家用养生：治感冒咳嗽：大蒜1头，白糖适量。将大蒜去皮，捣烂，水煎，去渣取汁，加白糖调味，分3次服用。每日1剂。

土荆皮小百科

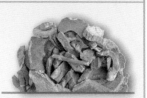

- 干燥根皮或近根树皮入药，称作土荆皮。
- 性温，味辛，有毒。
- 归肺经、脾经。

叶线形，秋后成金黄色。

树皮粗糙，质脆，灰褐色，有油脂气味。

球果卵形，鳞片木质，种子可榨油。

辨识金钱松

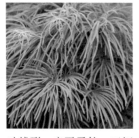

叶线形，扁平柔软，于短枝上呈螺旋状散生并向四周辐射平展，秋后变金黄色，圆如铜钱，因此而得名。

Pseudolarix amabilis

金钱松

外形：落叶乔木，树形高大。茎干直立，枝轮生平展；长枝有纵纹细裂，叶散生其上；短枝有轮纹密生，叶簇生其上，作辐射状。叶线形，先端尖，基部渐狭，至秋后叶变金黄色。花单性，雌雄同株；雄花为菜荑状，下垂，黄色，数个或数十个聚生在小枝顶端。花期4月。球果卵形，直立，长5~7.5厘米，鳞片木质，广卵形至卵状披针形。果期10月。

功效主治：杀虫、止痒。可以用于治疗体癣、手足癣、头癣、皮肤瘙痒等。

经验名方：治皮肤癣疮：土荆皮30克，白酒60克，浸泡7天，搽患处，搽前用老生姜片擦破癣痂。(参考《安徽中草药》)

开窍药

石菖蒲小百科

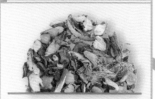

- 干燥根茎入药。
- 性温，味辛、苦。
- 归心经、胃经。

佛焰苞叶形。

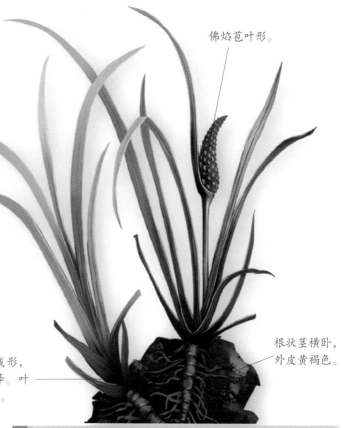

根状茎横卧，
外皮黄褐色。

叶根生，剑状线形，
暗绿色，有光泽。叶
脉平行，无中脉。

辨识石菖蒲

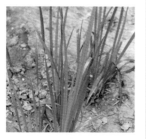

石菖蒲的叶片自根部丛
生，暗绿色且先端较尖，
如同长剑。

Acorus tatarinowii

石菖蒲

外形： 草本。根状茎横卧，直径5~8毫米，外皮
黄褐色。叶根生，剑状线形，暗绿色，有光泽，叶脉平
行，无中脉。花茎高10~30厘米，扁三棱形；佛焰苞叶状；
肉穗花序自佛焰苞中部旁侧裸露而出，无梗，呈狭圆柱
形，黄绿色。花期5~6月。果序粗达1厘米，果黄绿色。
果期7~8月。

功效主治： 开窍豁痰、化湿开胃。主治癫痫、健忘
失眠、脘痞不饥等。

拔毒化腐生肌药

蓖麻子小百科

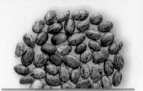

- 干燥成熟种子入药。
- 性平，味甘、辛，有毒。
- 归大肠经、肺经。

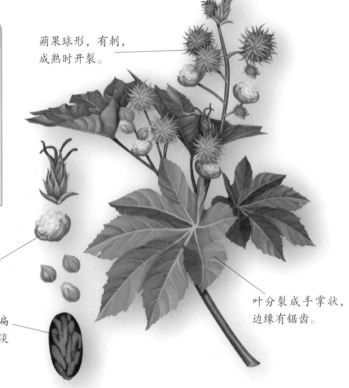

蒴果球形，有刺，成熟时开裂。

果成熟时开裂。

种子椭圆形，微扁平，平滑，斑纹淡褐色；可榨油。

叶分裂成手掌状，边缘有锯齿。

辨识蓖麻

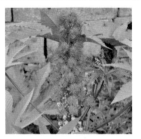

蓖麻叶片大，蒴果球形，有刺，成熟时开裂；种子有毒。

Ricinus communis

蓖麻

外形：一年生草本，在热带为多年生灌木。茎直立，无毛，绿色或稍紫色。单叶互生，具长柄；边缘有不规则锯齿，主脉掌状。花单性，顶生，下部生雄花，上部生雌花。北方花期6~9月，南方地区全年开花。蒴果球形，有刺，成熟时开裂。果期7~10月。

功效主治：通便、消积、消肿、拔毒。主治便秘、痈肿等。因蓖麻子有毒，不可自行使用。